Störungen systemisch behandeln

AF638001

CARL-AUER

Störungen systemisch behandeln
Band 7

Herausgegeben von
Hans Lieb und Wilhelm Rotthaus

Wilhelm Rotthaus

Suizidhandlungen von Kindern und Jugendlichen

Zweite Auflage, 2023

Reihe »Störungen systemisch behandeln«, Band 7
hrsg. von Hans Lieb und Wilhelm Rotthaus
Reihendesign: Uwe Göbel
Umschlag und Satz: Heinrich Eiermann
Printed in Germany
Druck und Bindung: CPI books GmbH, Leck

MIX
Papier | Fördert gute Waldnutzung
FSC® C083411

klimaneutral
Mehr Bäume. Weniger CO_2

Zweite Auflage, 2023
ISBN 978-3-8497-0152-9 (Printausgabe)
ISBN 978-3-8497-8052-4 (ePUB)

Bibliografische Information der Deutschen Nationalbibliothek:
Die Deutsche Nationalbibliothek verzeichnet diese Publikation
in der Deutschen Nationalbibliografie; detaillierte bibliografische
Daten sind im Internet über http://dnb.d-nb.de abrufbar.

Informationen zu unserem gesamten Programm, unseren Autoren
und zum Verlag finden Sie unter: **www.carl-auer.de**.
Dort können Sie auch unseren Newsletter abonnieren.

Carl-Auer Verlag GmbH
Vangerowstraße 14 · 69115 Heidelberg
Tel. +49 6221 6438-0 · Fax +49 6221 6438-22
www.carl-auer.de

Inhalt

Vorwort der Herausgeber

Ursprünglich ein querdenkendes Außenseiterkonzept, hat sich der systemische Ansatz heute in vielen Bereichen der Therapie und der Beratung theoretisch wie praktisch etabliert. Auch Vertreter anderer Schulen bereichert er mittlerweile in ihrer Arbeit. Die Etablierung eines Paradigmas birgt für dieses selbst aber auch Risiken, weil sie stets mit der Verfestigung von Denk- und Handlungsgewohnheiten einhergeht. Die Reihe *Störungen systemisch behandeln* stellt sich vor diesem Hintergrund zwei Herausforderungen: Nichtsystemischen Behandlern und Vertretern anderer Therapierichtungen soll sie komprimiert und praxisorientiert vorstellen, was die systemische Welt im Hinblick auf bestimmte Störungsbilder zu bieten hat. Innerhalb der Systemtherapie steht sie für eine neue Phase im Umgang mit dem Konzept von »Störung« und »Krankheit«.

Historisch gesehen war einer ersten Phase mit erfolgreichen Konzepten zu Krankheitsbildern wie Schizophrenie, Essstörungen, psychosomatischen Krankheiten und affektiven Störungen eine zweite Phase gefolgt, die geprägt war von einem gezielten Verzicht oder einer definitiven Ablehnung aller Formen störungsspezifischer Codierungen. In jüngerer Zeit wenden sich manche Vertreter der systemischen Welt wieder störungsspezifischen Konzepten und Fragen zu – und werden von anderen dafür deutlich attackiert. Diese neue Welle ist bedingt durch die Anerkennung der Systemtherapie als wissenschaftliches Heilverfahren, durch den Antrag auf deren sozialrechtliche Anerkennung und nicht zuletzt dadurch, dass viele im klinischen Sektor systemisch arbeitende Kollegen täglich gezwungen sind, sich zu störungsspezifischen Konzepten zu positionieren.

Die systemische Welt hat hierzu einiges anzubieten. Die Reihe *Störungen systemisch behandeln* will zeigen, dass und wie die Systemtheorie mit traditionellen diagnostischen Kategorien bezeichnete Phänomene ebenso gut und oft besser beschreiben, erklären und mit hoher praktischer Effizienz behandeln kann. Sie verfolgt dabei zwei

Ziele: Zum einen soll systemisch arbeitenden Kollegen das große Spektrum theoretisch fundierter und praktikabler systemischer Lösungen für einzelne Störungen zugänglich gemacht werden – ohne das Risiko, die eigene systemische Identität zu verlieren, im besten Fall sogar mit dem Ergebnis einer gestärkten systemischen Identität. Gleichzeitig soll nicht-systemischen Behandlern und Vertretern anderer Schulen das umfangreiche systemische Material an Erklärungen, Behandlungskonzepten und praktischen Tools zu verschiedenen Störungsbildern auf kompakte und nachvollziehbare Weise vermittelt werden.

Verlag, Herausgeber und Autoren bemühen sich, einerseits eine für alle Bände gleiche Gliederung einzuhalten und andererseits kreativen systemischen Querdenkern die Freiheit des Gestaltens zu lassen.

An die Stelle der Abgrenzung und der Konkurrenz zwischen den verschiedenen Therapieschulen ist heute der Austausch zwischen ihnen getreten. Die Reihe »Störungen systemisch behandeln« versteht sich als ein Beitrag zu diesem Dialog.

Dr. Hans Lieb, Dr. Wilhelm Rotthaus

1 Einleitung

Suizidhandlungen von Kindern und Jugendlichen sind – ähnlich wie bei Erwachsenen – von zwei bemerkenswerten Paradoxien bestimmt, die dieses Verhalten und das ihm zugrunde liegende Denken und Erleben kennzeichnen. Kaum ein anderes menschliches Verhalten erscheint als eine so persönliche, individuelle Entscheidung wie der Entschluss, sich selbst das Leben zu nehmen. Gleichzeitig aber zeigt kaum ein anderes menschliches Verhalten eine so hohe Wirkung auf die wichtigen anderen im Beziehungsfeld der Person, die Suizidgedanken äußert oder Suizidhandlungen begeht. Insbesondere die Beschäftigung eines Kindes oder Jugendlichen mit der Idee, sich selbst zu töten, führt bei allen, die davon erfahren, zu einem tiefen Erschrecken und bei den wichtigen Bezugspersonen zugleich zu heftigen Schuldgefühlen. Auch wenn sie die Zusammenhänge oft nicht verstehen, haben sie doch ein Erleben dafür, dass es die Interaktionen mit den bedeutsamen Beziehungspartnern – die Lebensumstände – sind, die dazu führen, dass einem Kind oder Jugendlichen sein Leben nicht mehr lebenswert erscheint. Und auch fast jeder Jugendliche, der Suizidgedanken hat und Suizidhandlungen plant und durchführt, beschäftigt sich in hohem Maße mit den Reaktionen, die sein Handeln bei seinen wichtigsten Bezugspersonen auslöst. Wer also Kinder und Jugendliche unterstützen will, die sich mit Suizidgedanken befassen oder Suizidhandlungen durchführen, wird den Blick auf das Kind in seinem bedeutsamen Beziehungsfeld richten müssen.

Schopenhauer (1788–1860) hat ein zweites charakteristisches Paradox von Suizidhandlungen formuliert:

> »Der Selbstmörder will das Leben und ist bloß mit den Bedingungen unzufrieden, unter denen es ihm geworden. [...] Er will das Leben, will des Leibes ungehindertes Dasein und Bejahung; aber die Verflechtung der Umstände lässt diese nicht zu, und ihm entsteht großes Leiden« (1912, S. 479).

Dieser viel zitierte Satz verweist darauf, dass das Wünschen und Denken der Person, die sich mit der Möglichkeit eines Suizids befasst und/oder Suizidhandlungen durchführt, nicht eindimensional auf den Tod orientiert ist, sondern sich in hohem Maße mit ihrem Leben, mit den nach ihrer Überzeugung nicht erreichbaren Zielen, mit den ihr unrealistisch erscheinenden Träumen und Sehnsüchten beschäftigt. Die Suizidhandlung ist für sie ein Lösungsversuch in einer von ihr als unlösbar erlebten Situation.

Dementsprechend kennzeichnet Malchau (1987) die suizidale Handlung als »Überlebensoption«, als verzweifelten Versuch, dem Leben eine Kehrtwendung zu geben. Suizidale Jugendliche wollten eben nicht wirklich sterben, sie wollten nur so wie bisher nicht weiterleben. In ähnlicher Weise sieht Kind (2000; nach Bründel 2004, S. 46) in der Suizidalität nicht etwas Pathologisches und auch nicht eine psychische Dekompensation, sondern vielmehr einen »psychischen Reorganisationsvorgang«, der das Ziel hat, eine Verschärfung der Krise zu verhindern.

Beide Paradoxien bilden die Grundlage für einen angemessenen Umgang mit suizidalen Jugendlichen: Der Respekt vor der Entscheidung des Kindes oder Jugendlichen zum Suizid einerseits und der ihm unterstellte Wunsch nach Leben andererseits müssen jeden Umgang mit Kindern und Jugendlichen in einer suizidalen Krise prägen. Gleichermaßen ist der individuelle Todeswunsch genauso zu würdigen wie die verzweifelte Botschaft an die relevanten Bezugspersonen. Eine hilfreiche Unterstützung ist dann zu entwickeln, wenn die Therapeutin[1] das Kind oder den Jugendlichen als Teil seiner relevanten Bezugsgruppe in den Blick nimmt. Eine dauerhafte Lösung wird am ehesten in der gemeinsamen Arbeit mit allen Beteiligten gefunden.

Noch ein Drittes ist zu beachten: In Deutschland nehmen sich pro Jahr etwa 200 Jugendliche das Leben – die Zahl ist in den letzten Jahren recht stabil. Etwa 10–20-mal so hoch wird die Zahl der Suizidversuche geschätzt. Nach dem ersten Suizidversuch bleibt für jeden vierten Jugendlichen – trotz therapeutischer Unterstützung bzw.

1 Durchgängig wird in diesem Buch für die Therapeutinnen und Therapeuten die weibliche Form, für die Kinder und Jugendlichen die männliche Form gewählt. Das gilt auch für die Falldarstellungen, die Berichten von Kolleginnen und Kollegen oder eigener Erfahrung entstammen.

zumindest eines therapeutischen Angebots - die Situation weiterhin so ausweglos und hoffnungslos, dass er innerhalb der nächsten zwei Jahre einen weiteren Versuch unternimmt, sich das Leben zu nehmen. Von diesen wiederum tötet sich jeder Vierte bis Fünfte in den folgenden Jahren erfolgreich - teils dann bereits als junger Erwachsener (siehe Abschnitt 5.2). Diese Zahlen verweisen eindringlich darauf, dass das psychotherapeutische Angebot besonders im Hinblick auf die Langzeitwirkung deutlich verbessert werden muss. Zudem begeht jeder dritte Jugendliche, der sich mit Suizidgedanken trägt und mit Suizidfantasien umgeht - unter ihnen dürfte ein Großteil therapeutische Unterstützung in Anspruch nehmen -, tatsächlich einen Suizidversuch (siehe Kap. 4.1). Auch dies ist ein eindringlicher Hinweis darauf, der therapeutischen Arbeit mit Kindern und Jugendlichen, die sich suizidal zeigen, mehr Aufmerksamkeit zu widmen.

Zu Beginn der „80er-Jahre des vorigen Jahrhunderts äußerte sich Heinz Henseler (1981) dahingehend, dass das Wissen über Suizidgefährdung inzwischen zwar recht hoch sei, die Literatur zum Umgang damit - zu »therapeutischen Interventionen bei Selbsttötungsabsichten« - demgegenüber bedrückend schmal. Diese Aussage trifft trotz in der Zwischenzeit erschienener Publikationen auch heute noch zu, und dies gilt nochmals verschärft für die Therapie mit Kindern und Jugendlichen in einer suizidalen Krise. Dabei sind Jugendliche und junge Erwachsene eine Gruppe mit erhöhtem Risiko für suizidales Verhalten. Während es in den Siebziger- und Achtziger-Jahren national und international eine Fülle von Buchveröffentlichungen zum Thema Suizid von Kindern und Jugendlichen gegeben hat, konstatierte Bründel im Jahr 2004:

> »Ab dem Jahr 2000 gibt es im deutschsprachigen Raum keine Bücher mehr, die sich ausschließlich mit dem Thema Jugendsuizid befassen. Die Mehrzahl der Buchveröffentlichungen zum Suizid befassen sich mit der Problematik Erwachsener und sparen den Suizid von Jugendlichen aus.«

Diese Situation hat sich bis heute - zwölf Jahre später - nicht geändert.

2 Suizid

Die Möglichkeit des Menschen, sich selbst das Leben zu nehmen, ist zu allen Zeiten als Provokation aufgenommen worden, die vielfältige Reaktionen ausgelöst hat. Seit Platon und Aristoteles haben die meisten Philosophen sich mit diesem Phänomen auseinandergesetzt. Kirche und Staat haben im Laufe der Zeit die unterschiedlichsten Positionen vertreten und in ihre jeweilige Gesetzgebung umgesetzt. Für Therapeutinnen erscheint zumindest ein kurzer Blick in diese Geschichte aufschlussreich, müssen sie doch für sich selbst eine eigene Position finden, wie sie diesem Phänomen begegnen wollen.

2.1 Suizid – eine Herausforderung an die Gesellschaft und jeden Einzelnen

Suizid (von neulateinisch *suicidium*, aus *sui,* »sich selbst«, und *caedere,* »erschlagen, töten, morden«) ist die vorsätzliche Beendigung des eigenen Lebens, indem man sich selbst aktiv mit Waffen wie Messern, Pistolen, durch Erhängen u. a. oder die Einnahme von Medikamenten und Giften oder aber eher passiv, beispielsweise durch Verweigerung der Nahrungsaufnahme, Schaden zufügt. Im Verlauf der Geschichte dominierten unterschiedliche Begriffe wie Selbstmord, Selbstentleibung, Selbsttötung, Freitod und Suizid die Diskussion. Mit jedem dieser Begriffe verbindet sich eine spezifische Sicht auf das Geschehen, dass sich eine Person selbst tötet. Im Alltag wird heutzutage meist der Begriff Selbstmord verwendet, der im 17. Jahrhundert als Lehnübersetzung aus *suicidium* entstand. Doch dieses Wort kann als tabuisierend, stigmatisierend und/oder kriminalisierend aufgefasst werden. Demgegenüber wirkt das Wort Freitod eher heroisierend. Der aus dem englischsprachigen Raum übernommene Begriff Suizid wird erst seit einigen Jahrzehnten genutzt und hat sich als eine neutral eingeschätzte Bezeichnung im wissenschaftlichen Bereich etabliert. Aber auch die als distanziert und wissenschaftlich neutral akzeptierte Sprachformel Suizid kann nicht darüber hinwegtäuschen, dass es diese gesellschaftliche Neutralität gegenüber jemanden, der sich selbst tötet, nicht gibt und dass das Bemühen um einen politisch korrekten Begriff ebenso zeittypisch für das 20. Jahrhundert ist, wie es die Bezeichnung Selbstmord, die ihre Bewertung offenlegt, für frühere Zeiten war.

Suizidhandlungen sind – wie es in den aufgeführten Bezeichnungen zum Ausdruck kommt – zu verschiedenen Zeiten unter den jeweiligen gesellschaftlichen Bedingungen unterschiedlich bewertet worden. Zu allen Zeiten aber war trotz der jeweils dominanten Strömungen der gesellschaftliche Umgang mit diesem Phänomen von Ambivalenz geprägt. Die Konfrontation mit einem Tod, in den sich jemand vorzeitig und eigenmächtig begibt, rührt an die Grundfragen menschlicher Existenz und provoziert eine Stellungnahme, insbesondere wenn es sich um die Tat von Kindern oder Jugendlichen handelt, die in unseren Augen ihr ganzes Leben noch vor sich haben. Solch ein Geschehen macht betroffen, weil der Suizid eine Option ist, die jedem Menschen jederzeit offensteht. Die Selbstverständlichkeit des Lebens wird infrage gestellt. Goethe schrieb dazu in *Dichtung und Wahrheit* (1985, Münchener Ausgabe 16, herausgegeben von Peter Sprengel, S. 617 – nach Lind 1999, S. 9):

> »Der Selbstmord ist ein Ereignis der menschlichen Natur, welches, mag auch darüber schon so viel gesprochen und gehandelt worden sein als da will, doch einen jeden Menschen zur Teilnahme fordert, in jeder Zeitepoche wieder einmal verhandelt werden muss.«

Ein Suizid, mit dem ein Mensch konfrontiert wird, verlangt jedem Menschen eine persönliche Stellungnahme ab. Darüber hinaus ist jede Gesellschaft aufgerufen, sich in dieser Frage zu positionieren.

> »Die Gesellschaft jedes Zeitalters ist gezwungen, diese Frage erneut zu thematisieren, d. h. sie muss sich der Einsicht stellen, dass es hier keine absoluten Wahrheiten, keine sichere Erkenntnis zu gewinnen gibt, sondern dass die Bewertung des Selbstmords von zeitlich und geografisch wandelbaren kulturellen Werten bestimmt wird« (Lind 1999, S. 9).

2.2 Die Geschichte des Suizids

2.2.1 Die Bewertung des Suizids im Laufe von zweieinhalb Jahrtausenden

Der Suizid ist eine Handlung, die bereits in der antiken Philosophie debattiert wurde und die für die meisten Autoren unter bestimmten Voraussetzungen durchaus mit einem tugendhaften Leben und einem ehrenwerten Tod zu verbinden war. Die berühmteste und am häufigsten zitierte Schrift zu diesem Thema ist Platons (um 427 v. Chr. bis um 347 v. Chr.) *Phaidon*. Darin lässt er Sokrates mit seinen Freunden über den Tod, die grundsätzliche Beschaffenheit der Seele und über ihre Unsterblichkeit diskutieren. Über den Suizid führt Sokrates aus,

> »dass wir Menschen in einer Art von Gewahrsam seien, man sich nicht selbst daraus lösen und davonlaufen solle ... dass die Götter unsere Hüter sind und wir Menschen zum Besitz der Götter gehören« (Platon, Phaidon, Griechisch-Deutsch, Philosophische Bibliothek 431. Übersetzt und herausgegeben von Barbara Zehnpfennig. Hamburg 1991 62b 1999, S. 15, nach Lind S. 24).

Der Mensch hat also keine Macht über sich selbst, er ist der Sklave einer höheren Gewalt, woraus folgt,

> »dass man sich selbst nicht eher töten soll, als bis Gott irgendeine Notwendigkeit verhängt hat«.

Diese beiden Argumente wurden später immer wieder aufgegriffen und gerieten zur Grundlage des Suizidverbots in der christlichen Theologie. An anderer Stelle lässt Platon Suizid für diejenigen als Ausnahme gelten, die

> »durch ein über die Maßen qualvolles unentrinnbares Unglück«,

durch den Staat oder durch einen das Leben verleidenden Ehrverlust zu diesem Schritt gezwungen wurden. Für alle anderen bestimmt er als Konsequenz ein isoliertes und nicht markiertes Begräbnis.

Nach Aristoteles (384 v. Chr. bis 322 v. Chr.) handelt ein Mensch, der sich selbst tötet, unrechtmäßig und vergeht sich gegen die Polis (den Stadtstaat). In seinen Augen widerspricht der Suizid der natürlichen Bestimmung des Menschen, sich der Gemeinschaft zu verpflichten. Die Verwerflichkeit der Tat liegt in ihrer sozialen Verantwortungslosigkeit, d. h. in der Pflichtverletzung gegenüber dem Staat (vgl. u. a. Schmitt 1976 u. Minois 1996).

Seneca (4 v. Chr./1 n. Chr. bis 65 n. Chr.) als Vertreter der römischen Stoa setzte sich von dieser Sichtweise ab und gestand dem Menschen grundsätzliche Verfügungsgewalt über sein Leben zu. Nichts Besseres habe uns das ewige Gesetz geschenkt, als dass es uns einen einzigen Eingang ins Leben gegeben habe, doch viele Ausgänge. Aber diese Wahlfreiheit ist für ihn keine willkürliche, sondern gründet auf der ethischen Abwägung, ob das eigene Leben weiterhin sittlich gelebt werden kann oder nicht. Entscheidende Kriterien sind die tugendhafte Tätigkeit und die Würde des Lebens. Im Einzelfall sei der Mensch berechtigt, wenn nicht sogar verpflichtet, sich selbst zu töten, um durch die Wahrnehmung dieser Freiheit über das eigene Leben die Bewahrung der menschlichen Würde zu sichern. Falls beispielsweise eine Person überzeugt sei, ewig unter Schmerzen leiden zu müssen, dann werde sie die Welt nicht wegen dieses Schmerzes verlassen, sondern weil der Schmerz sie von einem lebenswerten Leben ausschließe. Leben an sich besitzt für die Stoiker keinen Wert; entscheidend für die nachträgliche Beurteilung eines individuellen Lebenslaufes ist die Art des Todes. Sieht sich ein Mensch durch bestimmte Lebensumstände gezwungen, moralische Grundsätze zu verleugnen, kann der Suizid seine Berechtigung haben und wird selbst zur guten Tat.

In der Folgezeit bezog das Christentum mit einer Rigorosität, wie sie bis dahin von keiner philosophischen Schule vertreten wurde, eine entschiedene Gegenposition zu den Stoikern, obwohl weder im Alten noch im Neuen Testament eine eindeutige Verurteilung des Suizids zu finden ist. Augustinus (354–430) legte die Grundlagen für diese Entwicklung, indem er Mord und Selbstmord gleichstellte. Für ihn war der Suizid ein Verstoß gegen das fünfte Gebot »Du sollst nicht töten!«. Nur knapp 100 Jahre später bestimmte dann 533 n. Chr. das Konzil von Orléans, dass Suizidenten – wie Mörder – ohne Gesang und ohne Fürbitten beerdigt werden sollten. Die Konzile von Braka (563) und von Auxerre (578) verschärften nochmals die Strafen, sodass - laut Minois (1996, S. 52) - der Suizid nun schärfer geahndet wurde als der Mord an einem anderen, der lediglich eine Geldbuße zur Folge hatte. Minois (a. a. O., S. 53 f.) führt dies darauf zurück, dass in dieser Epoche die weltlichen Herren einschließlich der Kirche ähnlich wie Gott als Herrscher über das Leben ihrer Untertanen angesehen wurden. Die Interessen Gottes ähnelten denen der Eigentümer ihrer Leibeigenen:

> »Wer über sein eigenes Leben verfügt, greift in die Rechte des einen wie der anderen ein. Die zivilen und religiösen Autoritäten führen denselben Kampf gegen den Selbstmord, und ihre Abschreckungsmaßnahmen ergänzen einander: Konfiszierung der Güter und ewige Verdammnis.«

Im 13. Jahrhundert formulierte Thomas von Aquin (1224/1225 –1274) dann nochmals die drei Hauptargumentationsstränge, die in den folgenden 500 Jahren den theologischen Diskurs bestimmen sollten. Erstens: Sich selbst zu töten, verstößt gegen das Naturgesetz, das besagt, dass jedes Wesen sich selbst von Natur aus liebt und sich zu erhalten sucht. Zweitens: Ein Suizident fügt nicht nur sich selbst, sondern als Teil der Gesellschaft auch der Gemeinschaft ein Unrecht zu. Drittens: Das menschliche Leben ist ein Geschenk Gottes und bleibt seiner Verfügungsgewalt unterworfen (vgl. u. a. Schmitt 1976 u. Minois 1996).

300 Jahre später verweigerte Luther in seinen Schriften eine Beurteilung von Suizidenten. Für ihn war der Suizid Ausdruck einer Versuchung des Satans, die ihn an der Willensfreiheit und Eigenverantwortlichkeit des Menschen zweifeln ließ. Luther war überzeugt, dass Gott bereit ist, auch die Seelen von Suizidenten zu retten. In der Folgezeit wurde Luther und mit ihm Calvin der Vorwurf gemacht, ihre Betonung der eigenen Verantwortlichkeit und der Erforschung des individuellen Gewissens würde Hoffnungslosigkeit und Isolation hervorrufen.

Das 18. Jahrhundert wurde sodann zu der Epoche, die die kirchliche Verdammung des Suizids sowie die darauf fußende Kriminalisierung und Sanktionierung durch den jeweiligen Staat - Beschlagnahme des Besitzes und Verweigerung eines ehrenhaften Begräbnisses -

infrage stellte. Friedrich II. ging – unter dem Einfluss von Voltaire – so weit, dass er an seinem Hof 1751 alle Suizidstrafen aufhob. Er teilte die Ansicht der Stoiker, dass ein Mensch ein Recht auf die eigene Tötung habe und dass er es in bestimmten Situationen sogar seiner moralischen Würde schuldig sei, von diesem Recht Gebrauch zu machen. In den meisten Ländern ließen Gesetzesänderungen zur Entkriminalisierung des Suizids allerdings noch etwa 100 Jahre auf sich warten. Die Argumentation gegen die Verurteilung des Suizids lautete erstens: Die Suizidhandlung sei ein Akt der menschlichen Willensfreiheit. Zweitens wurde argumentiert (im Widerspruch zur ersten Aussage): Der Suizid sei keine willentliche, d. h. der menschlichen Verantwortung zuzurechnende Tat, sondern immer Ausdruck einer psychischen oder physischen Krankheit. Diese zweite Argumentation setzte sich durch und führte schließlich dazu, dass im 19. Jahrhundert das Delikt des Suizids aus den Strafgesetzbüchern verschwand.

2.2.2 Die Häufigkeit des Suizids im Verlauf der Geschichte

Umstritten und letztlich aufgrund der unzureichenden Aktenlage wohl nicht eindeutig zu klären ist die Frage, ob es zu manchen Zeiten aufgrund der gesellschaftlichen Bedingungen eine höhere Suizidrate gegeben hat als in anderen. Minois (1996, S. 23) unterstellt, dass die Suizidrate konstant sei, um welchen Gesellschaftstyp es sich auch handele. Er erklärt, dass es wenig wahrscheinlich sei, dass die mittelalterliche Gesellschaft eine Ausnahme gebildet habe, auch wenn im Mittelalter berühmte Suizide fast völlig fehlen würden, was im krassen Gegensatz zum heidnischen Altertum stehe. Wenn er sodann die »Turniere der kriegerischen Aristokratie« (die in Deutschland allerdings auch erst im 12. Jahrhundert aufkamen) als Ersatzhandlung und indirekte Suizide kennzeichnet und ebenso die gerichtlichen Zweikämpfe und die verschiedenen Formen von Gottesurteilen hier einordnet, wirkt diese Argumentation wenig überzeugend. Minois (a. a. O.) selbst verweist zudem auf Jean-Claude Schmitt (1976), der für einen Zeitraum von etwa drei Jahrhunderten lediglich 54 Fälle hat belegen können. Zugleich listet er selbst in einer »Chronik des gewöhnlichen Selbstmords im Mittelalter« lediglich Fälle aus dem 13., 14. und 15. Jahrhundert auf und verweist auf Bourquelot (1842), der urteilt, im 13. Jahrhundert habe die Suizidmanie »plötzlich« alle Klassen der Gesellschaft erfasst. Dies ist aber genau die Zeit, in der die Einheit der mittelalterlichen Welt zerbricht, das Individuum als völlig neues Denkmodell erfunden wird und der Mensch in seiner Selbstbetrachtung allmählich zunehmend in den Mittelpunkt des Denkens rückt (siehe Kap. 7).

Somit deutet sehr viel darauf hin, dass das selbstverständliche Leben in gemeinschaftlichen Bezügen und die sichere Bindung an einen Gott als Schöpfer und Lenker der Welt Hintergrund war für eine eher geringe Suizidrate zur Zeit des Frühmittelalters. Erst der gesellschaftliche Umbruch im Hochmittelalter und sodann das Aufkommen der Renaissance und des Humanismus mit ihrer Betonung des Individuums als zentrale Entscheidungsinstanz scheinen dazu geführt zu haben, dass der Suizid schließlich bis zum 18. Jahrhundert zu einem zentralen Thema im philosophischen, theologischen, medizinisch-anthropologischen, kriminalpolitischen und literarischen Diskurs wurde und die Suizidrate über die Jahrhunderte offensichtlich deutlich anstieg. Zumindest gab es, so Lind (1999, S. 273), für die Zeitgenossen des ausgehenden 18. Jahrhunderts am

»Überhandnehmen des Selbstmords«

keine Zweifel. Gleichzeitig bestand große Einigkeit darüber, dass die gesamtgesellschaftliche Entwicklung diesem Phänomen den Nährboden bereitet hatte. Es ist naheliegend, in diesem Zusammenhang an das zu denken, was Durkheim 100 Jahre später als »anomischen Selbstmord« bezeichnete. Mit diesem Begriff kennzeichnete er einen Mangel an gesellschaftlicher Orientierung, oft verbunden mit einem dramatischen sozialen und ökonomischen Wandel. Der anomische Selbstmord ist nach Durkheim die Folge moralischer Deregulierung und fehlender Definition legitimer Ziele durch eine soziale Ethik, die dem Bewusstsein des Einzelnen Sinn und Ordnung vermitteln könnte. Die Menschen wissen nicht, wo ihr Platz in der Gesellschaft ist. In der entsprechenden moralischen Desorientierung kennen die Menschen nicht mehr die Grenzen ihrer Bedürfnisse und befinden sich in einem Dauerzustand der Enttäuschung (siehe auch Abschnitt 6.1).

3 Suizidhandlungen von Kindern und Jugendlichen

Nach einigen begrifflichen Klärungen wird in diesem Kapitel vor der Unterscheidung von ernsthaften und nicht ernsthaften Suizidversuchen gewarnt und dargestellt, dass jede Suizidhandlung sowohl einen Todeswunsch als auch den Wunsch nach Veränderung der Umwelt beinhaltet. Es wird auf die Häufigkeit von Suizidhandlungen von weiblichen und männlichen Kindern und Jugendlichen eingegangen und anhand von Abschiedsbriefen nochmals verdeutlicht, wie sehr der Wunsch, mit den relevanten Angehörigen zu kommunizieren und auf sie Einfluss zu nehmen, bei nahezu allen Suizidhandlungen festzustellen ist.

3.1 Begriffliche Klärung

Suizidhandlungen

Als *suizidale Handlung* wird jedes Verhalten bezeichnet, das mit dem Ziel durchgeführt wird, sich das Leben zu nehmen, auch wenn dies nicht gelingt oder aber unterbrochen und nicht zu Ende geführt wird. Ist der Ausgang tödlich, spricht man von *Suizid*, wird die Handlung überlebt, von *Suizidversuch* oder auch Parasuizid.

In der älteren Literatur und auch noch im alltäglichen Sprachgebrauch wird häufig der Begriff Selbstmord verwendet. Die Vorstellung aber, dass sich eine Person selbst »ermordet«, d. h. aus niedrigen Beweggründen handelt, erscheint unzutreffend. Denn jeder, der seinem Leben ein Ende setzt, hat subjektiv gute Gründe dafür. Zumindest bei Jugendlichen wird man zudem von dem Widerspruch ausgehen müssen, dass das Vorhaben zwar den Tod beabsichtigt, im Grunde genommen aber ein anderes Leben angestrebt wird. Demgegenüber spricht man bei älteren oder schwer erkrankten Menschen von Bilanzsuiziden, wenn diese Personen nach reiflicher Überlegung und Abwägung in einem Weiterleben keinen Sinn bzw. kein erstrebenswertes Ziel mehr sehen. Dörner (1992) allerdings bezweifelt, dass es möglich sei, selbst bei Erwachsenen von einem Bilanzsuizid zu sprechen. Seiner Ansicht nach ist und bleibt

»der Suizid immer eine soziale Katastrophe, manchmal auch eine psychologisch-psychiatrische. Hätten wir die Lebensbedingungen eines Menschen nach seinen Bedürfnissen geändert, hätte er sich nicht suizidiert« (1992, S. 8).

Doppel- oder Mehrfachsuizide

Von einem *Doppelsuizid* oder *Mehrfachsuizid* wird gesprochen, wenn zwei oder mehrere Personen gemeinsam und mit Zustimmung des jeweils anderen sich das Leben nehmen. Demgegenüber spricht man von einem *erweiterten Suizid*, wenn das Einverständnis der anderen Beteiligten nicht vorliegt. Dies ist bei einem *Amoklauf* der Fall, bei dem eine Person zunächst andere Menschen tötet und anschließend Suizid begeht. Häufiger ist der Suizid eines Erwachsenen, der vorweg oder in Tateinheit mit seinem Suizid eine oder mehrere Personen, meist den Partner und die Kinder, tötet.

Suizidalität

Der Begriff *Suizidalität* ist weiter gefasst. Er schließt Suizidgedanken, Suizidankündigungen und Suizidpläne mit ein, die als frühe Stadien einer suizidalen Entwicklung auf dem Weg zur Suizidhandlung anzusehen sind. Hilfreich ist dabei die Unterscheidung zwischen einer basalen Suizidalität und dem aktuellen Suizidanlass. Dabei kennzeichnet die basale Suizidalität eine bereits länger bestehende Lebenskrise mit dem Erleben von Hoffnungslosigkeit und Ausweglosigkeit und immer mal wieder auftretenden Suizidgedanken, während es sich dann bei dem aktuellen Suizidanlass um ein Geschehen handelt, das sozusagen das Fass zum Überlaufen bringt. Solche Suizidanlässe wie Trennung vom Freund oder von der Freundin, Verlust einer geliebten Person in der Familie, eine besonders schwere Kränkung durch Lehrer und Mitschüler oder Ähnliches werden nach Suizidversuchen häufig berichtet, während die basale Suizidalität meist weniger zugänglich ist.

Suizidgedanken und Suizidfantasien

Suizidgedanken und *Suizidfantasien* sind im Jugendalter weit verbreitet. Evans et al. (2005) ermittelten für Jugendliche eine gemittelte Lebenszeitprävalenz suizidaler Gedanken von 29,9 % und eine Zwölfmonatsprävalenz von 19,3 %. Vergleicht man diese Werte mit den Zahlen derselben Autoren zu Suizidversuchen im Jugendalter (Lebenszeitprävalenz 9,7 %; Zwölfmonatsprävalenz von 6,4 %), so zeichnet sich ab, dass etwa jeder dritte Jugendliche, der mit Suizidgedanken und Suizidfantasien umgeht, tatsächlich einen Suizidversuch macht.

Die Variationsbreite von suizidalen Gedanken im Jugendalter ist allerdings hoch und reicht von gelegentlichen Ideen, dass das Leben nicht lebenswert sei, bis zu konkreten Planungen einer Suizidhandlung. Bei manchen Suizidfantasien handelt es sich um Tagträume, die Genugtuung verschaffen. Sie helfen über Enttäuschungen hinweg und dienen dazu, Kränkungen zu kompensieren. Sich beispielsweise die Trauer und Reue von Angehörigen nach dem eigenen Tod vorzustellen, kann das Bewusstsein, geliebt zu werden, wiederherstellen.

Eine solche Situation wird von Mark Twain (1900, S. 19) in seinem berühmten Buch *Tom Sawyer* geschildert. Tom war von seiner Tante Polly mit heftigen Schlägen zu Unrecht bestraft worden, nachdem seinem Halbbruder Sid die Zuckerdose aus der Hand gerutscht und auf dem Boden zerbrochen war. »Tom schmollte in einem Winkel und steigerte sein Leiden ins Unendliche. [...] Er sah sich krank, sterbend auf seinem Bett hingestreckt. Die Tante beugte sich über ihn und flehte händeringend um ein einziges, kleines, armes Wort der Vergebung. Er aber wandte sein Gesicht ab, stumm, tränenlos und starb – starb, und das Wort der Vergebung blieb ungesagt. Was würde sie dann tun? Oder er sah sich, wie man ihn vom Fluss zurückbrachte, tot, mit triefenden Haaren, blassem, stillem Antlitz, endlich Ruhe und Frieden im armen, gequälten Herzen – für immer. Wie würde sie sich über ihn werfen, wie würden ihre Tränen stromweise fließen und sie Gott anrufen, ihren armen Jungen wieder lebendig zu machen, den sie auch nie, nie wieder misshandeln wolle. Er aber läge da, kalt und still, ein armer Märtyrer, dessen Leiden zu Ende sind. – So arbeitete er sich dermaßen in Jammer und Elend hinein, dass er beinahe in Schluchzen ausgebrochen wäre und am Zurückdrängen desselben fast erstickte. Tränen standen in seinen Augen, und alles erschien ihm in einem wässrigen Nebel. Wenn er mit den Augen zwinkerte, kamen die Tropfen langsam die Nase herab und träufelten von der Spitze hernieder. Dabei fühlte er sich so wohl in seinem Schmerz, dass er denselben ängstlich vor der profanen Lust, dem lärmenden Getriebe der Welt da draußen behütete.«

Andere Tagträume können eine kompensatorische Funktion dafür haben, dass die Realität den eigenen Wünschen und Bedürfnissen so gar nicht entspricht.

Stefan Zweig erzählt in dem Band *Erstes Erlebnis – vier Geschichten aus Kinderland* (1928) unter anderem »Die Geschichte in der Dämmerung«, die auf einem Schloss in Schottland spielt. Er berichtet von einem Jugendlichen, der sich in ein junges Mädchen verliebt und irrtümlicherweise der Meinung ist, dass sie auch in ihn verliebt sei. Der Junge klettert auf den Baum, der vor dem Schlafzimmer seiner Angebeteten steht, verliert das Gleichgewicht, stürzt und bricht sich ein Bein. Er schleppt sich zum Schloss und wird dort von einem Arzt behandelt. Auf seinem Krankenlager malt er sich aus, wie das Ganze verlaufen wäre, wenn er bei dem Sturz ums Leben gekommen wäre:

> »Noch ist der Schmerz stark in den ersten Tagen. Aber es ist ihm eine eigentümliche Wollust beigemengt. Der Gedanke, dass er um Margots, um der Geliebten willen, den Schmerz erlitten habe, gibt dem Knaben ein romantisches und fast überschwängliches Selbstgefühl. Er hätte gern eine Wunde gehabt, denkt er sich, blutrot über das Gesicht, dass er sie stets und offen hätte tragen können, wie ein Ritter die Farben seiner Dame; oder es wäre schön gewesen, überhaupt nicht mehr zu erwachen, sondern unten liegen zu bleiben, zerschmettert vor ihrem Fenster. Und schon träumt er weiter, wie sie dann morgens erwacht, weil Stimmen unter ihrem Fenster lärmen und durcheinander rufen, wie sie sich neugierig niederbeugt und ihn sieht, ihn unter ihrem Fenster, zerschmettert, um ihretwillen gestorben. Und er sieht, wie sie niederbricht mit einem Schrei; er hört diesen gellenden Schrei in seinen Ohren, sieht dann ihre Verzweiflung, ihren Kummer, sieht sie ein ganzes verstörtes Leben lang im schwarzen Kleide düster und ernst gehen, ein leichtes Zucken um die Lippen, wenn die Leute sie fragen nach ihrem Schmerz. So träumt er tagelang, zuerst nur im Dunkeln, dann auch schon mit offenen Augen, bald gewöhnt an das wohlige Erinnern des lieben Bildes.«

Goldney und Kollegen (1989, 1991) warnen allerdings davor, Suizidgedanken als universale Phänomene zu betrachten, die mit der altersgerechten Entwicklungsaufgabe der Auseinandersetzung mit dem Sinn des Lebens einhergehen. In einer Langzeitstudie fanden sie, dass Suizidgedanken mit psychischen Auffälligkeiten assoziiert sind, die sich über den Untersuchungszeitraum von immerhin acht Jahren als relativ stabil erwiesen. Deutliche Abweichungen von der Gleichaltrigennorm zeigten sich relativ konstant vor allem im Bereich des Selbstwertgefühls, im Bereich depressiven Erlebens und im Bereich externaler Kontrollüberzeugungen. Sie sehen durch ihre Untersuchungsergebnisse belegt, dass Suizidgedanken im Jugendalter nicht notwendigerweise ein vorübergehendes Phänomen sind, sondern vielmehr zu erhöhter Aufmerksamkeit über eine längere Zeitspanne veranlassen. Wichstrom (2009) bestätigte in einer prospektiven Fünfjahresstudie an 14- bis 19-jährigen Schülern, dass Suizidgedanken ein hoher Vorhersagewert für spätere Suizidversuche zukommt, während depressive und bulimische Symptome in ihrer Studie nicht in signifikantem Umfang auf spätere Suizidversuche verwiesen.

3.2 Todeswunsch und Wunsch nach Veränderung der Umwelt

Wie hoch bei einer Suizidhandlung jeweils der Todeswunsch und wie hoch der Wunsch nach Veränderung der Umwelt ist, kann nur annäherungsweise eingeschätzt werden, wenn man die Art und Weise und die Rahmenbedingungen der Suizidhandlung näher betrachtet. Grundsätzlich wird man von einem Kontinuum zwischen Todeswunsch und dem Wunsch nach Veränderung der Umwelt ausgehen müssen, wobei in allen Fällen beide Aspekte in unterschiedlicher Gewichtung von Bedeutung sind.

In der Literatur der Sechziger- bis Neunziger-Jahre wurde heftig darüber diskutiert, ob es zwischen einem Suizid und einem Suizidversuch qualitative motivationale Unterschiede gibt (siehe Bründel 2004, S. 44). Manche Autoren ordneten dem Suizidversuch eine geringere

Entschlossenheit zum Sterben und einen größeren Appell an wichtige Andere wie Familienmitglieder, Freundin oder Freund zu. Sie erkannten in den meisten Suizidversuchen weniger den Wunsch zu sterben als vielmehr den Appell nach Hilfe und Unterstützung. Berühmt wurde die Metapher des Suizidversuchs als »cry for help«. Andere Autoren sahen demgegenüber zwischen Suizid und Suizidversuch weniger qualitative als quantitative Unterschiede. Sie leugneten nicht unterschiedlich ausgeprägte Selbsttötungsabsichten und unterschiedliche Intensitäten des Todeswunsches, forderten aber, Suizid und Suizidversuch als ein und dieselbe suizidale Handlung anzusehen. Entscheidend sei, dass mit beiden Handlungen letztlich der Tod erreicht werden solle, unabhängig von einer funktionalen Absicht, die auch eine Rolle spiele.

Einigkeit besteht heute darin, dass eine Bewertung von Suizidhandlungen in ernsthaft und weniger ernsthaft, erpresserisch oder demonstrativ grundsätzlich problematisch und therapeutisch wenig hilfreich ist. Derartige Bewertungen können dazu führen, dass die Verzweiflung und die Hoffnungslosigkeit, die jeder Suizidhandlung zugrunde liegen, übersehen werden. Zudem tritt hinzu, dass der Ausgang einer suizidalen Handlung wesentlich auch vom Zufall bestimmt wird. Und schließlich sind die motivationalen Hintergründe für menschliches Verhalten immer multidimensional und komplex. So liegen allen Suizidhandlungen Jugendlicher unterschiedliche Intentionen zugrunde. Der tödliche Ausgang ist

> »in der Regel eine zwar mitgedachte, aber nicht immer gewünschte Handlungsfolge«,

wie Malchau (1987, S. 11) es formuliert.

Zudem muss davon ausgegangen werden, dass manche Suizide als »verunglückte Suizidversuche« anzusehen sind. Die Wirksamkeit der eingesetzten Mittel wird insbesondere von Kindern und jüngeren Jugendlichen leicht einmal verkannt, sodass aus einem gedachten Suizidversuch ein vollendeter Suizid wird.

> »Im Hintergrund einer Suizidhandlung«, so Bründel (2004, S. 45 f.) »ob Suizid oder Suizidversuch, steht immer auch der Wunsch, etwas zu verändern, also etwas zu bewirken, Einfluss zu nehmen auf die eigene Lebenssituation oder

auf das Verhalten anderer. Bei Jugendlichen geht dieser Wunsch mit heftigen Gefühlen einher, die Eltern, den Freund oder die Freundin in einen Alarmzustand zu versetzen, sie aufzurütteln, in Angst und Schrecken zu versetzen, sie zu beschämen und zu demütigen, vielleicht auch Rache an ihnen für erlittene Schmach und Verletzungen zu üben. Das dahinterstehende Bestreben ist die Veränderung der eigenen, als unerträglich empfundenen Lebenssituation.«

3.3 Häufigkeit

Laut Statistischem Bundesamt treten *Suizide* bereits in der Altersgruppe der 10- bis 15-jährigen Schüler auf. Im Jahr 2012 sind 20 Fälle, im Jahr 2013 18 Fälle, im Jahr 2014 28 Fälle (8 Mädchen, 20 Jungen) bekannt geworden. In der Altersgruppe der 15- bis 20-Jährigen sind Suizide seit Jahren die zweithäufigste Todesursache nach den tödlichen Verkehrsunfällen: Im Jahr 2012 waren es 31,6 % aller tödlichen Verletzungen, nämlich 184 Sterbefälle. Im Jahr 2013 lag die Zahl bei 165, im Jahr 2014 bei 194 Suiziden in dieser Altersgruppe (57 weibliche und 137 männliche Jugendliche und Heranwachsende). Die Zahlen schwanken in den letzten Jahren nur geringfügig. Allerdings dürfte die tatsächliche Zahl – darin sind sich die meisten Autoren einig – deutlich höher liegen, da es sich bei vielen Unfällen im Jugendalter um Suizide handeln dürfte. Zudem wird angenommen, dass sich

> »unter den Drogentoten ein nicht unerheblicher Teil von Suiziden versteckt und dies aufgrund der Alters- und Geschlechtsverteilung der Drogentoten insbesondere die jungen Männer betrifft« (Schmidtke, Weinacker u. Fricke 1998, S. 44).

Nach den Studienergebnissen von Razum und Zeeb (2004) liegt die Suizidrate bei türkischen Jugendlichen insgesamt niedriger als bei deutschen Jugendlichen. Allerdings sind türkische Mädchen unter 18 Jahren besonders gefährdet. Sie hatten eine doppelt so hohe Suizidrate im Vergleich zu den deutschen Altersgenossinnen. Die Autoren verweisen als Erklärung auf das Vorliegen sozialer und kultureller Konfliktsituationen.

Suizidversuche werden in der Adoleszenz und dem jungen Erwachsenenalter häufiger als in höherem Lebensalter durchgeführt. Genaue

Zahlen lassen sich dazu kaum angeben, da Suizidversuche nicht systematisch erfasst werden. Fachleute schätzen, dass die Zahl der Suizidversuche von Jugendlichen und Heranwachsenden 10 bis 20-mal höher ist als die der vollendeten Suizide.

Im *Altersbereich unter zehn Jahren* wird die Zahl der Suizide mit 0 angegeben. Allerdings wird man davon ausgehen müssen, dass es doch eine ganze Reihe von Suiziden in diesem Alter gibt, die jedoch - teils unbeabsichtigt und teils beabsichtigt - als Unfälle deklariert werden. Dennoch ist die Zahl der Suizide im ersten Lebensjahrzehnt sicherlich deutlich niedriger als im zweiten. Als Grund für das seltenere Auftreten von Suiziden in der Altersgruppe unter zehn Jahren verweist die Deutsche Gesellschaft für Kinder und Jugendpsychiatrie und Psychotherapie (2003) darauf, dass bei Kindern dieses Alters eine engere Beziehung und ein größeres Vertrauen zu den Eltern bestünden. Die meisten Kinder dieses Alters vertrauten ihren Eltern, selbst wenn sie sehr traurig und verzweifelt seien, und würden hoffen, dass ihre Eltern ihre Lebenssituation ändern und dazu beitragen werden, dass sie sich besser fühlen. Anders ausgedrückt ließe sich sagen, dass sich die Kinder dieses Alters in unserer Gesellschaft noch familiär sehr eingebunden fühlen und die Individuation als wesentliche Voraussetzung für suizidale Handlungen sich erst in der Adoleszenz - man kann heute sagen: etwa ab einem Alter von 11 bis 12 Jahren - allmählich vollzieht. Demgegenüber erscheinen die oftmals angeführten Erklärungen, Kinder hätten noch keine Vorstellung vom Tod und Kindern stünden auch nicht die Mittel zur Verfügung, sich selbst zu töten, wenig überzeugend.

Zu diesem Schluss kommt auch Israel Orbach (1997, S. 98–132), der am Ende einer eingehenden Untersuchung dieser Frage zusammenfassend resümiert:

> »Entgegen der allgemeinen Meinung scheint der Suizid von Kindern nicht das Ergebnis eines Missverständnisses zu sein. Sowohl kommunikativ wie auch emotional scheinen die suizidalen Kinder ein genügendes Bewusstsein über die Bedeutung ihrer Handlungen zu haben. Sie begreifen die Endgültigkeit von Tod genauso wie andere auch. Daher wäre es falsch, ihre Hand-

> lungen als Spiele mit tragischem Ausgang oder Unfälle ohne Hintergrund anzusehen. Wenn sich selbstzerstörerische Kinder von anderen unterscheiden, dann nicht so sehr durch ihre Kenntnis von der Bedeutung des Todes, als vielmehr durch ihre Beurteilung seines instrumentellen Wertes. Suizidale Menschen scheinen Tod als eine mögliche Alternative zum Hier und Jetzt anzusehen. Diese Einschätzung wird manchmal in abwehrende Verzerrungen eingebettet, die die Ängste vor dem Unaussprechlichen verringern und die Hoffnung auf ein gutes Jenseits schützen. Im Mittelpunkt dieser Einschätzung steht jedoch die Wahrnehmung von Tod als einer möglichen Alternative zur gegenwärtigen Verzweiflung.«

3.4 Geschlecht und Suizid

Im Bericht des Statistischen Bundesamtes 2014 wird ausgeführt, dass sich männliche Jugendliche und Heranwachsende in der Altersgruppe der 15- bis 20-Jährigen um fast das Dreifache häufiger das Leben nehmen als gleichaltrige Mädchen und junge Frauen. Demgegenüber führen weit mehr Mädchen und junge Frauen Suizidversuche aus als Jungen und junge Männer. Fachleute gehen von einer Relation von eins zu zehn aus.

Diese Diskrepanz hat einmal damit zu tun, dass männliche Jugendliche und Heranwachsende eher zu sogenannten »harten« Methoden greifen wie Erschießen, Erhängen, Sich-vor-den-Zug-Werfen, Sprung aus der Höhe. Demgegenüber bevorzugen Mädchen und junge Frauen sogenannte »weiche« Methoden wie Tabletteneinnahme, Sich-Schneiden und Ähnliches. Sie führen ihren Suizidversuch oftmals in der Nähe des Elternhauses aus, sodass die Wahrscheinlichkeit des Auffindens größer ist als bei männlichen Gleichaltrigen, die vielfach entfernter liegende Orte aufsuchen.

In diesen Unterschieden spiegeln sich ganz offensichtlich spezielle weibliche und männliche Rollenmuster, die auf geschlechtsspezifische Sozialisationseinflüsse zurückzuführen sind. Mädchen neigen eher zu depressiven Symptomen und einer manchmal auch zerstörerischen Selbstkritik. Nach wie vor bevorzugte Erziehungsziele bei Mädchen sind Anpassung, Hilfsbereitschaft und Toleranz. In den Suizidversuchen der weiblichen Jugendlichen äußern sich häufig stärker ein Appell an die Mitwelt und ein Versuch, auf sich aufmerksam zu machen in der Hoffnung, damit bestehende Strukturen zu verändern. Jungen dagegen tendieren eher zu nach außen gerichteter Aggression. Durchsetzungsfähigkeit und Zielstrebigkeit sind auch heute noch bevorzugte Erziehungsziele für Jungen. Ihre Suizidhandlung erscheint in höherem Grade als bewusste Abwendung und radikale Abkehr vom Leben.

Rachor (1996) begründet aus soziologischer Perspektive die relative Häufigkeit von Suizidversuchen bei Mädchen und jungen Frauen ebenfalls mit dem gängigen Weiblichkeitsstereotyp und interpretiert ihn als Zuspitzung der sozialen Situation, in der Mädchen und Frauen leben. Im Suizidversuch komme die weibliche Beziehungsneigung zum Ausdruck, der Appell an die Hilfe, Aufmerksamkeit und Zuwendung anderer, aber auch ein manipulativer Ansatz, die Welt zu verändern. Er ist

> »vor allem Ausdruck prekärer Beziehungen und [dient] dem mehr oder weniger bewussten Wunsch, diese zu verändern, was auch real geschieht. [...] Diese Art der Bezogenheit und Verantwortung, nämlich mit Hilflosigkeit Hilfe zu initiieren, vor allem um Beziehungen zu ändern, ist Frauen mehr als Männern eigen und erfährt bei ihnen größere soziale Akzeptanz« (a. a. O., S. 101).

Das, was auf der psychischen Ebene als Ambivalenz (z. B. durch Stengel 1967) beschrieben werde, sei gleichfalls ein strukturelles Merkmal des Suizidversuchs und der weiblichen Existenz.

> »Ein Suizidversuch ist Distanznahme und Bezogenheit zugleich: Der Suizidant verlässt das Beziehungsfeld und bleibt ihm doch verhaftet. Er kommuniziert mittels seiner Appellfunktion und schweigt durch Kommunikationsabbruch. Er ist passiv in der regressiven und an andere delegierten Lösung und aktiv durch seine Funktion und Folgen. Er setzt andere unter Druck und drängt sie in ungefragte Verantwortung, um doch auch für sie Entlastung und Verantwortung mittels dieser Rolle zu übernehmen. Er ist egoistisch, weil er auf die Belange und Erwartungen anderer keine Rücksicht nimmt, nicht fragt, was diese denken, fühlen, erleiden, und doch altruistisch aufgrund der Übernahme von Verantwortung und des Risikos eines letalen Endes« (Rachor 2001, S. 55).

In dem »männlichen Suizid« demgegenüber sehen viele Autoren etwas Entschlossenes, Mutiges, Endgültiges. Es wird angenommen, dass der männliche Jugendliche die Tat gründlich vorbereitet, durchdenkt und dann bis zum Schluss konsequent seinen Weg geht. Dies wird wiederum in Verbindung gebracht mit dem gesellschaftlichen Männerbild, das nach wie vor von der Idee geprägt sei, der Mann müsse stark sein, dürfe nicht um Hilfe bitten und keine Schwäche zeigen.

3.5 Abschiedsbriefe

Abschiedsbriefe von Jugendlichen – wie von Erwachsenen – machen sehr deutlich, wie sehr sich Menschen, die sich mit Todeswünschen beschäftigen, in ihren Gedanken und ihren Handlungen auf die wichtigen Personen ihrer Umwelt beziehen. Sie bestätigen einmal mehr, was bereits Stengel (1969, S. 31) hervorhob, dass nämlich

> »die Anteilnahme an anderen Menschen sowie der Drang, mit ihnen in Kommunikation zu treten und auf sie Einfluss zu nehmen, bei den meisten Selbstmordhandlungen festzustellen sind«.

Es findet sich jedoch in der Literatur eine auffallend geringe Auseinandersetzung mit Abschiedsbriefen Jugendlicher, die einen Suizidversuch machen oder einen Suizid begehen. Biener und Burger (1975) untersuchten 438 bei der Polizei gemeldete Suizidversuche junger Menschen im Alter von 12 bis 25 Jahren. Es handelte sich um 239 weibliche und 199 männliche Personen. 28 % aller Suizidversuche seien von den Suizidanten angekündigt worden, davon fast alle mit einem Abschiedsbrief. Besonders oft hätten achtzehnjährige Jugendliche einen Abschiedsbrief geschrieben; die Geschlechterverteilung sei praktisch gleich gewesen. Eine erste Gruppe dieser Briefe habe Begründungen des Suizidversuchs mit ausgesprochenem Appellcharakter oder der Bitte um Verzeihung, manchmal aber auch mit Vorwürfen an den Empfänger umfasst. Eine zweite Gruppe habe die Folgen des Suizids mit dem Ziel der Rache, besonders in Fällen von Eifersucht, oder eine Erpressung der geliebten Person beinhaltet. Eine dritte Gruppe der Abschiedsbriefe habe in Telegrammform den

Suizidversuch als Hilferuf begründet oder eine detaillierte Methodenbeschreibung umfasst. Die Sprache aller Abschiedsbriefe sei in auffälliger Weise durch undifferenzierte, klischierte Sprachformen aufgefallen, welche nach Einschätzung der Autoren die ausweglose Situation gekennzeichnet hätten.

Jacobs verwies 1974 (S. 132 f.) auf u. a. folgende Punkte, die nach seinen Untersuchungen in fast allen Briefen Jugendlicher vorkommen:

- Der Jugendliche ist mit einem unerwarteten, unerträglichen und unlösbaren Problem konfrontiert.
- Er sieht dieses nicht als isolierten, unerfreulichen Zwischenfall, sondern im Rahmen einer langen Biografie derartiger schwieriger Situationen und der Erwartung weiterer.
- Er glaubt, dass Tod die einzige absolute Antwort auf dieses scheinbar absolute Dilemma des Lebens ist.
- Zu diesem Standpunkt gelangt er durch eine ständig zunehmende soziale Isolierung, die es ihm unmöglich macht, sein Problem mit dem- oder denjenigen zu teilen, die es teilen müssten, damit es lösbar wäre.

In ihrem Buch »Furcht vor dem Leben« berichtet Jäckel (1979, S. 23 ff.) von Nena, die mehrmals versucht hatte, sich das Leben zu nehmen, seit sie 8 Jahre alt war. »Sie hatte sich vor ein Auto geworfen. Sie hatte sich von einem Baum fallen lassen. Sie hatte sich auf dem Spielplatz in voller Fahrt aus einem Karussell schleudern lassen. Sie war in einen reißenden Bach gesprungen, obwohl sie nicht schwimmen konnte. Nena hatte sich eine Gehirnerschütterung, Knochenbrüche und eine Erkältung zugezogen. Aber jedes Mal war sie davongekommen. Und jedes Mal hatten die Leute und auch die Mutter geglaubt, es sei ein unglücklicher Zufall, ein Spielunfall gewesen. Nena war überzeugt, ein ungewolltes Kind zu sein und durch ihre Existenz ihre Mutter daran gehindert zu haben, Jura zu studieren.« Im Alter von 10 Jahren, ehe sie in den Bach gesprungen war, hatte sie der Mutter einen Abschiedsbrief geschrieben:

Liebe Mutti,

ich habe ziemlich Angst. Ich glaube, es wird schrecklich sein. Aber ich weiß, du wirst dich freuen, wenn ich weg bin ...

Deine liebe Nena

Markus hatte mit 17 Jahren versucht, sich von einer U-Bahn überrollen zu lassen. Drei Jahre später äußerte er sich der Autorin Karin Jäckel (1979, S. 221 ff.) gegenüber: »Es war eine Liebesgeschichte. Mein Mädel hatte mit mir Schluss gemacht. Mit meinem Tod wollte ich sie bestrafen. Sie sollte Schuldgefühle bekommen und nie mehr glücklich werden. Das war so meine Rache.« Markus hatte damals zwei Abschiedsbriefe geschrieben, den folgenden an seine Eltern:

Liebe Mama, lieber Paps,

wenn ihr dies lest, bin ich schon nicht mehr. Ich weiß, ihr werdet traurig sein und alles nicht verstehen. Aber trauert nicht um mich, denn ich habe es so gewollt. Für mich kann es kein Glück mehr auf dieser Welt geben. Glaubt mir, ich weiß, was ich tue. Was ich erlebt habe, reicht für ein Leben hier. Glaub mir, der Kelch ist voll. Mehr passt nicht rein. Ich hab's versucht. Es geht nicht. Vielleicht gibt es ein nächstes Mal, dann sehen wir uns wieder. Ich liebe euch. Vergesst mich nicht.

In Liebe euer treuer Sohn

Markus

An seine Ex-Freundin hatte er geschrieben:

Liebe Elvi,

Du warst mein Leben. Ich habe Dich mehr geliebt als mich selbst. Du warst alles, was ich jemals wollte und wollen werde. Ohne Dich hat mein Leben keinen Wert. Du hast mich weggeworfen. Du hast meine Liebe mit Füßen getreten und Dich einem anderen hingegeben, den Du mehr liebst als mich. Du hast mit mir nur gespielt, und ich habe Dein Spiel für Ernst genommen. Du hast mich auf dem Gewissen, Elvi. Und das sollst du ewig wissen.

Wenn Du dies liest, ist mein Herzblut schon für dich vergossen. Es wird so sein, dass, wenn Du an meinen Sarg trittst, meine Wunden wieder zu bluten anfangen werden und nicht gestillt werden können. Die Welt wird es wissen.

Auch wenn Du es nicht glaubst, ich weiß, es gibt ein Leben nach dem Leben. Ich warte auf Dich, Elvi, denn Du gehörst mir. Und ich weiß, eines Tages wirst Du kommen. Es dauert gar nicht mehr so lange. Dort, wo ich bin, ist Zeit ohne Bedeutung. Dann sind wir wieder vereint, und nichts wird uns wieder trennen, denn wir sind füreinander bestimmt. Ich weiß es. Du weißt es. Du willst es nur nicht wissen. Mein Tod ist mein Zeichen an Dich. Es wird Dich ewig erinnern. An unsere unsterbliche Liebe. An Deinen Verrat. Und an mich!

In ewiger Liebe

Dein Markus

Anregungen für Gespräche mit Familienmitgliedern nach dem innerfamiliären Suizid eines Kindes oder Jugendlichen finden sich im Abschnitt 10.19.

4 Risiko- und Schutzfaktoren für das Auftreten von Suizidalität bei Kindern und Jugendlichen

Das Wissen um Risikofaktoren für die Suizidhandlungen von Kindern und Jugendlichen soll die Therapeutin für eine frühe Wahrnehmung entsprechender Tendenzen und ein Verständnis für derartige Gedanken, Absichten und Handlungen sensibilisieren. Das gilt auch für die Fragen, wie weit Suggestion und Nachahmung eine bahnende Wirkung für Suizidhandlungen haben und welche Bedeutung den Suizidforen im Internet zugeordnet werden muss. Die Hinweise darauf, welche Eigenschaften resiliente Kinder und Jugendliche auszeichnen, die trotz ungünstigster Umweltbedingungen Suizidwünschen widerstehen, beschreiben zugleich Einstellungen und Haltungen, die zu fördern eine wichtige Aufgabe im Therapieprozess ist. Dabei sollte Resilienz als ein Systemgeschehen verstanden und die Familie als Ganzes in ihren Problembewältigungsfähigkeiten gestärkt werden.

4.1 Ein ökologisches Risikofaktorenmodell

Perkins und Hartless (2002) entwickelten auf der Grundlage einer Studie an 14922 amerikanischen Jugendlichen europäischer und afrikanischer Abstammung ein - wie sie es nennen - ökologisches Risikofaktorenmodell. Nicht ein einzelner Risikofaktor sei geeignet, Suizidgedanken und Suizidverhalten bei Jugendlichen zu erklären. Vielmehr würden Suizidgedanken und Suizidverhalten auftreten, wenn Jugendliche vielfältigen Risikofaktoren ausgesetzt seien. Ihr Modell unterscheidet vier Ebenen nach Bronfenbrenner (1979): die individuelle, die familiäre, die des extrafamiliären Kontextes (beispielsweise Schule, Nachbarschaft, Peergruppe) und die des Makrosystems (beispielsweise kulturelle Werte, Medien, Öffentlichkeit).

Aufgrund einer Literaturanalyse wurden als individuelle Risikofaktoren Alkohol- und Drogenmissbrauch, Hoffnungslosigkeit sowie körperlicher und sexueller Missbrauch erfasst, als familiärer Risikofaktor das Ausmaß der familiären Unterstützung sowie als extrafamiliäre Risikofaktoren soziale Isolation im Sinne eines Mangels an Freunden, eines Fehlens positiver Erfahrungen in der Schule und einer geringen Teilnahme an Freizeitaktivitäten. In der Untersuchung selbst konnte die Bedeutung von extrafamiliären Faktoren für Suizidgedanken von weiblichen Jugendlichen nicht bestätigt werden; bei Selbstmordversuchen allerdings spielte ein negatives Schulklima eine bedeutsame Rolle. Ein Zusammenhang zwischen einem Mangel an Freunden und Suizidgedanken oder Suizidversuchen fand sich nicht. Die Autoren kommentierten diesen überraschenden Befund dahingehend, dass möglicherweise das Gefühl einer intensiven Beziehung zu einem einzigen Freund oder einer einzigen Freundin in höherem Maße ein Zugehörigkeitsgefühl zu einer sozialen Gruppe als protektiver Faktor bedingt als die reine Zahl von Freunden. Die Unterschiede zwischen Jugendlichen unterschiedlichen Geschlechts und unterschiedlicher ethnischer Herkunft erwiesen sich insgesamt eher als gering. Die Autoren fanden ihr ökologisches Risikofaktorenmodell in ihrer Studie bestätigt und schlossen daraus, dass es offensichtlich erfolgreicher sei, verschiedene Risikofaktoren gleichzeitig zu beachten, um die Wahrscheinlichkeit von Suizidgedanken und Suizidversuchen zu reduzieren, als auf den wichtigsten Risikofaktor zu fokussieren. Präventionsprogramme sollten deshalb alle für Jugendliche relevanten Systemebenen adressieren.

4.2 Selbstverletzung und Suizidalität

Manche Jugendliche fügen sich wiederholt Verletzungen am eigenen Körper zu, die mit einer Schädigung der Haut einhergehen, ohne dass bei ihnen – zumindest in diesem Augenblick – eine Suizidabsicht vorliegt. Am häufigsten geschieht das durch ein Ritzen oder ein Schneiden mit Gegenständen wie Rasierklingen, Scherben oder Messern, aber auch durch Verbrennungen mit Zigaretten oder der Flamme eines Feuerzeuges. Manche kratzen oder beißen sich so heftig, dass blutende Wunden entstehen. Andere verletzen sich, indem sie ihre Haut verätzen oder verbrühen. Nicht selten werden die Wunden immer wieder aufgekratzt. Am häufigsten werden die Selbstverletzungen an den Armen, vor allem an den Unterarmen und Handgelenken durchgeführt, nicht selten jedoch auch an den Beinen, vor allem am Oberschenkel.

Die betreffenden Jugendlichen beschäftigen sich ausdauernd mit dem Gedanken, sich körperlich zu schädigen. Sie versuchen dem immer stärker werdenden Impuls, sich selbst zu verletzen, zu widerstehen, was dann jedoch nach einiger Zeit misslingt mit der Folge, dass sie sich eine körperliche Verletzung mit Gewebsschädigung zufügen. Die Jugendlichen beschreiben - wenn sie dazu in der Lage sind - ein sich intensivierendes Spannungsgefühl unmittelbar vor dem Akt der Selbstverletzung und eine Erleichterung und Zufriedenheit während der selbstverletzenden Handlung. Manche Jugendliche schildern, dass sie vor der selbstverletzenden Handlung einen unerträglichen Druck erleben, der sich löse, wenn der Schnitt gesetzt werde, und in ein Gefühl der Erleichterung und des Wohlbefindens übergehe, wenn das Blut fließe.

Mit Suizidhandlungen sollte das hier besprochene selbstverletzende Verhalten nicht verwechselt werden. Denn das selbstverletzende Verhalten soll nicht zur Selbsttötung führen und ist nicht Ausdruck einer Suizidabsicht. Allerdings kann es zu Suizidgedanken und Suizidabsichten kommen, wenn die Selbstregulierung über das selbstverletzende Verhalten seine Wirkung nicht mehr erreicht. Das heißt: Wenn Jugendliche berichten, dass ihr selbstverletzendes Verhalten ihnen nicht mehr so gut wie früher helfe, Belastungssituationen zu bewältigen, muss ein erhöhtes Suizidrisiko in Betracht gezogen werden (Hoffman a. Kress 2010).

In mehreren Studien wurde versucht, Merkmale zu identifizieren, die es ermöglichen, unter den Jugendlichen, die sich selbst verletzen, potenziell suizidale Jugendliche herauszufinden. Jugendliche mit selbstverletzendem Verhalten zeigten - so Brausch und Gutierrez (2010) - deutlich mehr depressive Symptome, ausagierten Ärger, aggressives und gereiztes Verhalten und waghalsige Verhaltensweisen als solche, die bereits Suizidversuche begangen hatten. Kienhorst et al. 1990 stellten fest, dass Jugendliche mit Suizidgedanken und Suizidversuchen über ein geringeres Selbstbewusstsein und eine negativere Sicht auf die eigene Person verfügen, sodass sie sich oft als wertlos erleben. Brausch und Gutierrez (2010) bestätigten diesen Befund in einer eigenen Untersuchung und hoben hervor, dass das Selbstwertgefühl ein gutes Unterscheidungsmerkmal sei bei Jugendlichen mit selbstverletzendem Verhalten, bei denen ein erhöhtes Suizidrisiko bestehe bzw. nicht bestehe. Ein weiterer Unterscheidungsfaktor zwischen beiden Gruppen liege in der elterlichen Unterstützung und dem familiären Zusammenhalt. Selbstverletzende Jugendliche, die offen mit ihren Eltern kommunizieren und sich von ihnen unterstützt fühlen, würden sehr viel seltener Suizidgedanken und Suizidverhalten zeigen als solche, die sich wenig unterstützt erleben. Diese Aussage gelte nicht für Unterstützung aus der Peergruppe, deren Einfluss sich als gering dargestellt habe. Die Autoren folgern daraus, dass therapeutisch durch zwei Maßnahmen das suizidale Risiko deutlich verringert werden könne: zum einen durch eine Stärkung des Selbstwertgefühls des Jugendlichen und zum anderen durch den Einbezug der Eltern mit dem Ziel, die Beziehung zwischen Eltern und Jugendlichen zu stärken.

Wichstrom (2009) bestätigte in einer prospektiven Fünfjahresstudie an 14- bis 19-jährigen Schülern den Befund, dass selbstverletzendes Verhalten und Suizidversuche nur als teilweise überlappende Phänomene und keineswegs als unterschiedliche Grade von Suizidalität zu betrachten sind. Selbstverletzendes Verhalten konnte nicht als Risikofaktor für künftige Suizidversuche identifiziert werden, solange nicht typische Risikofaktoren für Suizidversuche wie Suizidgedanken, Verhaltensstörungen und ein verunsichertes Selbstwertgefühl hinzutraten. Während selbstverletzendes Verhalten in der frühen und mittleren Adoleszenz oft nur bei einigen Gelegenheiten und nicht über eine längere Zeit auftreten würde, hätten sich Suizidversuche – in Übereinstimmung mit den Ergebnissen vieler anderer Untersuchungen – als der aussagekräftigste Vorhersagewert für künftige Suizidversuche oder Suizide erwiesen. Elterliche Sorge sei als Schutzfaktor sowohl gegen Suizidversuche als auch gegen selbstverletzendes Verhalten anzusehen.

4.3 Homosexualität und Suizidalität

> »Für drei Viertel aller schwulen Jugendlichen ist zumindest einmal im Leben Selbstmord ein Thema gewesen«,

so resümieren Biechele, Reisbeck und Keupp (2001, S. 37) die in Deutschland in den Jahren 1999 und 2001 zum Thema Homosexualität und Suizidalität bei Jugendlichen durchgeführten Studien. Damit seien erstmals auch für Deutschland die internationalen Ergebnisse, die alle ähnlich aussähen, bestätigt worden. Im Einzelnen hatte eine im Jahr 1999 veröffentlichte Studie im Auftrag der Berliner Senatsverwaltung den Befund erbracht, dass 18 % der befragten jugendlichen Lesben und Schwulen bereits mindestens einen Suizidversuch hinter sich hatten. 56 % von ihnen hatten bereits an Suizid gedacht (Lähnemann 1999). In der eigenen Stichprobe von Biechele und Kollegen (Biechele, Reisbeck u. Keupp 2001) hatten 8,7 % einen oder mehrere Suizidversuche hinter sich, 19,2 % hatten ernsthaft an Suizid gedacht, während 44,9 % an Suizid gedacht hatten, aber nicht ernsthaft. Die Autoren erklären den Unterschied in den Zahlen – in mehreren Studien aus Österreich, Frankreich und den USA ist die Differenz noch höher – damit, dass die meisten Studien über junge Lesben und Schwule im Rahmen von mehr oder weniger professionell betreuten Jugendgruppen stattfinden würden. Wer als Jungschwuler psychische Probleme habe, werde eher ein solches Umfeld aufsuchen, in dem er kompetente Unterstützung erwarten könne.

> »Das Coming-out, d. h. der Prozess der Bewusstwerdung der eigenen Homosexualität, erfolgt in der Regel zwischen dem 14. und 17. Lebensjahr. In dieser Lebensphase leiden die meisten schwulen Jugendlichen an Einsamkeit und erheblichen Identitätsproblemen. Der Schritt in die Gewissheit, schwul zu sein, ist heute mit dem gleichen Ausmaß an negativen Gefühlen wie Unsicherheit und Furcht verbunden wie vor 30 Jahren. Zugenommen haben dagegen positive Gefühle wie Stolz und Freude, v. a. bei den ganz Jungen bis 20. Sich in Familie und Schule zu outen wird als erheblicher Stressfaktor

> wahrgenommen. Fast die Hälfte der 15–25-jährigen Interviewpartner hat bisher dem eigenen Vater die eigene Homosexualität nicht mitteilen können, vom Rest muss über ein Viertel langfristig damit leben, von diesem wegen des Schwulseins abgelehnt zu werden« (Biechele, Reisbeck u. Keupp 2001, S. 38).

Die Autoren verweisen darauf, dass sich die Pubertät schwuler Jugendlicher erheblich vom heterosexuellen Muster unterscheide. Allein schon die geringere Zahl möglicher homosexueller Partner und die Diskriminierung homosexueller Lebensformen im Alltag führten dazu, dass das Experimentieren mit Liebe, Sexualität und Partnerschaft später beginne und gewissermaßen lange Zeit unvollständig bleibe: Den ersten festen Freund hätten die Teilnehmer der Studie im Median mit 19,3 Jahren gefunden, im Gegensatz zu 16,8 Jahren für die erste feste Freundin bei heterosexuellen Jugendlichen. Zudem werde Sexualität in dieser Lebensphase zu einem großen Teil nicht in Jugendbeziehungen gelebt, sondern mit Partnern, die mehrere Jahre älter seien. Knapp 11 % aller Studienteilnehmer hätten über ein oder mehrere Erlebnisse sexueller Gewalt berichtet.

»Queere« Jugendliche denken, dass sie mit größeren Problemen belastet sind als gleichaltrige Jugendliche, die nicht schwul sind, wie beispielsweise der 16-jährige Matze beschreibt:

> »Ich muss ständig aufpassen, dass ich nicht als schwul geoutet werde, da ich das nicht will. Außerdem habe ich keinen Freund, der mir Rückhalt gibt, wenn ich – wie zurzeit – im Stress bin, einen Menschen, wo ich mich anlehnen kann, mich ankuscheln kann. So einen Menschen zu finden, ist für heterosexuelle Jugendliche weitaus leichter. Außerdem fehlt bei vielen schwulen Jugendlichen die Akzeptanz zuhause. Sie müssen ihre sowieso schon sehr schwierige Jugend oft völlig allein meistern« (Biechele, Reisbeck u. Keupp 2001, S. 2).

Der 20-jährige Dominic führte folgende Argumente für seine höhere Problembelastung an:

> »Weil ich nicht die nötige Kraft besitze, einen festen Freund zu finden, und deshalb vereinsame. Als Hetero könnte ich leicht eine Freundin haben, da ich durchaus Chancen bei Frauen habe […] Schwulsein und schwule

> Lebensweise sind in unserer liberal-verklemmten Gesellschaft noch längst nicht akzeptiert. Viele Schwule haben sicherlich, wie ich, eine Höllenangst vor dem Outing und sind deshalb verdammt einsam. Das beeinträchtigt einen in seinem ganzen Leben und lässt einen auch den Alltag nur mühsam bewältigen, weil diese Isolation einen Großteil der seelischen Energie verbraucht. Ich halte das nicht mehr lange durch« (a. a. O., S. 2 f.).

D'Augelli et al. (2005) bestätigten den Befund, dass Jugendliche, die sich als homosexuell oder bisexuell beschreiben, höhere Suizidraten zeigen als solche, die sich als heterosexuell erleben. Je eher die oder der Jugendliche ihre bzw. seine sexuelle Orientierung habe erkennen lassen, je eher und je mehr das Verhalten von den Eltern als geschlechtsuntypisch beurteilt worden sei und je mehr die Eltern dieses Verhalten abgelehnt und zu ändern versucht hätten, umso höher sei die Suizidgefahr. Eine frühe Offenheit über die sexuelle Orientierung gegenüber den Familienmitgliedern und deren abwertende Reaktionen mit Bezeichnungen wie Lesbe oder Schwuchtel habe Hinweiswert auf eine hohe Suizidgefahr.

In den meisten Städten gibt es spezielle Schwulenberatungsstellen. Dort erhalten die Jugendlichen vor allem die Gelegenheit, Zugang zu einer Bezugsgruppe herzustellen und ein Gefühl der Zugehörigkeit zu einer Gruppe, in der sie sich wohlfühlen, zu entwickeln. Falls in der näheren Umgebung keine derartige Beratungsstelle gefunden wird, ist es möglich, sich an den Verband für lesbische Psychologinnen, schwule Psychologen u. a. (VLSP) zu wenden (www.vlsp.de). Zudem gibt es hilfreiche Internetseiten wie www.dbna.de (»du bist nicht allein«), wo Jugendliche chatten und sich kennenlernen können.

4.4 Sucht und Suizidalität

In vielen Publikationen wird die Frage gestellt, inwieweit ein Zusammenhang besteht zwischen Suizidalität und dem Missbrauch von legalen und illegalen Drogen. So wird auch erörtert, wie oft ein Tod durch eine Überdosis an Drogen nicht tatsächlich einen Suizid darstelle und ob Suizidgedanken Jugendlicher zum Drogenkonsum motivieren würden.

In einer Studie, an der über 45000 Jugendliche im Alter von 16 Jahren aus 16 europäischen Staaten teilgenommen haben (Kokkevi et al. 2012), wurden die Schülerinnen und Schüler danach gefragt, ob sie schon mal versucht hätten, sich umzubringen. Die Auswertung ergab einen hohen Zusammenhang zwischen Substanzkonsum und Suizidversuchen. Allerdings verweisen die Forscher selbst darauf, dass ihre Ergebnisse keinerlei Aussagen über die Richtung des Zusammenhangs erlauben. Sie halten eine einfache Ursache-Wirkungs-Beziehung eher für unwahrscheinlich. Vielmehr gehen sie davon aus, dass andere Faktoren wie belastende Lebensereignisse und Krisen sowohl die Wahrscheinlichkeit für den Substanzkonsum als auch für Suizidversuche erhöhen. Möglich sei auch, dass beide Faktoren, die Gedanken an Suizid und der Substanzkonsum, sich gegenseitig verstärken würden.

In der Einzelauswertung waren es nicht die illegalen Drogen, sondern verschreibungspflichtige Medikamente (ausgestellt beispielsweise gegen Depressionen bei den Eltern oder den Kindern selbst), die den stärksten Zusammenhang mit Suizidversuchen zeigten. Wenn Jugendliche mindestens einmal in ihrem Leben mit verschreibungspflichtigen Schlaf- und Beruhigungsmitteln in Kontakt gekommen waren, war die Wahrscheinlichkeit für einen Suizidversuch 3,3-mal höher als bei Jugendlichen, die noch nie derartige Medikamente genommen hatten. Nach den Erhebungen stieg das Risiko eines Suizidversuches bei Cannabiskonsum (in den letzten 30 Tagen) um den Faktor 1,4, bei Alkoholkonsum (mindestens 10-mal in den letzten 30 Tagen) um den Faktor 1,5, bei Tabakkonsum (mindestens 6 Zigaretten pro Tag in den letzten 30 Tagen) um den Faktor 2,0, bei den übrigen illegalen Drogen wie Ecstasy, Amphetamine, Halluzinogene, Crack, Kokain oder Heroin um den Faktor 2,4. Der deutlichste Anstieg der Suizidwahrscheinlichkeit zeigte sich, wenn die Jugendlichen mehrere Substanzen konsumierten. Die Forscher kamen zu der Schlussfolgerung, dass jede zusätzliche Substanz die Wahrscheinlichkeit für einen Suizidversuch etwa verdoppelt. Sie verweisen auf vorangegangene Befunde, dass ein Verzicht auf Zigarettenrauchen oder zumindest ein späterer Beginn im Sinne der Einstiegsdrogentheorie einen Schutz vor Missbrauch illegaler Drogen darstelle. Eltern sollten über diese Zusammenhänge aufgeklärt werden, ebenso wie Ärzte im Hinblick auf ihre Verschreibungspraxis von Tranquilizern.

Eine Forschergruppe aus Neuseeland und Australien (Van Ours et al. 2013) hat versucht, in einer Langzeitstudie mit 1265 jungen Menschen im Alter von 10 bis 24 Jahren die Frage zu klären, ob Cannabis die Gedanken an Suizid fördert oder umgekehrt. Die Autoren kamen zu dem Ergebnis, dass täglicher oder fast täglicher Cannabiskonsum die Wahrscheinlichkeit für Suizidgedanken bei Männern erhöht (die Aussage bezüglich Frauen war aufgrund ihrer geringeren Zahl statistisch nicht signifikant). Je früher bereits regelmäßig gekifft werde, umso früher würde sich die Person gedanklich mit der Selbsttötung beschäftigen. Die Wahrscheinlichkeit für Suizidgedanken sei dabei umso höher, je stärker der Konsum sei. Einen Hinweis darauf, dass umgekehrt Suizidgedanken den Konsum von Cannabis auslösen oder bedingen würden, fanden die Autoren nicht.

4.5 Der Einfluss von Suggestion und Nachahmung

4.5.1 Der sogenannte Werther-Effekt

1974 publizierte Phillips in New York einen Artikel, in dem er nachzuweisen versuchte, dass Berichte in der Presse über Suizide bekannter und berühmter Personen einen Anstieg von Suizidhandlungen auslösen könnten. Er benannte dieses schon zuvor kontrovers behandelte Thema als »Werther-Effekt« und bezog sich dabei auf die zahlreichen Berichte über eine hohe Zahl von Suizidhandlungen im Anschluss an die Veröffentlichung des Romans *Die Leiden des jungen Werther*, die ganz in der Art geschehen sein sollen, wie sie Goethes Titelheld begangen hat (Tod durch Erschießen). Phillips verwies auf die lebhafte Rezeption dieses Romans in ganz Europa und die hohen Ängste, die er ausgelöst hat, räumte aber selbst ein, dass die Berichte über die angeblichen Nachahmungshandlungen nie wirklich bestätigt worden seien.

Schon Durkheim hat sich 1897 mit dem Phänomen der Nachahmung beschäftigt und widmete ihm in seinem berühmten Buch ein ganzes Kapitel (Durkheim 1973). Er kam jedoch zu der Überzeugung, dass Nachahmungssuizide nur bei solchen Menschen auftreten würden, die auch ohne das Modell irgendwann einen Suizid begangen hätten, dass es sich also sozusagen nur um vorgezogene Suizide handeln würde. Durkheim erörterte auch die Frage, ob in Zeitungen über Suizide berichtet werden solle, wovon er sich eine Enttabuisierung dieses Themas versprach, und hielt demgegenüber die ausgelöste Gefahr von Nachahmungshandlungen für relativ gering. Allerdings verwies er auf den Einfluss der Art der Berichterstattung und betonte, dass der Entwicklung des Suizids nicht dadurch Vorschub geleistet werde, dass man davon spreche, sondern wie man davon spreche.

In Deutschland untersuchten Schmidtke und Häfner (1986) das Phänomen, indem sie die Auswirkungen der Ausstrahlung der Fernsehserie *Tod eines Schülers* in den Jahren 1981 und 1982 untersuchten. In dieser Sendung suizidiert sich der neunzehnjährige »Claus Wagner«, indem er sich vor einen Zug wirft. Die sechsteilige Sendung wurde eineinhalb Jahre später noch einmal ausgestrahlt. Schmidtke und Häfner beobachteten jeweils nach der Ausstrahlung einen deutlichen Anstieg von Suizidhandlungen, die in der gleichen Art begangen wurden, wie in den Fernsehfilmen dargestellt (Eisenbahnsuizide). Dies betraf insbesondere männliche Jugendliche zwischen 15 und 19 Jahren, für die der Anstieg über einen Zeitraum von 70 Tagen während und nach der ersten Ausstrahlung 175 % gegenüber dem Vergleichszeitraum betrug. In der sehr sorgfältigen und kritische Einwände berücksichtigenden Untersuchung kamen die Autoren zu dem Schluss, dass das Imitationsverhalten wesentlich von der Ähnlichkeit zwischen den Variablen des Modells und des Beobachters abhing.

Eine Arbeitsgruppe des österreichischen Vereins für Suizidprävention setzte sich ab Mitte der Achtzigerjahre mit der Berichterstattung der Medien auseinander, nachdem es zu einem starken Anstieg der U-Bahn-Suizide und U-Bahn-Suizidversuche gekommen war. Es wurden Hypothesen über die Variablen, die einen Imitationseffekt beeinflussen können, aufgestellt und Mitte 1987 Empfehlungen formuliert und an die Presse herangetragen mit der Bitte, sie in der Berichterstattung über suizidale Handlungen zu berücksichtigen (siehe Abb. 1).

Den Imitationseffekt erhöhende Faktoren

Der Auslöseeffekt wird umso deutlicher sein, je mehr

1. spezielle Details der Suizidmethode dargestellt werden,
2. der Suizid als unverständlich dargestellt wird (»wo er doch alles hatte, was das Leben zu bieten hat«),
3. romantisierende Motive bzw. Ziele genannt werden (»ewig vereint sein«),
4. Simplifizierungen vorkommen (»Selbstmord wegen Nicht-genügend«).

Faktoren, die die Aufmerksamkeit auf einen Bericht erhöhen

Die Aufmerksamkeit wird erhöht,

5. wenn der Bericht auf der Titelseite erfolgt,
6. wenn der Ausdruck Selbstmord in der Artikelüberschrift verwendet wird,
7. wenn ein Foto der betreffenden Person gebracht wird,
8. wenn implizit die Haltung des Suizidanten bewundernd, heroisch oder mit Billigung dargestellt wird (»in dieser Situation war es eigentlich nur klar, dass ...«).

Minimierende Einflussfaktoren auf den Imitationseffekt

Der Effekt wird umso geringer ausfallen,

9. je deutlicher Alternativen aufgezeigt werden (wo hätte der Betreffende Hilfe suchen können),
10. wenn auch solche Berichte folgen, in denen Bewältigungen aufgezeigt werden,
11. wenn Informationen über Hilfsmöglichkeiten und Arbeitsweise von Hilfsstellen gebracht werden,
12. wenn Hintergrundinformationen über die Suizidgefährdung und weiteres Vorgehen gegeben werden.

Abb. 1: Empfehlungen an die Österreichischen Massenmedien 1987 nach Etzersdorfer und Sonneck (1992, S. 72)

Etzersdorfer und Sonneck (1989; 1992, S. 74) berichten, die zuvor sehr ausführliche und gelegentlich sensationsträchtige Berichterstattung sei deutlich eingeschränkt worden, und man habe in der Folge nur mehr zurückhaltend und zum Teil auch gar nicht mehr über Suizide berichtet. Die weitere Untersuchung habe gezeigt, dass zeitgleich damit die U-Bahn-Suizide um mehr als 70 % zurückgegangen und seitdem - nunmehr über fünf Jahre - auf diesem niedrigen Niveau geblieben seien. Die Autoren warnen vor einer allzu einseitigen Sicht auf die Gefahren von Medienberichten und betonen, dass zurückhaltende Berichterstattungen für das Durchbrechen der weitverbreiteten Tabuisierung des Themas Suizid durchaus von positiver Bedeutung sein können.

4.5.2 Lernen am Modell und Nachahmung

Der Nachahmungseffekt bei detaillierter und dramatisierender Medienberichterstattung über Suizidhandlungen wird von den meisten Autoren mit »Lernen am Modell« erklärt, bei dem die Rolle von Vorbildern - ihre Attraktivität, aber in vielen Fällen auch die Vergleichbarkeit ihrer Lebenssituation mit der des Beobachters - von großer Bedeutung ist. Das macht den Befund plausibel, dass die Beeinflussung durch die Berichterstattung offensichtlich umso größer ist, je mehr sich Jugendliche mit der Modellperson identifizieren und je mehr sie diese bewundern und heroisieren.

Darüber hinaus besteht in der Literatur eine Übereinstimmung bezüglich der Annahme, dass das Vorkommen von Suiziden und Suizidversuchen in der Familiengeschichte die Gefahr, dass eine Person eine Suizidhandlung begeht, deutlich erhöht. Dabei ist sicherlich von Bedeutung, wie in einer Familie über vorangegangene Suizidhandlungen von Verwandten berichtet wird. So geschieht es offensichtlich nicht selten, dass familiäre Erzählungen über vorangegangene Suizide dem Jugendlichen die suizidale Handlung als Lösungsmuster in einer verzweiflungsvollen, hoffnungslos und ausweglos erlebten Situation zumindest nahebringen (u. a. Sperling 1980, S. 32). Darüber hinaus können innerfamiliäre psychodynamische Prozesse eine Rolle spielen, wie sie beispielsweise in der »Ich-folge-dir-nach«-Hypothese oder in der Stellvertreter-Hypothese (»Damit du nicht gehst, gehe ich«) erfasst werden.

Eine allgemeine Erklärung für Nachahmungseffekte dürfte darin bestehen, dass beispielsweise durch eine Information über in früheren Generationen verübte Suizide innerhalb der eigenen Familie die Schwelle erniedrigt wird, die die meisten Menschen vor dem Schritt zur Suizidhandlung erleben. Der Soziologe Hedström (nach Dworschak 2008) konnte dies in einer Studie zur »sozialen Ansteckung« nachweisen, bei der ihm umfangreiche Daten der gesamten Bevölkerung von 1,2 Millionen Menschen im Großraum Stockholm für das Jahrzehnt von 1990 bis 1999 zur Verfügung standen. Er kam unter anderem zu dem Schluss, dass nach einem Suizid in der Familie das Risiko für die Angehörigen auf mehr als das Achtfache steige. Aber auch nach einem Suizid am Arbeitsplatz – für Jugendliche: in der Schule – sei es dreieinhalb Mal so wahrscheinlich wie zuvor, dass sich eine weitere Person das Leben nehme. Hedström erklärt dieses Phänomen der sozialen Ansteckung – das nach seinen Befunden ebenso für Adipositas und psychische Störungen wie Depressionen gilt – mit den Worten:

> »Fast alle Normen sind frequenzabhängig. Je häufiger sie missachtet werden, desto weniger fühlt der Einzelne sich an sie gebunden. Jeder Abweichler untergräbt die Macht des Banns« (a. a. O., S. 149).

Das könnte auch den Befund erklären, dass manche Autoren überzeugt sind, allein schon die Tatsache von vielen unerwarteten, lebensgeschichtlich vorzeitigen Todesfällen in der Familiengeschichte erhöhe die Suizidbereitschaft einer Person.

Ein dramatisches Beispiel für die unglaubliche Macht, die Suizide innerhalb einer Familie entfalten können, schildern McGoldrick und Gerson (1990, S. 25 f. und 79 f.) mit der Darstellung des Genogramms der Familie von Jane Fonda. Die erste Frau ihres Vaters Henry, Margaret Sullavan, hatte nach ihrer Scheidung von Henry und der Heirat mit seinem Agenten Suizid begangen. Janes Mutter Francis, Henrys zweite Frau, nahm sich während eines Aufenthalts in einer Nervenheilanstalt das Leben. Ihr Vater Henry erklärte jedoch Jane und ihrem Bruder Peter, die damals 13 und zehn Jahre alt waren, ihre Mutter sei an einem Herzinfarkt gestorben. Henry und seine Schwiegermutter hielten eine private Beerdigung für Francis ab, an der sonst niemand teilnahm. Er stand noch am selben Abend wieder auf der Bühne. Zwei Monate vor ihrem Selbstmordversuch hatte er sich von ihr getrennt und bereits zuvor eine Affäre mit Susan Blanchard begonnen, die er acht Monate später heiratete. Während Henrys Flitterwochen mit Susan schoss Janes Bruder Peter sich in den Bauch und starb beinahe. Angeblich fragte Henry seinen Sohn nicht, ob das irgendetwas mit dem Tod seiner Mutter zu tun haben könnte. Zehn Jahre später verliebte sich Peter in die Tochter von Leland Hayward und Margaret Sullavan. Während des Jahres, in dem ihre Beziehung bestand, brachte auch sie sich um. Peter hatte noch einen Freund, der ebenfalls Selbstmord beging.

4.5.3 Doppelsuizide und Mehrfachsuizide

Immer mal wieder kommt es dazu, dass sich – meist zwei – Jugendliche mit dem Ziel eines Suizids zusammenschließen. Zum Teil geschieht dies unter schwärmerischer Ausmalung des Lebens nach dem Tode, zuweilen unter mannigfaltigen Fantasien, welche Folgen der eigene Selbstmord bei anderen haben werde.

Die 14-jährige Johanna wurde stationär aufgenommen, nachdem die Mutter einen Abschiedsbrief gefunden hatte. Sie war bereits 10 Monate zuvor in suizidaler Absicht aus dem ersten Stock des Hauses gesprungen, ohne sich dabei nennenswert zu verletzen. Den Suizid hatte sie jetzt gemeinsam mit ihrer Freundin Mara geplant. Beide Mädchen hatten bereits einen Termin dafür festgelegt: ein Freitag nach Weihnachten, aber zeitig genug vor dem Geburtstag der Mutter von Johanna, damit diese Gelegenheit haben könne, sich von dem Schock zu erholen. Johanna berichtete, viele Freundinnen zu haben, mit denen sie viel Spaß habe, gerne und mit Erfolg in die Schule zu gehen und auch an ihren Ballettstunden Freude zu haben. Innerhalb der Familie erlebte sie demgegenüber vielfältige Belastungen: Bei der Mutter war eine chronisch progrediente Erkrankung diagnostiziert worden; der Vater hatte einen Unfall erlitten mit der Folge, dass seine Arbeitsstelle gefährdet war; die Oma war kürzlich verstorben, worauf ein heftiger Streit über das Erbe in der Familie ausgebrochen war. Johanna hatte bereits 14 Abschiedsbriefe geplant, unter anderem einen an die Firma ihres Vaters mit der Aufforderung, die Arbeitsstelle nicht zu kündigen. Sie verband mit diesen Briefen die Vorstellung, dass ein »letzter Wille« eine hohe Verbindlichkeit für die Angeschriebenen haben würde. Andere Briefe waren an Familienmitglieder geplant mit dem Ziel, den Erbstreit beizulegen.

Ihre Freundin Mara lebte nach der Einschätzung von Johanna unter sehr viel ungünstigeren Lebensbedingungen: Ihr Vater hatte sich von der Familie getrennt, nachdem er ein Verhältnis mit einer jungen Frau eingegangen war und mit ihr inzwischen ein gemeinsames Kind hatte. Mara sei wesentlich schlechter in die Klasse eingebunden, habe kaum Freundinnen und lebe sehr isoliert. Ihr Vater sei Maras wichtigste Bezugsperson gewesen; der Kontakt zu ihm sei aber völlig abgebrochen. (Das Fallbeispiel wird in Abschnitt 10.16 fortgeführt.)

Mehrfachsuizide größerer Gruppen von Erwachsenen und Kindern sind als gemeinschaftliche Handlungen von Sektenmitgliedern bekannt geworden. Berühmt sind die Berichte über eine Selbstmordepidemie unter jungen Frauen in der kleinasiatischen Stadt Milet. Diese Frauen sollen sich »nicht aus Lebensüberdruss, sondern wegen einer Art von *Schwärmerei*, in der sie ihre Glückseligkeit fanden« (Reil 1803, S. 354 f.), in großer Zahl selbst erhängt haben. Dieses Phänomen wurde – Plutarchs (46 bis 120 n. Chr.) Bericht zufolge – als so beunruhigend erlebt, dass sich die Behörden damit befassten und schließlich ein Dekret erließen, wonach die Erste, die wieder Hand an sich lege, nackt auf dem Marktplatz ausgestellt würde. Aufgrund dieser Entscheidung soll die Epidemie praktisch über Nacht aufgehört haben. Watzlawick (1994, S. 91 f.) deutete diesen Erfolg unter konstruktivistischem Gesichtspunkt als Folge einer Umdeutung.

4.5.4 Die Bedeutung von Suizidforen im Internet

Bislang liegen nur wenige Untersuchungen zum Thema Internetkommunikation und Suizidalität vor. Es ist weitgehend unklar, wer die Teilnehmer der Suizidforen sind, beispielsweise welches Alter und welches Geschlecht sie haben. Werden Teilnehmer an Suizidforen zum Suizid motiviert? Wie viele von ihnen machen Suizidversuche und nehmen sich das Leben? Spielen Verabredungen zum Suizid eine Rolle?

Oder führt der Austausch mit anderen zur Entlastung, sodass durch den Besuch eines Suizidforums beispielsweise eine bereits geplante Suizidhandlung nicht mehr durchgeführt wird?

Jugendliche, die Suizidgedanken und Suizidpläne haben, ziehen sich oft aus den Kontakten zu ihren Angehörigen und zu Gleichaltrigen zurück. Sie erleben sich als schwach, oft als hässlich und wertlos und fürchten, von den anderen auch so gesehen und abgelehnt zu werden.

> »Der Suizid erscheint als einzige Entscheidungsfreiheit, die noch verbleibt. Die Haltung zum Suizid ist jedoch unbewusst ambivalent: Es geht nicht unbedingt darum zu sterben, sondern darum, so wie bisher nicht weiterleben zu können. Es wird dann oft gleichzeitig gesucht und vermieden, etwa indem ein Arzt aufgesucht wird und die Suizidgedanken nicht angesprochen … oder auch in laufenden Therapien verschwiegen werden. […] In diesem inneren Dilemma, einerseits der Sehnsucht nach Unterstützung, nach menschlichem Kontakt und Verständnis und andererseits der – durchaus nicht unberechtigten – Befürchtung, abgelehnt, nicht ernst genommen, nicht verstanden, entwertet und hospitalisiert zu werden, bieten die kommunikativen Möglichkeiten des Internets einen Weg an, kontrolliert und geschützt mit anderen Menschen Kontakt aufzunehmen« (Fiedler 2003, S. 35).

Die Suizidforen sind verschieden ausgerichtet und wenden sich an die Bedürfnisse unterschiedlicher Teilnehmer. Fekete und Osvath (2001, nach Fiedler 2003, S. 36) analysierten 996 Postings in einem solchen Suizidforum und fanden folgende Themenfelder:

- Bitte um Unterstützung oder Angebote von Unterstützung
- Suizidmodelle, Verabredungen und Vorbilder,
- Fragen nach Suizidmethoden und Information,
- die Auswirkung des Suizids auf die Hinterbliebenen und andere Konsequenzen dieser Handlung,
- die Rolle der Religion und die Beziehung zu Gott,
- die Relation des Suizids zur Bestandsaufnahme und zu Feiertagen,
- Maskierung des Suizids als Unfall,
- philosophische und ethische Fragen und ein unmittelbarer ›Cry for Help‹.

Ebenso wurden zahlreiche Suizidankündigungen dokumentiert.

Als gefährdende Aspekte werden betrachtet, dass die Forendiskussionen die Hoffnungslosigkeit eines Teilnehmers erhöhen könnten, insbesondere wenn über den Suizid eines Teilnehmers berichtet wird, dass kränkende Postings eine Suizidtendenz verstärken, dass nichtsuizidale Teilnehmer die Forendiskussion missbrauchen und manipulieren könnten und dass der Austausch im Suizidforum verhindern könnte, dass ein Teilnehmer sich professionelle Hilfe sucht. Hinzu tritt die Möglichkeit, sich mit Unbekannten zum Suizid zu verabreden und Informationen über die Beschaffung von Suizidmitteln oder Anleitungen zum Suizid zu erhalten.

Dem steht gegenüber, dass der Teilnehmer an einem Suizidforum dadurch Entlastung erfahren kann, dass er mitbekommt, dass andere genauso fühlen wie er selbst, dass andere möglicherweise Verständnis für die eigene Befindlichkeit äußern, dass die Suizidgedanken und -pläne nicht verurteilt werden und dass in diesen Diskussionen häufiger auch Möglichkeiten der Distanzierung durch Ironie und Humor aufscheinen. Fiedler (a. a. O., S. 39) schreibt dazu:

> »Auch Suizidankündigungen und die Diskussion über Suizidmethoden können, so paradox es klingt, lebenserhaltend sein. Die Gewissheit, seinem Leben jederzeit ein Ende setzen zu können, kann eine tröstliche Fantasie sein, die hilft, aktuelle Krisen zu überstehen, da immer noch die Entscheidungsfreiheit verbleibt. Vor diesem Hintergrund entdramatisieren sich auch viele der Beiträge in den Suizidforen, und es wird verständlich, warum die befürchtete ›Suizidepidemie‹ bislang ausgeblieben ist. Denn die Kommunikation der Befindlichkeiten und Fantasien mit anderen nimmt den Druck, eine suizidale Handlung zu vollziehen.«

4.6 Schutzfaktoren bei widerstandsfähigen Kindern und Jugendlichen

Manche Kinder und Jugendliche scheinen auch bei sehr hohen Belastungen über psychische Widerstandskräfte zu verfügen. Sie sind in der Lage, Situationen zu meistern, in denen andere zu Selbstmordhandlungen greifen. Werner und Smith (1982, nach Bründel 2004, S. 145) nennen diese Kinder und Jugendlichen »vulnerable but invincible«. Mit dem Begriff »vulnerable« (verletzlich) bringen sie zum Ausdruck, dass diese Kinder keineswegs unempfindlich gegenüber Belastungen sind, dass sie sich aber trotzdem als »invincible« (unbesiegbar) erweisen und keine nennenswerten Störungen und Auffälligkeiten entwickeln. Derartige Schutzfaktoren sind nicht angeboren und stellen auch keine feststehenden Persönlichkeitseigenschaften dar, sondern werden in der Auseinandersetzung mit mehr oder weniger günstigen Umweltbedingungen erworben. Die Forschungen zu solchen resilienten Kindern und Jugendlichen haben insofern Bedeutung für die Therapie suizidalen Verhaltens, weil sie Hinweise darauf geben, welche Faktoren in der Therapie von Bedeutung sind und welche Persönlichkeitsanteile die Therapeutin versuchen sollte zu fördern und zu stärken.

Folgende personalen Schutzfaktoren werden von den verschiedenen Autoren benannt (Rutter 2000, Werner a. Smith 1982, Bender u. Lösel 1998 u. a.):

- Die Kinder und Jugendlichen hatten in ihrer Kindheit eine stabile emotionale Beziehung zu einem Erwachsenen.
- Sie sind mit Menschen aufgewachsen, die ihnen als soziales Vorbild dienten und ihnen gezeigt haben, wie Probleme konstruktiv gelöst werden können.
- Es wurden früh Leistungsanforderungen an sie gestellt wie beispielsweise die Sorge für kleinere Geschwister oder bestimmte Aufgaben in Schule oder Verein.
- Sie haben das Gefühl, gebraucht zu werden.
- Sie verfügen über eine internale Kontrollüberzeugung und hohe Selbstwirksamkeitsüberzeugungen.
- Sie verfügen über ein hohes Selbstwertgefühl.
- Sie haben einen realistischen Attributionsstil (beispielsweise: »Ich mache mir klar, dass es immer irgendwelche Probleme geben wird«).
- Sie akzeptieren eine Krise und die damit verbundenen Gefühle.
- Sie fühlen sich nicht als Opfer, geben sich aber auch nicht selbst die Schuld.

- Sie suchen selbst nach Lösungen (beispielsweise: »Ich spreche auftauchende Probleme sofort an und trage sie nicht tagelang mit mir herum«).
- Sie lösen ihre Probleme nicht allein, sondern suchen sich Unterstützung (beispielsweise: »Ich suche bei Schwierigkeiten fachmännischen Rat«).
- Sie bewahren einen gewissen Optimismus.
- Sie planen voraus.

Folgende familiale Schutzfaktoren wurden in einer Reihe von Untersuchungen erfasst (u. a. Kidd et al. 2006, Cheng 2009, Brausch a. Gutierrez 2010, Hooven 2013, Donath et al. 2014):

- Die Beziehung zu den Eltern ist der stärkste und konsistenteste Schutzfaktor gegen Suizidverhalten von Kindern und Jugendlichen, auch im Vergleich zur Beziehung zu Gleichaltrigen.
- Ein autoritativer Erziehungsstil[2] schützt gegen Suizidverhalten und verringert das Risiko eines Suizidversuches um 20 % (Donath et al. 2014). Es handelt sich um Eltern, die über die außerhäuslichen Aktivitäten ihrer Kinder informiert sind, die die Freunde ihrer Kinder kennen und die die Entwicklung ihrer Kinder auch im Jugendalter mit Interesse und Aufmerksamkeit verfolgen.

Die Bedeutung der Familie ist auch in der Resilienzforschung deutlich geworden.

> »Schützende Bedingungen im Familienkontext«, so Lenz (2016, S. 2), »tragen entscheidend zur Entwicklung von Resilienz der Kinder bei. Kinder, die ein positives, emotional warmes Familienklima sowie einen stabilen familiären Zusammenhalt erleben, können mit Belastungen und Problemen besser umgehen. Solche Kinder verfügen offenbar über einen starken Schutzschirm, der sie widerstandsfähig und krisenfester macht.«

Dabei muss Resilienz als ein Systemgeschehen verstanden werden. Dynamische innerfamiliäre Strukturen und Interaktionsmuster, so

2 Als autoritative Erziehung bezeichnet man einen Erziehungsstil, der durch hohe Responsivität und hohe Kontrolle gekennzeichnet ist. Eltern, die ihre Kinder autoritativ erziehen, gehen liebevoll auf diese ein und üben gleichzeitig ein hohes Maß an Autorität aus.

genannte familiäre Schlüsselprozesse (Walsh 2003; – siehe Abb. 2), ermöglichen die Anpassung an Belastungen und ungünstige Umstände. Es wird von der Annahme ausgegangen, dass Krisen und anhaltende Belastungen sich auf die Familie insgesamt auswirken. Starke familiäre Schlüsselprozesse schaffen Entlastung, während schwache familiäre Schlüsselprozesse zu einer schlechten Anpassung an die Belastungssituation aller Familienmitglieder und des familiären Systems führen. Lenz (2016, S. 2 f.) führt dazu aus:

> »Familiäre Resilienz beinhaltet nicht nur den Blick auf die einzelnen Familienmitglieder als potenzielle Schutzfaktoren für die Resilienz des Individuums, sondern richtet die Aufmerksamkeit auch auf das Wechselspiel zwischen Risiko und Resilienz in der Familie als System. Zu den familieninternen Schutzfaktoren gehören binnenfamiliäre Strukturen und Interaktionsmuster wie Zusammengehörigkeitsgefühl, Flexibilität, Anpassungsfähigkeit und emotionale Verbundenheit, Ausdruck von Emotionen, offene Kommunikation und die Qualität der Partnerbeziehung (Welter-Enderlin u. Hildebrandt, 2006).
>
> Die resiliente Familie legt Wert auf ein Zusammengehörigkeitsgefühl und sieht in der Bewältigung der belastenden Lebensumstände eine gemeinsame Herausforderung. Die Familie kann sich auf unterschiedliche Weise organisieren und auf verschiedene Situationen einstellen, um mit den Herausforderungen und Belastungen, mit denen sie konfrontiert ist, angemessen fertig zu werden. Einen weiteren wichtigen Aspekt der familiären Resilienz stellt Verbundenheit der Familienmitglieder dar. Die Verbundenheit meint die gefühlsmäßige Bindung untereinander und das Gefühl der inneren Verpflichtungen, sich bei Belastungen und Problemen gegenseitig zu stützen und die Herausforderungen gemeinsam durchzustehen. Zugleich wird in resilienten Familien respektiert, dass jedes Mitglied anders ist als die anderen, eine eigene Persönlichkeit besitzt und auch seine individuellen Grenzen hat (Lenz, 2014).«

Die Unterstützung dieser Resilienz fördernden Schlüsselprozesse ist grundsätzlich für die Arbeit mit Familien wichtig und für die Arbeit mit Familien in einer suizidalen Krise von so hoher Bedeutung, dass ihre tabellarische Darstellung hier vollständig aufgeführt wird:

Glaubenssysteme

1. Dem Unglück einen Sinn geben
   - Resilienz als Beziehungsgeschehen statt als individuelle Eigenschaft betrachten
   - Unglück und Leiden normalisieren und kontextualisieren
   - Erleben von Kohärenz: die Krise als bedeutungsvolle, begreifbare und zu bewältigende Herausforderung betrachten
   - Erklärungen zuschreiben: Wie konnte das passieren? Was kann getan werden?
2. Positive Aussichten
   - Hoffnung und Zuversicht; Vertrauen in die Bewältigung der belastenden Umstände
   - Mut und Ermutigung; die Stärken bekräftigen und auf die Fähigkeiten fokussieren
   - Aktive und ausdauernde Haltung
   - Das Mögliche bewältigen, das Nicht-zu-Ändernde akzeptieren
3. Transzendenz und Spiritualität
   - Höhere Werte und Ziele
   - Spiritualität: Glauben, Unterstützung durch die Gemeinde, heilende Rituale
   - Sich neue Möglichkeiten vergegenwärtigen; eigene Kreativität entwickeln; sozial handeln
   - Durch das Unglück lernen, sich verändern und wachsen

Verhaltensmuster

4. Flexibilität
   - Offenheit für Veränderungen: sich dem ungewissen Neuen stellen, strukturell reorganisieren und an neue Herausforderungen anpassen
   - Stabilität trotz Veränderung: Kontinuität, Zuverlässigkeit und Sicherheit über die Zeit fördern
   - Autoritative Führung: Fürsorge, Schutz, Anleitung
   - Veränderte familiäre Muster: kooperative Elternschaft
   - Partnerbeziehung: gleichgestellte Partner

5. Verbundenheit
   - Wechselseitige Unterstützung, Zusammenarbeit und Verpflichtung
   - Anerkennung unterschiedlicher Bedürfnisse und Grenzen
   - Wiederbeleben der Verbundenheit und Versöhnung nach alten Verletzungen
6. Soziale und ökonomische Ressourcen
   - Verwandtschaftliche Beziehungen, soziale Kontakte und Gemeindenetzwerke aktivieren; Suche nach Modellen und Mentoren
   - Finanzielle Sicherheit schaffen; Belastung durch Arbeit und Familie ausbalancieren

Kommunikation und Problemlösung

7. Klarheit
   Klare, beständige Botschaften (in Worten und Taten)
   Mehrdeutige Informationen aufklären; Wahrhaftigkeit
8. Emotionale Offenheit
   - Gefühle in ihrer ganzen Vielfältigkeit teilen (Freude und Schmerz, Hoffnung und Furcht)
   - Wechselseitige Empathie, Unterschiedlichkeit akzeptieren
   - Verantwortung für die eigenen Gefühle und das eigene Verhalten übernehmen; Beschuldigungen vermeiden
   - Erfreuliche gemeinsame Aktivitäten; Humor
9. Gemeinsame Problemlösung
   - Kreative Ideensammlung; vielfältige Ressourcen; Gelegenheiten nutzen
   - Gemeinsame Entscheidungsfindung; Konfliktlösung: Verhandlung, Fairness, Reziprozität
   - Zielorientierung; konkrete Schritte angehen; auf Erfolg aufbauen; Lernen vom Misserfolg
   - Vorausschauende Haltung: Probleme vermeiden; Krisen abwenden; sich auf zukünftige Herausforderungen einstellen

Abb. 2: Übersicht über die Schlüsselprozesse familiärer Resilienz (Walsh 2003, S. 6; Übers. W. R.)

5 Anregungen für eine hilfreiche Haltung der Therapeutin gegenüber Kindern und Jugendlichen in einer suizidalen Krise

Suizidabsichten und Suizidhandlungen von Kindern und Jugendlichen stellen für die Therapeutin eine besondere Herausforderung dar. Deshalb werden in diesem Buch bereits zu diesem frühen Zeitpunkt die Therapeutin, ihre Haltung und Einstellung zu Tod und Selbsttötung, aber auch ihre persönlichen und fachlichen Ängste zum Thema gemacht. Erst die eigene Auseinandersetzung mit dem Tod und einem selbst herbeigeführten Sterben sowie der Frage nach dem eigenen Lebenssinn wird sie in die Lage versetzen, suizidale Untertöne im Gespräch mit dem Kind oder Jugendlichen achtsam wahrzunehmen und nicht emotional kopflos zu reagieren, wenn konkrete Suizidpläne ausgesprochen werden. Zudem stellt sich der Therapeutin die Frage nach der eigenen fachlichen Kompetenz für die Arbeit mit suizidgefährdeten Jugendlichen und der moralischen und rechtlichen Verantwortung für das Handeln des Jugendlichen.

5.1 Ein Bewusstsein für eigene Ängste vor Tod und Selbsttötung

Jede Selbstmordhandlung, insbesondere aber die von Kindern und Jugendlichen, weckt lebhafte und intensive emotionale Reaktionen. Der Entschluss insbesondere eines Kindes oder Jugendlichen, sein ganzes Leben »wegzuwerfen«, erscheint kaum begreifbar und in seiner möglichen Endgültigkeit unfassbar. Das hat viel damit zu tun, dass eine solche Handlung bei jedem, der sie beobachtet, auf die Endlichkeit des Lebens verweist und die Frage nach der Sicherheit der eigenen Entscheidung für das Leben thematisiert.

Um ihre Aufmerksamkeit tatsächlich dem jugendlichen Klienten und seinen Angehörigen zuwenden zu können, muss die Therapeutin deshalb ein Bewusstsein für die eigene Haltung gegenüber Tod und Sterben, vor allem aber gegenüber einem selbst herbeigeführten

Sterben erlangen. Ein Jugendlicher, der mit Suizidgedanken umgeht, dürfte sehr sensibel wahrnehmen, ob die Therapeutin im Gespräch mit ihm dem Thema ausweicht, Hinweise überhört oder das Sprechen darüber möglichst schnell beendet und zu anderen Inhalten wechselt. Er wird in einem solchen Fall zu dem Schluss kommen, dass auch die Therapeutin nichts mit seinem Anliegen zu tun haben will, seine Hoffnungslosigkeit wird nochmals wachsen. Ein weiterer Besuch bei ihr könnte ihm sinnlos erscheinen.

Für die Auseinandersetzung der Therapeutin mit den eigenen Gefühlen und Gedanken stellen sich – in Anlehnung an Lauterbach (1996) und Dorrmann (1998) – folgende Fragen:

- Habe ich Angst vor dem Thema Tod und Selbsttötung?
- Vermeide ich es, mich mit dem Thema Sterben und Tod auseinanderzusetzen?
- Mit welchen Worten beschreibe ich selbsttötendes Verhalten und welche Bedeutung haben diese Begriffe für mich?
- Haben mich Suizidandeutungen in einem Gespräch schon einmal so erschreckt, dass ich darüber hinweggegangen bin?
- Welche körperlichen Reaktionen nehme ich an mir wahr, wenn das Thema Suizid zur Sprache kommt?
- Hatte ich selbst schon mal den Gedanken, mich umzubringen?
- Mit wem habe ich darüber gesprochen, welche Reaktionen habe ich von den mir wichtigen Personen erhofft, welche wahrgenommen?
- Was hat mich gehindert, mein Leben zu beenden?

Ziel kann es allerdings nicht sein, die in der Therapie mit Jugendlichen in einer suizidalen Krise auftretenden Ängste nicht zu haben. Vielmehr geht es um die Bereitschaft, sich diese Ängste zuzugestehen und in professioneller Weise damit so umzugehen, dass klar ist, wann es sich um eigene Gedanken und Ängste handelt und wann um die des Klienten.

5.2 Die eigene Entschiedenheit für das Leben

Als Bedingung jeder guten therapeutischen Arbeit definiert Dorrmann (a. a. O., S. 16), dass die Therapeutin selbst weniger Angst im Umgang mit dem jeweiligen Problem haben sollte als der Klient. Deshalb erscheint ihm die Frage nach eigenen Gedanken und möglichen Gründen, sich das Leben zu nehmen, als die wichtigste. Sie zeige, wie viel Lebensmut die Therapeutin selbst besitze oder ob sie vielleicht Tendenzen habe, zu schnell aufzugeben. Eine Therapeutin, die auch für die schwierigsten Lebenskrisen die Entscheidung zum Leben getroffen hat, ohne diese für andere zu absolutieren, dürfte ihrem Klienten in einer suizidalen Krise den sichersten Halt geben können. Dorrmann formuliert diese Aussage sehr radikal:

> »›Wer Therapie mit Suizidalen machen muss oder will, sollte meiner Meinung nach sicher sein, dass es für ihn keinen Grund gibt, sich umzubringen.‹ Kann er dies aus einer gereiften Überzeugung heraus für sich behaupten, wird das, wenn die Beziehung gut ist, den Patienten in seiner Entscheidung für eine Selbsttötung zumindest verunsichern. Wer hier selbst nicht ›mit beiden Beinen im Leben‹ steht, dem wird diese Möglichkeit weniger offen stehen.«

Dorrmann räumt ein, dass er mit dieser Ansicht auch unter Kolleginnen zuweilen alleine stehe, die auf extrem schwierige Lebenssituationen mit körperlichen Behinderungen oder auf unheilbare Krankheiten am Ende des Lebens verweisen würden. Aber auch wenn jede Therapeutin eine eigene Position im Hinblick auf diese weltanschauliche bzw. religiöse Entscheidung finden muss, wird man doch sagen können, dass die Überzeugung der Therapeutin, selbst auch hoch belastete Lebenssituationen ertragen und durchstehen zu können, eine gute Grundlage für das Gespräch mit Kindern und Jugendlichen in suizidalen Krisen ist.

Nicht selten wird von Jugendlichen die Frage nach dem Sinn des Lebens und nach dem, was das Leben lebenswert mache, aufgeworfen. Auch wenn die Therapeutin das für einen anderen nicht beantworten kann, so ist es doch gerade im Gespräch mit Jugendlichen notwendig, die unterschiedlichen Perspektiven dieser Frage aufzuzeigen sowie Sichtweisen und Ideen zur Verfügung zu stellen (siehe dazu Abschnitt 10.14). Einer Therapeutin, die mit Menschen in suizidalen Krisen arbeitet, empfiehlt Dorrmann (1998, S. 28) deshalb als Selbsterfahrungsaufgabe, über eine festgelegte Zeit zu notieren, was sie am Leben als schön, beglückend, bereichernd und wertvoll erlebt und warum sie trotz aller Belastungen und Bedrückungen das Leben bejaht.

5.3 Ein Wissen um die eigene Kompetenz

Stärker als andere Problemstellungen lösen Suizidgedanken und Suizidabsichten bei der Therapeutin Ängste vor Versagen und Scheitern aus. Umso wichtiger ist ein gutes Zutrauen der Therapeutin in die eigene fachliche Kompetenz. Wenn sie sich vergegenwärtigen kann, dass sie sich mit dem Thema auseinandergesetzt und eine innere Strategie für den Umgang mit Klienten, die Suizidabsichten äußern, entwickelt hat, wird sie das leisten können, was der Klient in dieser Situation am meisten braucht: das Erleben, dass seine Therapeutin ihre Angst, er könne sich das Leben nehmen, aushält. Er bemerkt dann, dass sie seinen Argumenten für einen Suizid folgen und sich an seine Seite stellen kann - auch wenn sie selbst eine andere Position einnimmt.

5.4 Eine bescheidene Selbstgewissheit der Therapeutin

Insbesondere unter den Fachleuten, die sich intensiv mit der Therapie und Betreuung von Menschen in suizidalen Krisen auseinandergesetzt haben, ist eine Überzeugung unstrittig: Die Therapeutin kann letztlich niemanden davon abhalten, sich das Leben zu nehmen. Dies gilt auch dann, wenn sie hoch kompetent handelt. Die Bescheidenheit dieser Überzeugung trotz Wissens um die eigene Kompetenz kann davor bewahren, zwei Positionen einzunehmen, die Eink und Haltenhof (2012, S. 18 f.) für gleichermaßen problematisch halten. Die erste Haltung charakterisieren sie dadurch, dass die professionellen Helferinnen der Überzeugung sind, dass Suizidhandlungen bei guter professioneller Kompetenz immer verhindert werden könnten. Sie charakterisieren diese Haltung als »Allmachtsfalle«. Dem stellen die Autoren die Haltung der Kolleginnen gegenüber, die sich der suizidalen Dynamik ihrer Klienten hilflos ausgeliefert erleben und sich machtlos und unwichtig fühlen. In diesen Fällen sprechen sie von der »Ohnmachtsfalle«. Diesen beiden Positionen gegenüber scheint eine bescheidene Selbstgewissheit der Therapeutin von hoher Bedeutung für den Klienten in einer suizidalen Krise. Sie gibt ihm Halt und Sicherheit und ermöglicht eine positive therapeutische Beziehung, deren Wert nicht überschätzt werden kann.

5.5 Sensibilität für Übertragungs- und Gegenübertragungsprozesse

Nicht selten allerdings lösen Menschen durch eine Suizidhandlung oder die Eröffnung von Suizidplänen aggressive Reaktionen bei den Helferinnen aus, wie sie beispielsweise auf Intensivstationen oder in Betreuungseinrichtungen oft zu beobachten sind. Diese werden verständlich durch die Annahme von Übertragungs- und Gegenübertragungsprozessen. Zum einen lösen die suizidalen Handlungen eigene Lebens- und Suizidängste bei den Helferinnen aus, die dann aggressiv in Beschuldigungen und Verunglimpfungen des Betroffenen abgewehrt werden. Zum anderen können professionelle Helferinnen, die sich mit allzu großer Selbstgewissheit nicht vor der Allmachtsfalle hüten, Gegenreaktionen aufseiten des Klienten in Form von Abwertung des therapeutischen Angebots und unzureichender Mitarbeit auslösen, die wiederum aufseiten der Therapeutin als Kränkung erlebt und mit Wahrscheinlichkeit aggressiv beantwortet werden. Gerät die Therapeutin in eine derartige destruktive Dynamik, sollte sie schnellstens Supervision einholen oder aber ihren Klienten zu einer stationären Aufnahme veranlassen. Wehrt die Therapeutin demgegenüber ihre aggressiven Impulse, ihren »Gegenübertragungshass« (Reimer 1981) ab, wird sie diese auf irgendeine andere Art und Weise ausleben. Anzeichen dafür können sein: Ein häufiger Blick auf die Uhr, zunehmende Ungeduld, Einmischung in die Angelegenheiten des Patienten, der Versuch, suizidales Verhalten durch aufgezwungene Maßnahmen zu kontrollieren, Verstoßung des Patienten. Dabei – so Reimer (a. a. O., S. 26) – entgehe der Helferin oft, dass das provokante Verhalten ihres Patienten einen Testcharakter habe, um beispielsweise herauszufinden, wie stabil (d. h. nicht enttäuschend) sich die Therapeutin erweisen werde. Wenn die Helferin also erkennen könne, worum es dem Patienten, der sich suizidal zeigt, eigentlich gehe, werde sie sich auch nicht so über ihn ärgern müssen. Diese Erkenntnis könne die Therapeutin-Patient-Interaktion ganz wesentlich entspannen.

Richman und Rosenbaum (1970, S. 228) weisen darauf hin, dass stationären Einweisungen eines Patienten, der Suizidgedanken äußert, nicht selten derartige verdeckte aggressive Impulse zugrunde liegen und nicht primär die Frage, was für den Patienten das Beste ist. Sie empfehlen, die Therapeutin möge sich in jedem Fall die Frage stellen: »Leitet sich meine Sorge um einen möglichen Suizid des Patienten tatsächlich aus seiner psychischen Verfassung, seinem Verhalten und seinen Äußerungen ab und bin ich in der Lage, diese Bedingungen einigermaßen neutral zu bewerten, oder geht meine Sorge auf einen mehr oder weniger verborgenen Wunsch in mir zurück, den Patienten loszuwerden?«

5.6 Eine Haltung der Allparteilichkeit gegenüber dem Kind oder Jugendlichen und seinen Angehörigen

Eine andere Form der Abwehr gegenüber der eigenen Verunsicherung besteht darin, in ein Opfer-Täter-Denken zu verfallen. Das Kind oder der Jugendliche, der den Selbstmordversuch begangen hat, wird als Opfer seiner Umwelt gesehen, die ihn nicht verstanden hat, ihm nicht zugehört hat, kein Interesse für ihn zeigte, seine Lebensbedingungen unzureichend gestaltet hat. Was bedeutet das für den Betroffenen? Er wird als Objekt seiner Umwelt betrachtet, sein Status als aktiv handelndes Subjekt wird ihm genommen ebenso wie die Verantwortlichkeit für sein Tun. Ihm wird die Würde als aktiver Handelnder in seinem Beziehungskontext – der natürlich eine Einschränkung seines Verhaltensspielraums in möglicherweise sehr umfangreicher Art und Weise bedingt – abgesprochen und verweigert. Sein Selbstwert, der wahrscheinlich sowieso schon gering ist, wird zusätzlich angegriffen.

Was bedeutet das für die Angehörigen? Sie werden als die Schuldigen angesehen, wodurch sie in eine Verteidigungshaltung gedrängt werden. In ganz unzulässiger Reduktion der Komplexität des Geschehens werden sie als die Verursacher der Selbstmordhandlung betrachtet. Je nach Verarbeitungsmodus präsentieren die Eltern sich selbst dann als die Schuldigen oder aber sie wehren jede Äußerung der Therapeutin, die als Schuldvorwurf verstanden werden könnte, hoch emotional ab. Auf diese Weise zerstört jedes Täter-Opfer-Denken die therapeutische Grundlage, und zwar die Grundlage sowohl für eine Arbeit mit dem Jugendlichen als auch für eine Arbeit mit den Eltern bzw. mit ihnen allen gemeinsam.

Eine Haltung der Allparteilichkeit aufseiten der Therapeutin ist in dieser Situation Voraussetzung für ein hilfreiches Arbeiten. Dies gilt sowohl im Hinblick auf alle Personen, die im Zusammenhang mit der suizidalen Handlung von Bedeutung sind, als auch in Bezug auf die suizidale Handlung selbst, die von der Therapeutin sowohl als Wunsch zu sterben als auch als Lösungsversuch einer unlösbar erscheinenden Lebenssituation und damit als Wunsch zu leben gewürdigt werden muss.

5.7 Moralische und rechtliche Überzeugungen der Therapeutin

Therapeutinnen und sonstige professionelle Helferinnen haben eine Schutz- und Beistandspflicht insbesondere bei noch nicht Volljährigen. Aufgrund dessen können sie bei Verletzung dieser Pflicht im Falle der Nichtverhinderung eines Suizids sogar wegen Körperverletzung durch Unterlassen (§§ 223, 13 StGB) oder wegen Tötung durch Unterlassen (§§ 212,213 StGB) strafrechtlich belangt werden, da bei Kindern und Jugendlichen grundsätzlich eine Eingeschränktheit der Selbstbestimmung unterstellt wird. Zivilrechtlich können Klienten oder Angehörige Schadensersatz oder Schmerzensgeld beanspruchen, wenn Behandlungsfehler begangen worden sind, d. h., wenn ohne die erforderliche Sorgfalt gehandelt wurde. Diese rechtliche Situation wirkt auf viele Therapeutinnen und professionelle Helferinnen sehr verunsichernd.

Wenn die Therapeutin jedoch nach bestem Wissen und Gewissen handelt und ihre Entscheidung auch zu begründen weiß, ist – bei hinreichender Dokumentation der Begründung ihres Vorgehens – die juristische »Bedrohung« als äußerst gering einzuschätzen. Rüping und Lembke (2008, S. 360) führen dazu aus:

> »Wird eine sorgfältige Exploration durchgeführt und werden die zur Einschätzung der Suizidalität erforderlichen Fragen gestellt, steht dem Behandler bei der Einschätzung der Suizidalität ein Ermessensspielraum zu. Das Gericht prüft also nur, ob der Behandler nach den Regeln der ärztlichen bzw. psychotherapeutischen Kunst gehandelt hat. Hat der Behandler Zustand und Absichten des Patienten genau erforscht, ohne dass dieser seine akute Suizidalität offenbart hätte, haftet er nicht für dessen – nach dem Befund überraschendes – selbstschädigendes Verhalten. Der Rechtsprechung ist bewusst, dass selbst während des Aufenthaltes in einem psychiatrischen Krankenhaus ein Suizid niemals mit absoluter Sicherheit vermieden werden kann.«

Bei einer Befragung von 289 Psychotherapeutinnen zu ihren Ängsten bezogen auf suizidale Patienten errechnete Dorrmann (1998, S. 153 ff.) zwar die »Angst vor den Konsequenzen eines Patientensuizids« und die »Angst vor Fehleinschätzung und den damit verbundenen Konsequenzen« als die am häufigsten benannten Befürchtungen. Er selbst aber kommentiert dazu:

> »Das hohe Ausmaß dieser Angst müsste insofern überraschen, als bisher in Deutschland kein Psychotherapeut wegen eines Kunstfehlers verurteilt worden ist. Diese Tatsache ist jedoch unter Therapeuten kaum bekannt« (a. a. O., S. 157).

Insofern kann die Therapeutin ohne Angst vor negativen rechtlichen Konsequenzen auf der Basis ihrer moralischen Überzeugungen handeln, was angesichts der Schwierigkeit einzelner Entscheidungen sehr wichtig erscheint.

(Auf das Erkennen und Einschätzen der Suizidalität bis hin zur Indikationsstellung für eine stationäre Aufnahme bei unzureichender Distanzierung von der Suizidabsicht wird in Kapitel 9 ausführlich eingegangen.)

5.8 Die Bedeutung des eigenen Arbeitskontextes

Es ist ein großer Unterschied, ob eine Therapeutin in einer eigenen Praxis oder innerhalb eines institutionellen Rahmens in einem Team arbeitet. Die niedergelassene Therapeutin wird in einer belastenden Situation mit einem Jugendlichen in einer suizidalen Krise möglicherweise durch ihr Erleben, immer als »Einzelkämpferin« tätig zu sein, in ihren Entscheidungen beeinflusst. Die in einer Institution tätige Kollegin sieht sich anderen Faktoren ausgesetzt, die ihre Entscheidungen bestimmen können. Boxbücher und Egidi (2003, S. 341 f.) empfehlen ihr, die Bedeutung ihres Kontextes zu reflektieren. Dazu bieten sich beispielsweise folgende Fragen an:

- Was vermutlich denken Ihre Kolleginnen über suizidales Verhalten und über die Arbeit mit Menschen mit Suizidideen?
- Gibt es Unterschiede, und wenn ja, wie erklären Sie sich diese?
- Sind Unterschiede im Team erlaubt?
- Haben die Teammitglieder überhaupt einmal Gelegenheit gehabt, sich außerhalb des täglichen Arbeitsstresses mit dem Thema der Suizidhandlungen von Kindern und Jugendlichen auseinanderzusetzen?
- Angenommen, das Team entwickelt bestimmte Handlungsideen im Umgang mit einem Kind oder Jugendlichen in einer suizidalen Krise und diese stimmen nicht mit den Ihren überein, was würden Sie tun? Sich dem Team anschließen? Bei der eigenen Meinung bleiben und diese vertreten?
- Würde diese Meinung toleriert?
- Würden Sie sich offiziell der Teammeinung anschließen, in Ihrer Therapie aber nach Ihrer Überzeugung arbeiten?
- Welche Auswirkungen hätte es, wenn das bekannt würde?

- Wer im Team traut Ihnen zu, kompetent mit Menschen mit Suizidideen zu arbeiten? Wer überhaupt nicht?
- Von wem bräuchten Sie genau welche Art von Hilfe und Unterstützung, damit Sie sich in der Arbeit mit einem Kind oder Jugendlichen in einer suizidalen Krise frei fühlen könnten?
- Angenommen, während eines Therapieprozesses kommt es zu einer Suizidhandlung. Wer würde wie reagieren? Was wäre vermutlich Ihre persönliche Reaktion? Wie viel Verantwortung würden Sie übernehmen? Welche Auswirkungen hätte dies auf Ihr Verhalten und Erleben in einer nächsten ähnlichen Situation?

5.9 Folgen einer Entscheidung zur stationären Einweisung

Fühlt sich die Therapeutin bei kritischer Selbstreflexion durch die Suizidankündigungen ihres Klienten überfordert und erlebt sie seine Distanzierung von seinen Suizidplänen als uneindeutig und wenig überzeugend, ist es eine notwendige und verantwortungsvolle Entscheidung, eine stationäre Einweisung auf freiwilliger Basis anzustreben, zur Not aber auch gegen den Willen des Klienten durchzusetzen (siehe auch Abschnitt 9.6). Allerdings hebt die Therapeutin im Fall einer unfreiwilligen Einweisung die Autonomie des Kindes oder Jugendlichen auf, was Folgen für die therapeutische Beziehung hat. Selbstverständlich wird die Therapeutin Transparenz über die Motivation für ihre Handlung herstellen, über die Sorge um das Leben des Kindes oder Jugendlichen, möglicherweise aber auch über ihre Sorge, nicht rechtzeitig zu handeln und sich schuldig zu machen. Trotzdem bleibt zunächst einmal offen, ob das Kind oder der Jugendliche weiterhin noch Vertrauen und Sicherheit in der Beziehung zu der Therapeutin erleben kann. Die Therapie kann nach der Beendigung des therapeutischen Aufenthaltes nicht ohne Weiteres weiterlaufen, als wäre nichts geschehen. Nur auf ausdrücklichen Wunsch des Kindes oder Jugendlichen kann sie fortgesetzt werden. Und die Therapeutin selbst sollte sich darauf hinterfragen, ob ihrerseits die therapeutische Beziehung für eine Wiederaufnahme der Behandlung hinreichend gefestigt ist.

5.10 Selbstvergewisserung nach Suizid eines Kindes oder Jugendlichen

Wenn die Therapeutin nach bestem Wissen und Gewissen gemäß ihren Möglichkeiten gehandelt hat und ein Kind oder Jugendlicher sich trotzdem das Leben nimmt, kann sich die Therapeutin einmal mehr klarmachen, dass sie letztlich niemanden sicher daran zu hindern vermag, den Tod zu wählen. Diese Erkenntnis sollte sie aber nicht davon abhalten, zu reflektieren und dafür gegebenenfalls auch Supervision in Anspruch zu nehmen, ob sie irgendwelche Hinweise nicht wahrgenommen hatte, eventuell zu hoffnungsvoll gewesen war und eine kritische Distanz zu dem Jugendlichen verloren hatte. Sie sollte auch überlegen, ob sie in ihrem eigenen Kontext Hilfe und Unterstützung bei Vorgesetzten und Kolleginnen einholen kann und will. Schließlich sollte sie sich möglichst umgehend mit den Angehörigen in Verbindung setzen. Dieser schwere Schritt gelingt umso leichter, je intensiver die Therapeutin zuvor – was in der Arbeit mit Kindern und Jugendlichen selbstverständlich sein sollte – die engsten Bezugspersonen in die Arbeit einbezogen hatte.

6 Störungsverständnisse auf der Basis von Soziologie, Psychoanalyse und Lerntheorie

6.1 Soziologisches Störungsverständnis

In seinem Buch *Le Suicide* beschrieb Durkheim 1897 den Suizid als ein soziales Phänomen, konkret als eine Störung in der Beziehung zwischen Individuum und Gesellschaft. Aufgrund der von ihm gesammelten Fakten und Statistiken zog Durkheim den Schluss, dass die Häufigkeit von Suizidhandlungen zum einen abhängig sei von der Bindungskraft gesellschaftlicher Gruppen und Institutionen sowie zum anderen von der Beziehung des Individuums zu diesen gesellschaftlichen Gruppen und Institutionen. Durkheim erklärte also scheinbar individuelle Handlungen durch kollektive Ursachen, deren sich die individuellen Akteure womöglich gar nicht bewusst seien. Seine These lautete: Je besser die Menschen in sozialen Gruppen integriert sind, desto unwahrscheinlicher ist es, dass sie Suizid begehen. Je geringer der Grad der sozialen Integration, desto höher die Suizidrate.

Durkheim unterschied vier Typen des Suizids:

1. *Egoistischer Suizid:* Eine zu schwache Integration des Individuums in gesellschaftliche Gruppen und Institutionen gibt dem Individuum unzureichenden Halt. Die Folge ist Entfremdung, Vereinsamung und Isolation des Individuums.
2. *Altruistischer Suizid:* Eine zu starke Integration des Individuums in gesellschaftlichen Gruppen und Institutionen führt zu einer zu geringen Individuation und einer Selbstaufopferung für die Gemeinschaft.
3. *Anomischer Suizid:* Die gesellschaftlichen Gruppen und Institutionen sind nicht in der Lage, dem Einzelnen Halt und Sicherheit zu vermitteln. Er leidet an der Regel- und Schrankenlosigkeit des eigenen Handelns.

4. *Fatalistischer Suizid:* Überstarke Normzwänge innerhalb der gesellschaftlichen Gruppen und Institutionen führen zu einer Unterdrückung der Bedürfnisse des Einzelnen.

Als die wichtigsten gesellschaftlichen Gruppen und Institutionen beschrieb Durkheim die Familie und die Religion. Er sah in der Verkleinerung der *Familie*, die bereits in der zweiten Hälfte des 19. Jahrhunderts sichtbar wurde, und ihrer Kurzlebigkeit eine Gefahr und fand die höchsten Suizidraten bei Geschiedenen, gefolgt von Ledigen und Verwitweten, die geringsten bei Verheirateten mit Kindern. Die Schutzfunktion der *Religion* gegenüber selbstdestruktivem Verhalten sah Durkheim durch gemeinsame Werte, intensive positive Interaktionen und starke soziale Bindungen gewährleistet. Das Ausmaß der Integration des Einzelnen in eine Religionsgemeinschaft wertete Durkheim dementsprechend als wichtigen Indikator für Suizidhäufigkeit. Als dritten Bereich beschrieb Durkheim die *Institution des Staates*. Er verwies darauf, dass in Kriegszeiten die Selbstmordrate zurückgehe. Seine Erklärung lautete, dass gerade solche sozialen Prozesse Kollektivempfindungen wecken und zumindest für eine Zeit zu einer größeren Integrationskraft des Staates führen würden, weil sie den Patriotismus beleben und alle Kräfte auf ein einziges Ziel konzentrieren.

Parsons und Lidz (1967) erörterten in Anschluss an Durkheims Typologie das Dilemma zwischen dem Selbstbestimmungsrecht des Individuums und den gegen eine Selbsttötung gerichteten Werten der Gesellschaft. Sie forderten, dass ein richtig verstandener Individualismus statt einer Toleranz gegenüber einer Selbstaufgabe eine Verpflichtung einschließen müsse, mit maximaler Verantwortlichkeit zu einer guten Gesellschaft beizutragen (eine Position, die sehr an die des Aristoteles erinnert - siehe Abschnitt 2.2).

Durkheims Grundgedanken sind auch heute noch gültig. Bemerkenswert ist, dass er zum einen den sozialen Kontext als wichtigsten Faktor für den Entschluss zum Suizid beschreibt. Zum anderen macht er deutlich, dass sowohl ein Zuviel als auch ein Zuwenig an Integration in eine soziale Gruppe - bei Kindern und Jugendlichen vornehmlich die Familie resp. Ersatzfamilie - die Gefahr suizidaler Handlungen heraufbeschwört, ebenso wie sowohl ein Zuviel als auch ein Zuwenig an bindenden sozialen Normen diesen Effekt haben kann. Das entspricht klinischer Erfahrung. Familien mit hoher Gebundenheit – sogenannte Knäuelfamilien nach Minuchin – geben zwar viel Schutz und Sicherheit, können jedoch jeglichen Autonomieschritt eines Jugendlichen verhindern und in ihm Hoffnungslosigkeit und Ohnmachtserleben auslösen. Auf der anderen Seite gewähren Familien ohne innere Bindungskraft – sogenannte Streusandfamilien nach Minuchin – zwar viel Freiheit und Chancen zur Autonomie, können aber kaum Geborgenheit vermitteln, die vor Einsamkeit und Isolation bewahrt.

Auf der anderen Seite gibt es Familien und Zuständigkeitsregelungen, durch die einem Kind und Jugendlichen kaum soziale Normen und Regeln und damit in unzureichendem Maße Halt und Sicherheit vermittelt werden. Dies kann geschehen durch grenzenlose Verwöhnung in einer Familie, häufiger aber nach dem Auseinanderbrechen der Herkunftsfamilie durch sehr viele Eingriffe in das Leben des Jugendlichen bei zugleich unklaren Zuständigkeiten und einem Mangel an Verantwortungsübernahme seitens der Betreuenden. Ein Übermaß an sozialen Regeln und Normen kann demgegenüber in Familien auftreten, die sich bestimmten Sekten angeschlossen haben, in denen jedes Nicht-Akzeptieren der Normen streng sanktioniert wird. In beiden Fällen kann es geschehen, dass der Jugendliche kaum Chancen einer Selbstbestimmung erkennt, da all seine Bemühungen entweder in Diffusität ersticken oder an der Starre des Systems abprallen.

6.2 Psychoanalytisches Störungsverständnis

Aus Anlass ansteigender Suizidraten von Jugendlichen und zahlreicher Schülersuizide wurde das Problem der Selbsttötung erstmalig im Jahre 1910 Thema einer medizinischen Tagung des Wiener psychoanalytischen Vereins. In der Folgezeit wurde die Idee der Aggressionsumkehr der zentrale Gedanke Freuds im Hinblick auf das Auftreten von suizidalem Verhalten ebenso wie von depressivem Verhalten. In seiner Arbeit *Trauer und Melancholie* beschreibt er den Suizid nicht nur als letzte Konsequenz einer zugrunde liegenden depressiven Dynamik, sondern als Lösung eines Aggressionskonfliktes. Danach richtet der Mensch bei Enttäuschungen und Kränkungen seine unbewussten Hassgedanken, seine Rache- und Mordimpulse gegen den, den er früher so geliebt und der ihn jetzt so enttäuscht hat. Da er sich diesem Menschen jedoch existenziell eng verbunden fühlt und ohne ihn nicht leben kann, wendet er seine Beschuldigungen nicht gegen ihn, sondern gegen sich selbst. Diese nach innen gerichtete Aggression bzw. diesen um 180° gedrehten Mord (Shneidman 1980, S. 46) fasst Adler (1910, S. 33) in dem Satz zusammen:

> »Es tötet niemand sich selbst, es sei denn, er wolle einen anderen töten.«

Eine wesentliche Erweiterung dieser Suizidtheorie Freuds erfolgte durch die Narzissmustheorie von Kohut (1971) und ihre Anwendung auf das Entstehen von suizidalem Verhalten durch Henseler (1981). Danach handelt es sich bei Menschen, die Suizidhandlungen begehen, um sehr kränkbare Menschen, die sich aufgrund eines schwach ausgebildeten Selbstwertgefühls leicht verletzt fühlen. Gleichzeitig besteht bei diesen Menschen eine Überschätzung der eigenen Fähigkeiten im Sinne eines bewusst oder unbewusst überhöhten Selbstwertgefühls. Der Betreffende kann sich selbst nicht richtig in seiner Person und seinen Fähigkeiten einschätzen und ist aufgrund eines mangelnden Einfühlungsvermögens ebenfalls nicht in der Lage, andere Personen mit ihren Bedürfnissen und Fähigkeiten wahrzunehmen. Gleichzeitig ist er aber auch vollständig abhängig von einer anderen Person, ohne die er glaubt, nicht existieren zu können. Aus Angst, dass seine Gekränktheit in Form massiver aggressiver Ausbrüche die für ihn lebensnotwendige Beziehung gefährden könnte, richtet er mit der Suizidhandlung die Aggression gegen das eigene Ich.

6.3 Das Konzept der »erlernten Hilflosigkeit«

Seligman (1999) sieht suizidales Verhalten als Folge des von ihm beschriebenen Zustands der »erlernten Hilflosigkeit«. Mit diesem Begriff beschreibt Seligman die Erwartung eines Individuums, bestimmte Situationen oder Sachverhalte nicht kontrollieren und beeinflussen zu können. Der Betroffene engt sein Verhaltensrepertoire ein und ist der Überzeugung, unangenehm erlebte Zustände nicht mehr beeinflussen zu können, obwohl er dies (von außen betrachtet) tun könnte. Als Hintergrund für diese dysfunktionalen Denk- und Verhaltensmuster wird angenommen, dass der Betroffene traumatische Bedingungen erfahren musste, die er nicht kontrollieren konnte. Aufgrund dessen hat er die Motivation zum Handeln verloren, wenn er später erneut mit traumatischen Bedingungen konfrontiert wird. Selbst wenn er reagiert und es ihm gelingt, durch seine Reaktion den Stress zu reduzieren, so hat er Schwierigkeiten wahrzunehmen und zu glauben, dass seine Reaktion dies bewirkte. Eine stabile innere Misserfolgsattribution führt dazu, dass Erfolge auf Glück und Zufall zurückgeführt, Misserfolge auf die Minderwertigkeit der eigenen Person attribuiert werden.

Typische Denkfehler, die eine solche Haltung aufrechterhalten, bestehen in einer Übergeneralisierung (»Einer ist nicht meiner Meinung, also sind alle gegen mich« oder »Dies ist mir nicht gelungen, also schaffe ich alles Weitere auch nicht«), einer generalisierten Katastrophenerwartung (»Hat doch alles keinen Sinn, geht ja doch alles den Bach runter!«), einer Aufmerksamkeitsfokussierung auf negative Ereignisse (Negatives ist sehr wichtig und bedeutsam, während Positives als unwichtig und bedeutungslos abgetan wird), einer Personalisierung (»Es lag an mir, es war mein Fehler«) und einem dichotomen Denken (Andere sind entweder unerreichbar toll oder vollkommen unerträglich).

Bründel (2004, S. 119 f.) weist darauf hin, dass Hilflosigkeit aber auch eine Funktion erfüllen kann.

> »Hilflosigkeit beeindruckt zunächst die Umgebung und fordert Hilfe und Unterstützung geradezu heraus. Wenn diese nachlässt, wird die ›erlernte Hilflosigkeit‹ im Sinne eines ›mehr desselben‹ intensiviert, und der Suizidversuch wird zur Beeinflussung der Umgebung als ›Coping- Strategie‹ entdeckt. [...] Suizidales Verhalten wird als vermeintliche Konfliktlösung zu einer ›Überlebenstechnik‹. [...] Viele Jugendliche hoffen zunächst, dass ihre

Eltern ihr depressives Verhalten und ihre Rückzugstendenzen als Anzeichen ihrer psychischen Probleme sehen und sich ihrer helfend annehmen. Sie merken jedoch, dass ihre Eltern dies als Fehlverhalten einstufen und darauf u. U. sogar mit Strafmaßnahmen reagieren. Es bleibt ihnen also nur noch die Suizidhandlung als letzter gesteigerter und extremer Konfliktlösungsversuch. Langfristig fatal ist die Tatsache, das Suizidverhalten kurzfristig gesehen ›als nahezu hundertprozentig effektives Verhalten‹ zu bezeichnen ist, da es sehr schnell zu einer momentanen Konfliktbeendigung und sehr oft zu einer vorübergehend erhöhten Zuwendung führt. Langfristig gesehen ist suizidales Verhalten jedoch ›äußerst ineffizient‹, da es bei den Sozialpartnern mit großer Wahrscheinlichkeit ebenfalls ›inadäquates Sozialverhalten hervorruft‹ (Schmidtke 1988, S. 330 ff.).«

7 Exkurs: Eine kleine Geschichte des Individuums

Zwei Gründe sprechen dafür, dass es für ein Verständnis von Suizidalität und für eine Therapie mit Jugendlichen, die sich suizidal erleben und zeigen, nützlich ist, sich mit der Geschichte des Individuums zu befassen.

Erstens: Auch wenn es heute keinen Zweifel daran gibt, dass sich jeder Mensch in unserem Kulturkreis als Individuum sieht und eine individuelle Identität erlebt, so ist eine solche Sicht und ein solches Erleben doch keineswegs selbstverständlich, noch nicht einmal besonders alt. Erst seit etwa 400 bis 500 Jahren bestimmt die Idee des Individuums unser Denken, und es gibt zugleich eine Fülle von Hinweisen, die auf das Ende dieser einseitig individuumzentrierten Epoche verweisen, beispielsweise die Ökologiebewegung, die Globalisierung, die Vernetztheit der ökonomischen Welt und die zunehmende Ausbreitung systemischen Denkens in allen Wissenschaftsbereichen. Die Konzeption des Menschen als Individuum – die natürlich eine Fiktion ist, da kein Mensch als Einzelner lebensfähig wäre – ist aber eng verbunden mit dem Auftreten von Suizidalität, die offensichtlich erst mit dieser Entwicklung überhaupt in größerem Umfang denkbar geworden ist.

Zweitens: In der Literatur zur Suizidalität von Jugendlichen und zur Suizidalität von Erwachsenen wird eingehend diskutiert, welche Merkmale für Personen, die sich suizidal zeigen, charakteristisch sind. In nahezu allen Konzepten wird eine rein individuumzentrierte Sichtweise eingenommen, die Familie höchstens als schädigender Einflussfaktor berücksichtigt. In den Empfehlungen zum Umgang mit suizidalen Krisen oder zur Psychotherapie mit Jugendlichen, die sich suizidal zeigen, wird nur auf den Jugendlichen fokussiert, der Einbezug von Familienmitgliedern spielt eine untergeordnete Rolle.

Der folgende Exkurs zur Geschichte des Individuums soll deutlich machen, wie zeitgebunden dieser heute noch aktuelle individuumzentrierte Blick ist und wie sehr es die Aufgabe unserer Epoche ist, auch im sozialen Kontext und in der Psychotherapie diese Perspektive zu erweitern (was in anderen Wissenschaftsbereichen wie der Physik längst selbstverständlich ist).

7.1 Das Menschenbild bis zum Ende des Mittelalters

Bis zum Ende des Mittelalters herrschte eine völlig andersartige Weltsicht, als wir sie heute für selbstverständlich halten. Diese Zeit war geprägt durch eine ganzheitliche ökologisch-systemische Perspektive. Die Idee des Individuums war noch nicht entwickelt; der Einzelne erlebte sich als Teil einer größeren Gemeinschaft, von der er abhängig war, die seinem Leben und seinen Handlungen Sinn verlieh und die seine Verhaltensmöglichkeiten bestimmte.

Der Philosoph Jan Gebser (1949, S. 100) beschreibt das Selbsterleben der Menschen im Mittelalter folgendermaßen:

> »Der Mensch erlebt sich organisch eingebettet innerhalb eines Beziehungssystems, er wird durch dieses getragen und in seinen Handlungen bestimmt. Seine Vorstellungen und Wahrnehmungen sind insgesamt ganzheitlich, so wie er sich selbst als Person nur in Abhängigkeit vom Ganzen erlebt. Tradition und Überlieferung werden in ritualen Formen weitergegeben … Das Absondern und Gegenübersetzen der eigenen Person zu den Dingen, Objekten und Menschen der Umgebung ist … wenig ausgeprägt, es ist im Wesentlichen unbekannt. […] es herrscht ein sehr starker subjektiver Beziehungsreichtum zwischen den Menschen und den Dingen, ebenso wie zwischen den Menschen untereinander. Wird jemand in die Gemeinschaft seiner Sippe, seines Stammes hineingeboren, so fühlt er sich mit ihr zeitlebens fest verbunden. Niemals verlässt er diese Gemeinschaft, ohne die er als mythischer Mensch nicht existenzfähig wäre. […] ein von ihr selbstständiges, getrenntes Ich, wie es in unserer Gedankenwelt heute selbstverständlich ist, kennt er nicht.«

Der Mensch interpretiert sich zu dieser Zeit, wie Stapelfeldt (2014) hervorhebt, nicht als der Natur gegenüberstehend, von ihr abgespalten, selbst denkend und handelnd. Der Mensch ist kein autonomes Individuum, sondern Moment einer kosmologischen Totalität. Umgekehrt ist die äußere Natur für diesen Menschen kein totes Objekt, sondern lebendig und beseelt, anthropomorph, mit moralischen Qualitäten ausgestattet. Der Mensch des Mittelalters versucht nicht, die Natur durch Berechnung und rationale Technik zu beherrschen, sondern trachtet, sie durch magische Rituale zu beeinflussen. Auch im Verhältnis der Menschen zueinander herrschen weder Autonomie noch Individualität als eindeutige Ich-Abgrenzung. Das Ich ist unmittelbar vergesellschaftet und existiert nur als Moment der Gemeinschaft. Der Mensch erlebt sich als eine unmittelbare Einheit von Körper und Seele, Natur und Denken. Dieses Denken erfolgt in Bildern und Metaphern, in Gleichnissen und Erzählungen. Die Sprache ist konkret-anschaulich; sie enthält keine Begriffe, die Abstraktion ermöglichen. Der Mythos deutet die Welt insgesamt.

Ganz selbstverständlich lebten im Mittelalter die psychisch Kranken im Verbund der eigenen Familie und in der Dorfgemeinschaft. Alle Menschen, auch die Geringsten, also auch die »Irren«, waren anerkannt als Kinder Gottes und der einen Welt Gottes zugehörig. In diese Ganzheit waren die Priester eingebunden als Mittler zwischen Gott und der Welt, und die Menschen störten sich nicht an seinem persönlichen (Fehl-)Verhalten. »Das Fundament, auf dem die Weltanschauung des Mittelalters beruhte, war der Grundsatz: Das Reale sind die Universalien. Wirklich ist nicht das Individuum, sondern der Stand, dem es angehört. Wirklich ist nicht der einzelne Priester, sondern die katholische Kirche, deren Gnadengaben er spendet: »Wer e r ist«, so führt Egon Friedell (1927, S. 101/102) aus,

> »bleibt ganz gleichgültig, er kann ein Prasser, ein Lügner, ein Wüstling sein, das beeinträchtigt nicht die Heiligkeit seines Amtes, denn er ist ja nicht wirklich. [...] Wirklich ist nicht der Künstler, der in Stein und Glas dichtet, sondern der hochragende Dom, den er in Gemeinschaft mit vielen geschaffen hat: er selbst bleibt anonym. Wirklich sind auch nicht die Gedanken, die der menschliche Geist im einsamen Ringen ersinnt, sondern die ewigen Wahrheiten des Glaubens, die er nur zu ordnen, zu begründen und zu erläutern hat.«

7.2 Die Erfindung des Individuums

Diese Welt, »jene monumentale frühmittelalterliche Einheit« - so Heer (1949, S. 9) –, in der, wie Huizinga 1939 (1959, S. 311) schrieb, »auch das Geringste und Alltäglichste nicht anders als in einem universalen

Zusammenhang« gesehen werden konnte, zerbrach jedoch am Ende des Hochmittelalters. Mit dem Beginn der Neuzeit wurde in Mitteleuropa die Idee des Individuums erfunden, zu der es zwar in Griechenland mit Sappho (geb. zwischen 630 und 612 v. Chr.; gest. um 570 v. Chr.), die als erste Ich-Gedichte schrieb, und mit ersten perspektivischen Darstellungen bei Vasenmalereien bereits Ansätze gegeben hatte, die jedoch über mehr als eineinhalb Jahrtausende nicht weiterentwickelt wurden. Erst Mitte des 13. Jahrhunderts (etwa ab 1250 n. Chr.) schrieben in Mitteleuropa die Troubadours wie Wolfram von Eschenbach oder Walter von der Vogelweide die ersten lyrischen Ich-Gedichte. Abälard und Philippe de Novare (nach Goetz 1937) verfassten als erste Autobiografien, Ulrich von Lichtenstein 1255 die erste deutschsprachige Autobiografie mit seinem Versroman »Frauendienst«. In der Malerei entstanden die Porträts, die individuelle Ähnlichkeit als völlig neues gestalterisches Ziel verfolgten. Als erstes Porträt gilt das um das Jahr 1360 von einem unbekannten Künstler gestaltete Bild des französischen Königs Jean le Bon (Abb. 3), das in Paris im Louvre hängt.

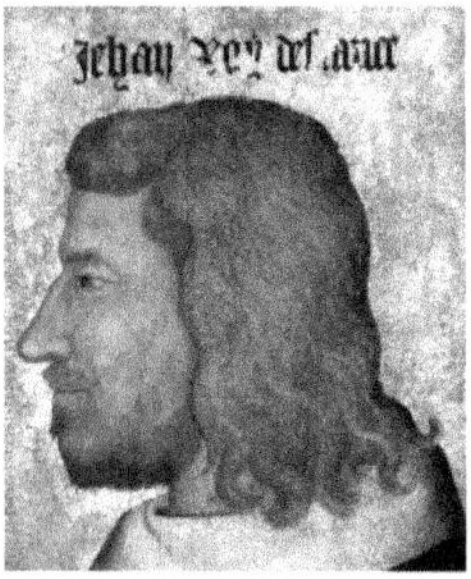

Abb. 3: Porträt des französischen Königs Jan le Bon

Gebser (1949, S. 25) formuliert:

> »Der Mensch ist nicht mehr nur in der Welt, sondern er beginnt sie zu haben; aus einem, der selber Besitz (nämlich des Himmels) war, wird einer, der beginnt, wenn auch nicht den Himmel, so doch vielleicht die Erde bewusst zu besitzen.«

Das betrifft auch die Zeitwahrnehmung – im Jahre 1283 wird die erste öffentliche Uhr im Palasthof von Westminster aufgestellt – und vor allem die Wahrnehmung des Raumes. Im Jahr 1336 beschreibt der damals 32-jährige Petrarca in einem Brief seine Besteigung des Mont Ventoux, die erste bekannte Bergbesteigung lediglich zum Zweck der Betrachtung der Landschaft.

> »Diese Darstellung«, so Gebser (a. a. O.), »ist für die damalige Zeit ein geradezu epochales Ereignis, denn sie bedeutet nichts Geringeres als die Entdeckung der Landschaft, und in ihr kommt ein erstes Aufleuchten jenes Raumbewusstseins zum Durchbruch, das in der Folge grundlegend die Stellung des europäischen Menschen in und zu der Welt verändert.«

Gebser (1949, S. 27 f.) zitiert in eigener Übersetzung Petrarcas berühmten Brief:

> »Den höchsten Berg unserer Gegend habe ich gestern bestiegen, nur von dem Verlangen geleitet, die namhafte Höhe des Ortes kennenzulernen. Durch viele Jahre hindurch war dies in meiner Seele; von Kindheit an habe ich mich nämlich, wie du ja weißt, hier in diesen Gegenden herumgetrieben. Jener Berg, weit und breit sichtbar, stand mir fast allzeit vor Augen. Allmählich ward mein Verlangen ungestüm, und ich schritt zur Ausführung ... In den Schluchten trafen wir (er und sein Bruder Gerardo) einen alten Hirten, der mit vielen Worten versuchte, uns von der Besteigung zurückzuhalten und sagte ..., er hätte niemals davon gehört, dass jemand Ähnliches gewagt habe. [...] Und noch im Aufstieg trieb ich mich selber mit diesen Worten an: Was also heute, beim Besteigen dieses Berges, du erfahren hast, das kommt gewisslich dir und vielen zugute, die zu einem glückseligen Leben hin gelangen wollen. [...] Als ich dann im Betrachten dieses Berges meine Augen sattsam befriedigt hatte, wandte ich meine inneren Augen in mich selber hinein (in me ipsum interiores oculos reflexi); und von Stund an war es, dass man uns nicht reden hörte. [...] So viel Schweiß und Mühe, damit der Körper dem Himmel um ein kleines näher komme ..., etwas Ähnliches muss die Seele erschrecken, die sich Gott annähert.«

Petrarca spricht hier das an, was Stapelfeldt (2014) für den entscheidenden Entwicklungsschritt hält. Beim Ausgang aus der mythologischen Welt des Mittelalters erscheint die Utopie des Individuums als eines gottesebenbildlichen, rationalen, die Welt erkennenden, die Welt erschaffenden Subjekts. Es kommt zu einer Sprengung der unmittelbaren Einheit der Welt, einer Automatisierung ihrer Elemente, einer Ausdifferenzierung von Subjekt und Objekt auf allen Gebieten. Der Mensch beginnt, sich selbst und die Welt aus einer Außenperspektive zu betrachten. Descartes berühmter Ausspruch »Cogito, ergo sum« gilt als der erste philosophische Satz, der die Sicherheit des Seins nicht mehr an Gott bindet, sondern an den Menschen.

In der weiteren Entwicklung wurde dann zu Beginn der Neuzeit nicht nur das Individuum erfunden, sondern entstand ein neuer Wirklichkeitssinn, den Goetz (1937) als das Kennzeichen der Neuzeit ansieht. Nicht mehr die überlieferten Schriften dienten der Erkenntnis, sondern die Ergründung der Wirklichkeit in der Natur durch Beobachtung derselben. So entstand ein Konzept von Wissenschaft, das heute noch weitgehend Gültigkeit hat: Das zu untersuchende Objekt - beispielsweise der Pflug oder das Kind - wird aus seinem Kontext herausgelöst und »objektiv« beobachtet mit dem Ziel, es beherrschen zu können. Es wurde auch die Idee der Kindheit erfunden - ein Gedanke, der im Mittelalter völlig unbekannt gewesen war, wo die Kinder in einer gemeinsamen Lebenswelt mit den Erwachsenen in einem »natürlichen Lehrlingsverhältnis« aufwuchsen. Nun aber wurde Kindheit als etwas Andersartiges der Erwachsenheit entgegengestellt und der Satz geprägt: Kinder sind keine kleinen Erwachsenen. Zugleich wurde Kindheit als ein defizitärer Status definiert, der durch geeignete Maßnahmen der Erwachsenen ausgeglichen werden müsse. Und so wurde dann die uns tradierte Erziehung erfunden – und mit ihr die Schule und später der Kindergarten als ausgegrenzte Schonräume, in denen das Defizitwesen Kind zu einem vernünftigen Erwachsenen herangezogen werden sollte (siehe Rotthaus 2010).

Die Idee der Vernunft und die Zuversicht, alle Menschen zu vernünftigen Wesen erziehen zu können, wurden im Verlauf der Aufklärung dann sehr bestimmend. Und so ist es ganz logisch, dass es im Verlauf der weiteren Entwicklung auffiel, dass es noch andere Personen gab, die sich - ähnlich wie Kinder - als Unvernünftige zeigten: Es waren Bettler, Asoziale, Straffällige, Dirnen, Alkoholiker, Idioten,

Sonderlinge, Narren und Irre, die nicht mehr selbstverständlich in der familiären und dörflichen Gemeinschaft lebten und von ihr getragen wurden. Und dem neuen Konzept entsprechend – die Aufklärung sagte ja, dass jeder Mensch »an sich« vernünftig sei – machte man sich daran, auch diese Menschen aus ihren sozialen Bezügen vollständig auszugliedern und in Einrichtungen zusammenzufassen, um sie zu erziehen. In England wurden diese Anstalten »work house« genannt, in Frankreich »hôpital général«, in Deutschland Zucht-, Arbeits-, Korrektions-, Toll- oder Verwahrhäuser. Allerdings ist offensichtlich anfangs in der Praxis der Erziehungsgedanke kaum zum Tragen gekommen, und das Elend in diesen Einrichtungen muss unermesslich groß gewesen sein. Im weiteren Verlauf kam es dann zu einer Spezialisierung: Für unbrauchbare Alte wurden Altersheime errichtet, für Pflegebedürftige Pflegeheime, für unversorgte oder störende Kinder Waisenhäuser, für geistige Behinderte Idiotenanstalten und für die »Irren« eben Irrenanstalten (siehe dazu Rotthaus 2005).

7.3 Der Mensch als Maß aller Dinge

Die Entwicklung vollzog sich schrittweise und in den verschiedenen Schichten des Volkes in unterschiedlichem Tempo. Der Mensch wurde sich zunehmend seiner selbst bewusst. Er blickte auf sich selbst und auf die Welt sozusagen von einem dritten Punkt, wie Petrarca von der Bergspitze aus die Landschaft entdeckt hatte. Der Mensch als Maß aller Dinge gibt der Epoche den Namen: Zeit des Humanismus. Die Idee ist revolutionär: Der Mensch vermag Gottes Schöpfung zu erkennen und darum sich selbst und seine Welt gottesebenbildlich zu erschaffen (Stapelfeldt 2014). Beginnend mit dem 13. Jahrhundert wurde das Böse nicht mehr als von außen kommend interpretiert, sondern als etwas, das der Mensch tief in sich hat, mit dem er permanent ringen muss. Die Pflichtbeichte ab 1215 diente dementsprechend der Gewissenserforschung. Im 15. Jahrhundert wurde diese Selbstreflexion dann zu einem wichtigen Element des Protestantismus, der die Individualisierung weiter vorantrieb.

> »Luthers Rechtfertigung durch den Glauben wurde mit dem Einzelnen verbunden, nicht mit der universalen Kirche. Christus starb zwar für die ganze Welt, aber konkret für jeden einzelnen Menschen. Umgekehrt ist jeder Mensch ein Sünder, individuell und persönlich. Und jeder einzelne kann sich an Gott wenden, sofort, ohne Mittler und ohne Institution der Kirche. [...] Die Selbstverantwortlichkeit des Menschen, auch in Fragen der Religion, war geboren« (Holthaus 2006).

Die Idee des Menschen als Maß aller Dinge, als der, der die Verantwortung trägt, brachte Freiheit und Gefahr zugleich. Sie eröffnete auch die Möglichkeit, sich gegen das Leben zu entscheiden und sich selbst zu töten. Goethe hat diesen neuen Menschen in seinem 1774 erstmalig erschienenen Roman *Die Leiden des jungen Werther* dargestellt und dessen Weg in den Suizid in der Form eines Briefromans – also ganz aus der Sicht seines Protagonisten Werther – beschrieben. Die Begeisterung, die dieses Werk in ganz Europa auslöste, war außergewöhnlich groß. Sogar Napoleon sprach Goethe bei einem Treffen in Erfurt 1808 auf diesen Roman an, von dem er behauptete, ihn siebenmal gelesen zu haben.

> »Der Roman machte Epoche wie kein anderes Werke der Literatur vor ihm. Mit ihm kam ein neuer Ton in die Welt, ein neuer Wille zur Subjektivität. Ich kehre in mich selbst zurück und finde eine Welt, schreibt Werther, und viele taten es ihm nach. [...] Bisher waren die Seelenverlautbarungen durch die Kirchen und die öffentliche Moral reglementiert. Nun kam es zu einer Deregulierung des Redens über seelische Vorkommnisse. Man wollte, wie Werther, über alles frei und originell reden, über Liebe, Ehe, Sitte, Religion, Kunstsachen, Kindererziehung, Wahnsinn und Staatsverhältnisse. Alles, was einem auf dem Herzen liegt, sollte gesagt werden können. Die innere Natur, das Gefühl, die eigene Individualität sollte sich Gehör verschaffen dürfen. Es wurde von der allgemeinen Vernunft auf die Vernunft des Einzelnen umgestellt« (Safranski 2013, S. 162 f.).

Der Roman faszinierte und beunruhigte zugleich. Lessing beispielsweise äußerte dies in einem Brief an Johann Joachim Eschenburg vom 26.10.1774: »Haben Sie tausend Dank für das Vergnügen, welches Sie mir durch Mitteilung des Goetheschen Romans gemacht haben ...

Wenn aber ein so warmes Produkt nicht mehr Unheil als Gutes stiften soll: meinen Sie nicht, dass es noch eine kleine kalte Schlussrede haben müsste?« (zit. nach Truntz 1951, S. 522). Die Konsequenz, mit der die seelische Verfasstheit dieses neuen Menschen Werther auf den Suizid zulief, verstörte. Und weckte offensichtlich Fantasien. Nicht wenige hielten den Roman für ein gefährliches Buch, das zum Suizid verführen könne. Minois schreibt dazu (1996, S. 390): »Wenn die Reaktionen gegen den *Werther* so heftig ausfallen, so deshalb, weil viele den Eindruck haben, dass der Selbstmord ein ›gesellschaftliches Problem‹ geworden ist, eine gefährliche Geißel, mit der man nicht spielen dürfe.« Und schon bald entstand das Gerücht, der Roman habe tatsächlich viele junge Männer veranlasst, sich in der gleichen Art wie Werther mit einer Pistole zu töten. In der wissenschaftlichen Welt wurde dies für bare Münze genommen und 1974 von Phillips der Begriff »Werther-Effekt« geprägt, um den Anstieg von Suiziden nach Medienberichten zu bezeichnen. Allerdings ist fraglich, ob es tatsächlich zu zahlreichen Nachahmungstaten in der Folge der Publikation von Goethes Roman gekommen ist: Minois (1996, S. 389) berichtet über einzelne Suizide in den 10 Jahren nach Erscheinen des Romans, die ausdrücklich Bezug auf den *Werther* nehmen; Safranski (2013, S. 162) hält die Flut an Nachahmungstaten für nirgends belegt.

7.4 Perspektiven eines neuen Menschenbildes

Seit der zweiten Hälfte des 20. Jahrhunderts beginnt sich das Menschenbild zu wandeln. Es scheint in zunehmendem Maße deutlich zu werden, dass – wie Gebser (1949) es nannte – die perspektivische Welt und ihre mentale Bewusstseinsstufe, in der das Individuum in den Mittelpunkt des Denkens gestellt wurde, zu Ende geht. Das zeigt sich einmal in einem Hyper-Individualismus, in dem – wie so oft zum Zeitpunkt eines krisenhaften Überganges – die alten Ideen in zuweilen nahezu karikierend übertriebener Weise noch einmal gelebt werden. Zum anderen wird zunehmend deutlich, dass angesichts von Globalisierung und Klimawandel ökologische Zusammenhänge nicht weiter ignoriert werden können. In allen Wissenschaftsbereichen nimmt ein ökologisch-systemisches Denken zunehmend Raum ein. Sozialwissenschaftliche Theorien unterschiedlicher Ausrichtung verweisen darauf, dass Individuen keine Monaden sind, die unabhängig von sozialen Beziehungen existieren. (»Denn die kleinste gesellschaftliche Einheit ist nicht der Mensch, sondern zwei Menschen« – Brecht 1957, S. 159). Norbert Elias, so Scherr (2012, S. 172),

> »stellt in seiner Figurationssoziologie die Vorstellung des aus seinen sozialen Beziehungen analytisch herauslösbaren und in sich abgeschlossenen Individuums konsequent infrage; an dessen Stelle tritt bei ihm ein Modell, das von der Annahme ausgeht, dass der Mensch … ein Prozess ist (Elias 1986, Seite 127), der sich mit und in den sozialen Beziehungen, in denen er sich vorfindet, verändert«.

Auch systemische Sichtweisen stellen die Annahme infrage, dass Aussagen, die Individuen unabhängig von ihrer sozialen Einbettung Eigenschaften zuschreiben, zulässig sind. Die Verhaltensweisen des Einzelnen werden in den sozialen Beziehungen bzw. kommunikativen Prozessen des jeweils relevanten Systems verortet. Die einzelne Person, in den kontinuierlichen rekursiven Prozessen geprägt durch ihre individuelle Geschichte als Folge der Auseinandersetzung zwischen ihrer genetischen Ausstattung und den Umweltbedingungen ihres bisherigen Lebens, beeinflusst das jeweils relevante System ebenso, wie das System die Person beeinflusst und ihren Verhaltensspielraum (im soziologischen Sprachgebrauch: ihren Möglichkeitsraum) bestimmt. Dies geschieht in einem koevolutiven Prozess, sodass es nicht möglich ist, einen Teil des Systems – beispielsweise die Mutter oder den Vater – als Verursacher des Verhaltens eines anderen Systemmitglieds zu betrachten.

8 Systemtherapeutisches Störungsverständnis

Aus einem systemtherapeutischen Störungsverständnis heraus richtet sich der Blick der Therapeutin im Falle suizidaler Gedanken oder Handlungen von Kindern und Jugendlichen auf das relevante Beziehungssystem. Das ermöglicht ihr, hypothetische Bedingungsfaktoren zu erkennen für das Erleben eines eklatanten Mangels an Kontroll- und Einflussmöglichkeiten oder - in selteneren Fällen - für das Gefühl, von der Verantwortung für die Familie erdrückt zu werden, um darauf aufbauend hilfreich arbeiten zu können. Das suizidale Verhalten des Jugendlichen wird weniger als ein »cry for help«, wie das häufig in der Literatur benannt wird, sondern vielmehr als ein »cry for change« verstanden, ein verzweifelter Hinweis darauf, dass Änderungen im Lebensumfeld notwendig sind, um weiterleben zu können.

Nachfolgend werden Modelle familiärer Konstellationen dargestellt, mit denen verschiedene Autoren die Rolle der Familie beim Entstehen von Suizidhandlungen von Kindern und Jugendlichen versucht haben zu beschreiben. Dabei handelt es sich selbstverständlich um Konstruktionen und typisierende Schilderungen. Ihre Darstellung hat zum Ziel, die Aufmerksamkeit und Wachsamkeit von Therapeutinnen für die dargestellten Zusammenhänge im jeweiligen Einzelfall zu fördern und einen entsprechenden gedanklichen Horizont für Fragen und sonstige therapeutische Schritte zu eröffnen.

Abschließend wird dargestellt, weshalb Krankheit als ein wenig hilfreicher Erklärungsansatz für Suizidhandlungen von Kindern und Jugendlichen erscheint. Ebenso wird die Idee, Suizid sei eine Impulshandlung, aufgrund der Befundlage kritisch gewertet.

8.1 Die Verortung suizidalen Denkens und Handelns im familiären Beziehungsgefüge

Aus systemischer Sicht ist es ein kardinales Missverständnis, einen Menschen in einer suizidalen Krise als isoliertes Individuum zu betrachten und seine Motivation zu suizidalem Handeln nur als innerpsychisches Phänomen anzusehen. Die hohe Bezogenheit seiner Gedanken in einer suizidalen Krise auf seine wichtigsten Bezugspersonen verweist eindeutig darauf, dass er selbst sein Denken und Handeln im Kontext seines relevanten Beziehungssystems verortet. Selbstverständlich ist er als Mitglied dieses Systems an der Gestaltung desselben in mehr oder weniger großem Umfang beteiligt gewesen. Der suizidale Mensch ist deshalb nicht einseitig Opfer des Denkens und Handelns seiner Bezugspersonen, auch wenn diese – wie das ganz grundsätzlich der Fall ist – seinen Handlungsspielraum weitgehend definieren.

Beim Studium der Literatur zum suizidalen Verhalten von Erwachsenen wie auch von Kindern und Jugendlichen überrascht ein einseitig individuumzentrierter Blickwinkel.

Die Eltern und sonstige wichtige Bezugspersonen werden entweder gar nicht oder als Verursacher des Geschehens wahrgenommen. Selbst von einer Autorin wie Schröer (1995, 1999), die sehr viel systemisches Gedankengut verarbeitet, werden Eltern bzw. Familienmitglieder mit ihrem Handeln nur in Bezug auf das Kind wahrgenommen, aber nicht als gleichwertige Partner der familiären Koevolution mit eigenen Wünschen und Bedürfnissen, Ängsten und Problemen. Es wird dargestellt, dass das Kind oder der Jugendliche in der suizidalen Krise angesichts einer übermächtig erlebten Umwelt daran scheitert, seine Entwicklungsaufgaben zu bewältigen, aber es wird übersehen, dass es den Eltern ihrerseits aus den gleichen Gründen nicht gelingt, die eigenen, persönlichen, in diesem Prozess sich stellenden Entwicklungsaufgaben zu lösen. Es fehlt die Allparteilichkeit in der Sicht auf die Familie und ihre – angesichts der Suizidalität eines Mitglieds zu unterstellende – Blockierung der gemeinsamen, aber in ihren Zielen unterschiedlichen Entwicklungen.[3]

Die besondere familiäre Situation von Kindern und Jugendlichen, die Suizidhandlungen begehen, und ihre Ohnmacht, familiäre Verän-

3 Diese parallelen Entwicklungsaufgaben von Kindern oder Jugendlichen einerseits und ihren Eltern andererseits finden sich tabellarisch dargestellt bei Rotthaus 2015, S. 98 und 99 sowie im Online-Material zu dem Buch: http://www.carl-auer. de/machbar/aengste_von_kindern_und_jugendlichen.

derungen zu bewirken, hat Orbach (Suizidales Denken und Handeln im Beziehungsgefüge, 1997, S. 186 ff.) mit der »These vom unlösbaren Problem« zu erfassen versucht. Er weist darauf hin, dass bereits andere Autoren, beispielsweise Teicher und Jakobs (1966), dieses Phänomen des unlösbaren Problems bei Jugendlichen beschrieben hätten. Sie hätten aber – offensichtlich aus einer zu sehr individuumzentrierten Sicht (W. R.) – die sehr realen Ursachen übersehen, die zu den unerträglichen Lebensbedingungen geführt hätten. Für Orbach (1997, S. 187) hat das unlösbare Problem eine Reihe grundlegender Merkmale:

> »Erstens hat das Kind keine Möglichkeit, das Problem zu lösen. Zweitens werden in einer solchen Situation die Wahlmöglichkeiten und Handlungsalternativen des Kindes beschnitten. Drittens zieht jeder Versuch der Problemlösung neue Probleme nach sich. Viertens dient das Problem des Kindes als Tarnung eines tief greifenden familiären Konflikts.«

Als Beispiel beschreibt er den Fall eines zehnjährigen Jungen, der bei zahlreichen Gelegenheiten versucht hatte, sich umzubringen. Es sei jedoch unmöglich gewesen, eine Bedingung für sein Verhalten zu erkennen. Das Familienleben sei anscheinend normal gewesen, die Beziehungen des Jungen zu seiner Schwester waren zufriedenstellend. Die Familie habe weder den Verlust eines nahen Angehörigen erlitten noch irgendwelche schweren Krankheiten oder Störungen erlebt. Bemerkenswert sei gewesen, dass das Kind von seinen Freunden zurückgezogen gelebt habe und sehr stark an sein Zuhause gebunden gewesen sei. Die Familienanamnese habe dann zutage gebracht, dass die ältere Schwester ein Jahr zuvor suizidales Verhalten gezeigt habe. Erst als ihre Suiziddrohungen aufgehört hätten, seien sie bei dem jüngeren Bruder aufgetreten. Das habe den Eindruck erweckt, als brauche diese Familie Suiziddrohungen. Die weitere Therapie habe eine versteckte Krise in der Familie ans Licht gebracht. Der Vater habe über lange Zeit mit der Scheidung gedroht. Die Mutter habe mit Panik reagiert, habe diese aber hinter Zurückhaltung und Selbstkontrolle verborgen. Der Vater habe seine Scheidungsabsicht zuerst nach den Suiziddrohungen der Schwester und danach aufgrund der Suizidversuche seines Sohnes zurückgestellt. Als die Eltern angefangen hätten, während der Therapie über die Scheidung zu sprechen, hätten die Suiziddrohungen der Kinder sofort aufgehört. Ihr selbstzerstörerisches Verhalten sei also mit dem Konflikt der Eltern direkt verknüpft gewesen. Unwissentlich und unbeabsichtigt habe die Mutter dem Vater durch die Kinder die Botschaft übermittelt: »Wenn du gehst, wird hier jemand sterben.« So habe sie den Sohn, wenn er von Suizid gesprochen habe, umgehend zum Vater geschickt, damit dieser ihm helfe. Die Mutter habe ihre Kinder als Hebel benutzt, um eine Katastrophe in der Familie abzuwenden. Für die Kinder habe der elterliche Konflikt ein unlösbares Problem dargestellt. Nur die Lösung des elterlichen Konfliktes habe ihnen helfen können.

Orbach (a. a. O., S. 194) schildert noch weitere Beispiele, die demonstrieren, dass sich hinter einem unlösbaren Problem meist eine Familienkonstellation verbirgt, die die Problemlösung verhindert. Er verweist auf die Gefahr, dass die dramatischen Aspekte der Suizidhandlung oft die Aufmerksamkeit der Therapeutin von dem Problem der Familie ablenken, und warnt zu Recht vor der vielfach geäußerten, aber allzu oberflächlichen Hypothese, das Verhalten des Kindes oder Jugendlichen diene dazu, Aufmerksamkeit zu erlangen. Auf diese Weise würden Familienmitglieder und Therapeutin davor ausweichen, sich mit der basalen Suizidalität und dem problemgenerierenden Hintergrund zu befassen.

8.2 Die Suizidhandlung als »cry for change«

Eine Suizidhandlung, insbesondere wenn sie von einem Kind oder Jugendlichen begangen worden ist, wird häufig als »cry for help« aufgefasst. Diese Idee ist sicherlich nicht ganz falsch, jedoch gefährlich. Leicht kann es dann geschehen, dass der Jugendliche sich im Hinblick auf die Ernsthaftigkeit seiner Entscheidung und damit im Hinblick auf die Seriosität seiner Person nicht ernst genommen erlebt. Wenn die Therapeutin dann zusätzlich diesen vermeintlichen Schrei nach Hilfe bereits als Therapieauftrag versteht, kann es geschehen, dass der Jugendliche sich dem therapeutischen Ansinnen energisch verweigert. Denn den selbst gestellten Therapieauftrag der Therapeutin dürfte er leicht als Angriff auf seinen Selbstwert erleben, den er gerade mithilfe seiner Suizidhandlung versucht hatte zu retten (siehe auch Schleiffer 1995, S. 252).

Hilfreicher ist es, die Suizidhandlung als »cry for change« aufzufassen – als Schrei nach einer Veränderung, die notwendig ist, damit der Jugendliche sich in der Lage sieht, weiterzuleben. Unter diesem Blickwinkel begegnet die Therapeutin dem Jugendlichen auf gleicher Augenhöhe. Sie würdigt die Ernsthaftigkeit seiner autonomen Entscheidung über das Letzte, über das er angesichts des Erlebens von Ohnmacht und Hoffnungslosigkeit Kontrolle hat: sein Leben. Erst auf dieser Grundlage der Anerkennung seiner Autarkie kann die Therapeutin in einen ergebnisoffenen Dialog eintreten, in dem es um die Frage eines Therapieauftrags geht.

8.3 Familiäre Konstellationen und Suizidalität

8.3.1 Rigidität und Erstarrung

Familien haben zwei wichtige Funktionen. Sie sorgen zum einen für Sicherheit, Schutz und Geborgenheit und ermöglichen zum anderen Freiheit, Eigenständigkeit und Kreativität. Üblicherweise bewegen sich die Familienmitglieder flexibel zwischen diesen beiden Polen: Zuweilen ist mehr Schutz und Geborgenheit gefragt, in anderen Lebenssituationen mehr Freiheit und Eigenständigkeit. Diese Aufgabe lösen die Familien in unterschiedlicher Art und Weise. In Koevolution aller Familienmitglieder werden gemeinsam besondere Familienkonstellationen entwickelt, die die Verhaltensmuster und Verhaltensstile aller Beteiligten bestimmen. Es werden bestimmte Regeln vorwiegend implizit und in geringerem Maße auch explizit ausgehandelt. Mehr oder weniger subtile familiäre Sanktionen sorgen dafür, dass jeder Einzelne diese Regeln einhält.

Bedingt durch transgenerationale Prozesse, besondere Lebensereignisse und Schicksalsschläge kann es zur Ausbildung von familiären Konstellationen kommen, die die Verhaltensmöglichkeiten der einzelnen Familienmitglieder sehr einengen, je nach ihrem aktuellen Bedürfnis oder entwicklungsbedingten Anforderungen unterschiedliche Verhaltensoptionen zu verwirklichen. Auch kleine Abweichungen von der familiär vorgegebenen Verhaltensnorm werden sanktioniert. Die Chance des einzelnen Familienmitglieds, Veränderungen in den familiären Verhaltensmustern anzustoßen, ist sehr gering. Sucht ein Jugendlicher in einer solchen Familie beispielsweise seine Entwicklungsaufgaben zu erfüllen, stößt er schnell an eine unüberwindbare Grenze, zumal die Eltern selbst ihre korrespondierenden Entwicklungsaufgaben ignorieren. Nach einer gewissen Zeit führt das bei dem Jugendlichen zwangsläufig zu dem Erleben von Einflusslosigkeit; auf längere Dauer tritt ein Gefühl von Ausweg- und Hoffnungslosigkeit auf. Dieses Muster scheint sich unabhängig davon zu realisieren, ob die Familienmitglieder sehr eng aufeinander bezogene Beziehungen leben oder eher distanzierte, möglicherweise sogar feindliche. Das entscheidende Problem ist die Rigidität der Beziehung und die Angst der Familienmitglieder vor Veränderungen. Sie werden als existenziell bedrohlich für den Zusammenhalt der Familie wahrgenommen, als mögliche Auslöser für den Zerfall der familiären Gemeinsamkeit. Entsprechend gering ist die Einflussmöglichkeit des Jugendlichen, der schließlich nur noch in einer Suizidhandlung eine Lösung sieht.

Sehr eindrucksvoll zeigte sich die Starre und Rigidität bestimmter Vorannahmen und Familienregeln in der Familie von Julia, 17 Jahre, die nach einem zweiten Suizidversuch stationär aufgenommen worden war. Im Gespräch mit ihr, ihren Eltern und ihren zwei Geschwistern äußerten die Familienmitglieder unumstößliche »Gesetze«, an die sich alle gebunden fühlten. Die Mutter, die immer sehr angespannt und angestrengt wirkte, erwies sich bald als der »rule governor«, der für die Respektierung der Werte und die Einhaltung der familiären Normen sorgte. Sie hatte die Regeln offensichtlich von ihrer Mutter übernommen, die da lauteten: »Jeder ist seines eigenen Glückes Schmied!« – »Jeder muss für sich selbst einstehen.« – »Geschenkt bekommt man nichts im Leben!« – »Die Welt ist schlecht. Nur im Kampf kannst du bestehen!« – »Gefühle sind nur was für reiche Leute!« Zuwendung den Kindern gegenüber, die der Vater immer mal wieder versuchte zu zeigen, wurden von ihr abgeblockt.

Die Therapeutin ging in mehreren Familiengesprächen auf diese Werte, Vorannahmen und Regeln ein, versuchte, ihre wertvolle Seite anzuerkennen und zu erfragen, welche Erfahrungen ihnen in der vergangenen Generation wohl zugrunde gelegen hätten. Dabei entfaltete sich eine Familiengeschichte von Flucht und Vertreibung und dem mehrfach gescheiterten Versuch, »in der Fremde« Fuß zu fassen. Die Therapeutin sprach aber auch die »Kosten« an: den Mangel an weichen Anteilen, an innerfamiliärer Nähe und Harmonie und schließlich auch die zunehmend aufscheinenden Differenzen zwischen den Eltern. Völlig überrascht war sie, als die Mutter im fünften oder sechsten Therapiegespräch plötzlich erklärte, sie wolle nicht länger die Sklavin der Regeln ihrer Mutter sein und habe beschlossen, auch ihre Familie davon zu befreien. Der weitere Therapieverlauf beschränkte sich auf Familiengespräche in weiteren Abständen, in denen die Familienmitglieder deutlich machten, wie jeder von ihnen sein Leben und alle gemeinsam ihr Zusammenleben neu gestalteten.

Miller und Kollegen (1992) ermittelten in ihrer Untersuchung eine hohe Rigidität und eine geringe Flexibilität in den Beziehungen, die nicht an die Veränderungen der Bedürfnisse der einzelnen Familienmitglieder angepasst werden können, als entscheidenden Hintergrundfaktor in Familien, in denen Suizidhandlungen von Kindern und Jugendlichen auftreten. Die von ihnen befragten suizidalen Jugendlichen schätzten den familiären Zusammenhalt in ihren Familien geringer und die Rigidität der Beziehungen höher ein als die Jugendlichen der Kontrollgruppe. Die Autoren folgerten aus ihren Untersuchungsergebnissen, dass das gleichzeitige Auftreten von distanzierten, aber sehr rigiden Beziehungen besonders oft dazu führe, dass der Jugendliche eine Isolation in einem rigiden Familiensystem wahrnehme. Diese Wahrnehmung von mangelnder Flexibilität und damit geringen Möglichkeiten für Veränderungen in einem Kontext schmerzlicher Isolation würde zu dem ausgeprägten Erleben von Hoffnungslosigkeit führen, das man so oft bei suizidalen Jugendlichen auffinde.

8.3.2 Familiengeheimnisse

Nicht selten steht diese Rigidität und mangelnde Flexibilität in den Beziehungen damit in Zusammenhang, dass innerhalb der Familie ein Geheimnis existiert, das tabuisiert wird und in keinem Fall angesprochen werden darf (Imber-Black 1999, Bradshaw 1999). Solche

Familiengeheimnisse betreffen beispielsweise eine Totgeburt, die die Mutter erlitten hat, die Vaterschaft eines Kindes, das nicht von dem Ehemann der Mutter abstammt, das Weggeben von Kindern, Adoption, Inzest, Suizide und psychische Erkrankungen sowie vor allem auch Suchterkrankungen in der Herkunftsfamilie oder der weiteren Verwandtschaft. Das Verheimlichen und Vertuschen dient in solchen Fällen der Bewältigung von Scham und Furcht vor Stigmatisierung. Die Ereignisse werden entweder ganz zu verdrängen versucht, oder die Eltern bemühen sich, die Kinder vor den selbst erlebten Belastungen zu schützen.

In solchen Familien entwickelt sich in der Regel eine große Sprachlosigkeit, da jedes Familienmitglied befürchten muss, das Tabu in irgendeiner Weise zu lüften, wenn es einmal spontan und unreflektiert reden würde. Die eingeschränkte Kommunikation wird inhaltsarm und kreist immer wieder um die gleichen Themen. In anderen Fällen überdecken familiäre Mythen, die die schmerzliche Realität zuweilen ins Gegenteil verkehren, psychische Krankheiten, Suizide und andere schambesetzte Geschehnisse in vorangegangenen Generationen. Oft breitet sich dann in der Familie eine Atmosphäre des Unheimlichen, Nicht-Greifbaren aus. Die nicht Eingeweihten spüren, dass generell oder bei diesem einen Thema etwas nicht stimmt und dass etwas im Verborgenen brodelt. Versuche beispielsweise eines Kindes oder Jugendlichen, dieses Erleben zum Thema zu machen, werden zumeist heftig abgewiesen (»Du spinnst!« – »Das bildest du dir nur ein!« – »Darüber spreche ich nicht!«). Der Jugendliche vermag nichts zu bewegen und zu verändern. Hoffnungslosigkeit und Ohnmachtsgefühle breiten sich aus.

8.3.3 Symbiotische Verstrickung

Eine symbiotisch verstrickte Familie hat nach Orbach (1997, S. 139f)

> »eine stark ausgeprägte, gemeinsame Identität mit nur geringer Unterscheidung zwischen den einzelnen Mitgliedern. Alle werden als Teil eines größeren Ganzen gesehen. Jedes Mitglied empfindet sich nur durch die

> emotionale Vermischung mit den anderen vollständig. Bei diesem extremen Hang zur Einheit empfinden die Mitglieder verstrickter Familien oft das paradoxe Gefühl der Isolation und des Identitätsverlustes.«

Bereits 1970 hatte Richman auf die Häufigkeit suizidaler Handlungen in symbiotisch verstrickten Familien hingewiesen. Er führte dazu aus, dass solche Familien ein geschlossenes System bilden und dazu tendieren würden, die Familienmitglieder mit einer Mauer aus Argwohn und Antipathie von der Außenwelt abzuschotten. Die einzigen zulässigen Außenkontakte seien oberflächlich, kontrolliert und funktional. Der einzig zulässige Ausdruck von Loyalität sei nach innen auf die Familie gerichtet, nur hier könne man emotionale Erfüllung suchen. Jeder Öffnung gegenüber der Außenwelt werde mit Feindseligkeit, Entmutigung und furchteinflößenden Taktiken begegnet. Der Ausdruck dieses Lebensstils sei das vollständige Tabu, enge Beziehungen außerhalb der Familie aufzubauen. Logische Folge sei eine tiefe Trennungsangst. Alle Familienmitglieder seien der Überzeugung, dass jedes Anzeichen einer Vereinzelung wahrscheinlich den Zerfall der Familie zur Folge haben und die innere Welt zum Einsturz bringen werde. Die Kinder in diesen Familien hätten das Empfinden, unabhängig von der Familie nicht existieren zu können.

Das Verhalten der Eltern wird in diesen Familien häufig als Überbehütung wahrgenommen. Hoch suizidale Jugendliche nehmen eine fast dreifach höhere Kontrolle, Beaufsichtigung und Einmischung in die eigenen Angelegenheiten wahr als nichtsuizidale Jugendliche (Schröer 1995, S. 89). Dementsprechend fand Wichstrom (2009, S. 116) in ihrer Untersuchung, dass wahrgenommene Überprotektion als Risikofaktor für suizidales Verhalten angesehen werden kann (das gelte nicht für unsichere Bindung, die eher für selbstverletzendes Verhalten Vorhersagewert habe).

Als weiteres Merkmal tritt hinzu, dass Kommunikation zwischen den Familienmitgliedern kaum stattfindet und oft durch eine geheimnisvolle Qualität geprägt ist. Die Kinder, die in solchen Familien aufwachsen, sehen sich konfrontiert mit einem unlösbaren Dilemma. Wenn sie Individuationsschritte zu machen versuchen, wird das als familiärer Verrat gesehen und mit Ausstoßung aus der Familie bedroht. Bleiben sie loyal zu ihrer Familie, verzichten sie auf wichtige Beziehungen zu Gleichaltrigen und die Entwicklung ihrer Autonomie. Im Jugendalter verschärft sich diese »double bind«-Situation angesichts der Entwicklungsaufgaben des Jugendlichen. Der Jugendliche muss entweder Individuationsschritte gehen und Ärger und die Gefahr von Ausstoßung ertragen oder er verzichtet auf die eigenen Entwicklungsschritte und verbleibt »in der liebevollen Gefangenschaft seiner Familie« – wie es eine Jugendliche einmal ausdrückte. Ein Ausweg aus diesem Dilemma ist alleine kaum zu finden, sodass der Suizid als der einzige Weg aus dieser unerträglichen Situation erscheinen mag. Nur in einer Koevolution, in einer parallelen Entwicklung von Mutter, Vater und Kind/Jugendlichem hin zu einem jeweils neuen Entwicklungsstadium kann eine Lösung gefunden werden.

Orbach (1997, S. 144 ff.) berichtet die Fallgeschichte von Jimmy, einem Achtjährigen, der versuchte, sein Leben durch einen Sprung aus dem Fenster zu beenden. Ausgangspunkt war, dass eine seiner Mitschülerinnen Jimmys Hose bis zu seinen Knöcheln heruntergezogen hatte, zum Vergnügen der anderen. Gedemütigt und schockiert lief Jimmy zum Fenster des Klassenzimmers im zweiten Stock und schrie: »Ich werde springen!« Die schnelle Reaktion zweier Mitschülerinnen hinderte ihn an der Ausführung seiner Drohung. Erst später erzählte Jimmy seinem Lehrer, dass er schon lange vor dem Vorfall beschlossen habe, sich umzubringen.

Jimmys Vater wirkte sanft und gutmütig, ein Mann, der sich unermüdlich seiner Familie widmete. Er hatte oft die Arbeitsstelle gewechselt und Aufstiegsmöglichkeiten ausgeschlagen, um ein konstantes, enges Familienleben aufrechtzuerhalten. Jimmys Mutter wirkte erschöpft und müde, von einer auswärts gelegenen Arbeitsstelle ausgelaugt, die sie nicht mochte, die die finanzielle Lage der Familie aber erforderte. Beide Eltern hatten in ihrer Kindheit ein Defizit an liebevoller Zuwendung empfunden und versuchten nun auszuschließen, dass ihre eigenen Kinder jemals diesen Mangel erlitten. So verbrachten sie jede freie Minute mit Jimmy und seiner jüngeren Schwester und riefen im Laufe des Tages häufig zu Hause an, um an den Aktivitäten der Kinder teilzuhaben. Die Mutter verlangte, dass die Kinder sofort nach Schulschluss nach Hause gingen, und schon die kleinste Verspätung versetzte sie in Panik. Ihre Anrufe zu Hause waren gespickt mit Anweisungen und Strafandrohungen. Während Jimmy seine Hausaufgaben machte, rief sie häufig an, um sein Vorankommen zu überprüfen. Soziale Kontakte außerhalb der Familie wurden sanktioniert. Wenn Jimmy die Mutter bat, hinausgehen zu dürfen, um mit Freunden zu spielen, schalt sein Vater ihn für seinen Mangel an kindlicher Anhänglichkeit, da er seine Freunde den Eltern vorziehe. Außer gelegentlichen Besuchen bei den Großeltern gab es kaum Außenkontakte der Kernfamilie. Jimmys Eltern äußerten ihr Entsetzen über seinen Mangel an Dankbarkeit. Er wisse einfach nicht, ihre Zuneigung und ihre Opfer zu schätzen. Die eigene Beziehung wurde als ein Ideal an Harmonie dargestellt, ohne jegliche Spannung und ohne Konflikte.

Innerhalb der Therapie zerbrach der Mythos der idealen, schutzgewährenden Familie, und es wurde ein hohes Ausmaß an Wut und Aggressionen bei allen Familienmitgliedern deutlich. Orbach resümiert, dass Jimmys Familie charakteristische Merkmale mit anderen symbiotischen Familien geteilt habe: die erstickende Enge, der erdrückende Zugriff auf die Kinder, die strafende Demütigung und das Verlagern von eigenem Leid auf die Schultern der Kinder, die den Sündenbock abgeben müssen.

8.3.4 Chaos und emotionale Instabilität

Orbach (1997) benannte als eine weitere familiäre Konstellation, die zum Auftreten von Suizidhandlungen im Jugendalter beitragen kann, die Multiproblemfamilie. Solche Familien sind durch Chaos und emotionale Instabilität gekennzeichnet, die die Funktion der Familie erodieren lassen und die Interaktion in der Familie negativ prägen. Sie sind belastet durch eine Fülle von chronischen Problemen wie psychische Erkrankungen eines Elternteils, gesundheitliche Schwierigkeiten, Substanzmissbrauch, Kindesmissbrauch, wiederholte Arbeitslosigkeit, häufige Trennungen und Scheidung der Eltern sowie Tod eines Familienmitgliedes. Die Folge ist häufig eine hohe erzieherische Inkonsistenz und Willkür, wie sie häufig von Kindern und Jugendlichen mit Suizidgedanken und Suizidhandlungen wahrgenommen wird (u. a. Schröer 1995, S. 112 f.). Offensichtlich stellt in solchen Familien mehr die chronische, allgegenwärtige Natur dieser Probleme eine Belastung dar als die Belastung durch ein einzelnes schweres Problem. Den Kindern gelingt es nicht, die notwendigen Bewältigungskompetenzen zu entwickeln, um mit ihrer schwierigen Umwelt umgehen zu können, und sie entwickeln auch nicht die notwendigen Fähigkeiten, um Freundschaften aufzubauen. Solche Kinder erleben in wachsendem Maße Verzweiflung und Hoffnungslosigkeit. Der Suizid kann ihnen als vielversprechender Ausweg aus ihrer schmerzhaften Realität erscheinen.

8.3.5 Diffusität von Zuständigkeit und Verantwortung

Sehr belastete Familien mit einer Fülle an chronischen Problemen suchen häufig Unterstützung beim Jugendamt. Andere erfahren Kontrollmaßnahmen durch das Jugendamt zur Sicherung des Kindeswohls, sei es als ambulante Hilfen, sei es durch stationäre Unterbringung. Besonders bei ausagierenden Problemen kann es dazu kommen, dass eine Vielzahl von Helfern involviert ist, die Koordination der Maßnahmen aber nur unzureichend erfolgt. Bei stationären oder erlebnispädagogischen Maßnahmen wird dann nicht selten die begleitende Elternarbeit vernachlässigt. Unzureichende elterliche Unterstützung führt aber häufig zum Scheitern der ambulanten oder stationären Maßnahmen; das Kind oder der Jugendliche wird dann von einer Einrichtung zur nächsten weitergereicht. So kann es geschehen, dass als wesentlicher Hintergrund für das Auftreten von Suizidalität eines Jugendlichen eine hohe Verantwortungsdiffusion im – meist umfangreichen – Kreis der beteiligten Zuständigen und helfenden Erwachsenen festzustellen ist. Jeder der Beteiligten übernimmt von Zeit zu Zeit Verantwortung für den Jugendlichen, scheitert und reicht daraufhin den Stab der Verantwortung an den nächsten weiter, der nach einiger Zeit auch scheitert und wieder den nächsten in die Pflicht nimmt etc. Es ist naheliegend, dass der Jugendliche an einer solchen Wattewand von Verantwortung bzw. Verantwortungslosigkeit keinen Halt findet, dass diese Diffusität ihm weder ein Dafür noch ein Dagegen möglich macht und er nichts als Ohnmacht erlebt.

8.3.6 Die tödliche Botschaft

Freud äußerte in *Trauer und Melancholie* (1949, S. 438 f.),

> »dass kein Neurotiker Selbstmordabsichten verspürt, der solche nicht von einem Mordimpuls gegen andere auf sich zurückwendet«.

Diese Idee, dass der suizidale Mensch Tötungsimpulse gegen andere hat, wurde unter Psychoanalytikerinen zum Allgemeingut, sodass Federn 1929 (S. 288) eine Erweiterung formulieren konnte mit dem Satz:

> »Wenn es allgemein gilt, dass nur der sich ermordet, der einen anderen zu töten wünscht, so muss man hinzufügen, dass – (in der Regel) – nur der sich mordet, den ein anderer tot wünscht.«

Einen etwas anderen Aspekt äußerte Sadger 1910 (nach Etzersdorfer 2012, S. 33), wenn er schrieb:

> »Das Leben gibt bloß jener auf, der Liebe zu erhoffen aufgeben musste!«

Etzersdorfer unterstellt dazu, dass nicht eine Kritik an Helfern oder Angehörigen gemeint sei, die sich nicht genügend engagieren, sondern dass der Suizidale es so wahrnehme, weil er in der suizidalen Einengung nur Ablehnung und Zurückweisung erleben könne. Allerdings darf man nicht die Augen davor verschließen, dass aggressive Impulse und aggressive Äußerungen in Familien, in denen eine Jugendliche oder ein Jugendlicher einen Suizidversuch oder einen Suizid vollzieht, nicht selten eine große Rolle spielen.

Sabbath (1969) spricht von Familien mit einem entbehrlichen oder überflüssigen Kind (»expandable child«). Es ist ein Kind, das von seiner Familie nicht länger ertragen oder benötigt wird, weder als Objekt von Liebe und Zuwendung noch als Delegierter für die Erfüllung der Wünsche und Bedürfnisse der Eltern. Das überflüssige Kind nimmt die Unzufriedenheit der Eltern mit seiner Anwesenheit in der Familie wahr. Es hört mehr oder weniger direkte Botschaften des Wunsches der Eltern, es wäre nie geboren worden oder es würde am besten verschwinden. Solche elterlichen Haltungen können im Zusammenhang stehen mit ungeplanten Schwangerschaften, die beispielsweise die beruflichen Pläne der Mutter oder des Vaters zerstörten, oder mit der Wut einer Mutter, die in ihrem Sohn alle negativen Eigenschaften ihres ehemaligen Ehemanns sieht. Für Sabbath ist es der chronische Charakter solcher feindlichen und abweisenden Kommunikationen, der schließlich den Jugendlichen dazu bewegt, den von ihm wahrgenommenen Wunsch seiner Eltern durch einen Suizid zu erfüllen.

Richman und Rosenbaum (1970) haben in einer klinischen Studie über 100 suizidale Personen jeden Alters gemeinsam mit mindestens einem Familienmitglied interviewt und 36 Personen noch ausführlicher untersucht, um die Rolle von Feindseligkeit und Todeswünschen seitens der Familie und der Gesellschaft bei Suizidversuchen zu erfassen. Sie beschreiben, dass sie sehr beeindruckt waren nicht nur von der Aggression, die die suizidale Person zeigte, sondern von dem Ausmaß der Feindseligkeit und Aggressivität, die gegen diese suizidale Person gerichtet wurden. Ihre Familienstudien hätten darauf hingewiesen, dass Aggressionen ein wichtiges Verhaltensmerkmal jeder Person in dieser Situation gewesen seien. Sie seien verblüfft gewesen darüber, wie häufig sich Familienmitglieder als Opfer ihrer kranken, bösen oder beeinträchtigten Familienmitglieder beschrieben und wie sie die eigenen feindseligen und abweisenden Haltungen als gerechtfertigt gekennzeichnet hätten.

Aus ihrer Befragung sei klar hervorgegangen, dass die meisten suizidalen Menschen – im Unterschied zu den Personen der Kontrollgruppe – feindliche oder abweisende Haltungen und Einstellungen ihrer Familienmitglieder wahrgenommen hatten. So hätten die meisten von ihnen mit »Ja« geantwortet, wenn Fragen gestellt worden seien wie: »Hatten Sie je das Gefühl, dass Ihre Familienmitglieder es satt waren mit Ihnen?« – »Hatten Sie je den Eindruck, Ihre Familienmitglieder würden wünschen, Sie seien tot?« – »Haben Sie selbst je den Eindruck gehabt, den anderen würde es besser gehen, wenn Sie tot oder fort wären?« Unter den interviewten Familienmitgliedern sei zumindest eine Person gewesen, die eine der folgenden Fragen bejaht hätte: »Hat der Patient Sie ärgerlich gemacht?« – »Hatten Sie die Nase voll von ihm?« – »Hatten Sie je den Eindruck, dass der Patient für Sie eine zu große Belastung darstellte?«

Dieses Erleben des suizidalen Patienten, dass die Familienmitglieder ihn als Belastung sehen und dass es ihnen besser ginge, wenn er tot wäre, ist oft in der Literatur angeführt worden, aber der interpersonale Charakter ist nach Ansicht der Autoren nur unzureichend wahrgenommen worden. Denn die Untersuchung habe gezeigt, dass es sich dabei nicht um Fantasien des suizidalen Individuums handle, sondern um meist verdeckte, aber oft auch überraschend offene und bewusste Botschaften der Angehörigen. In manchen der interviewten Familien seien alle Familienmitglieder einschließlich des Patienten sehr ruhig, beherrscht und tendenziell verschlossen gewesen. Sie hätten ein Minimum verbaler Interaktion gezeigt, demgegenüber jedoch viele Gesten, Seitenblicke, Warnhinweise und andere nonverbale Zeichen, die darauf hingewiesen hätten, dass unter dem Deckel der Verschwiegenheit viel Kommunikation stattgefunden habe. Andere Familien hätten Todeswünsche lachend und in vermeintlich spaßigen, witzigen Anmerkungen geäußert. So habe beispielsweise eine Mutter beim Besuch ihres 20 Jahre alten Sohns, der von einer Brücke gesprungen sei, im Krankenhaus geäußert: »Das nächste Mal nimm eine höhere Brücke!« Als ein dreizehnjähriges Mädchen ihrer Mutter eingestanden habe, einen Suizidversuch mit den Tranquilizern der Mutter gemacht zu haben, habe die Mutter sie als Lügnerin beschimpft und geäußert: »Wenn du alt genug wärst und wüsstest, was du sagst, dann hättest du die ganze Flasche leer gemacht.« Sie habe dann eine nahezu volle Flasche vor ihrer Tochter aufgestellt und das Haus verlassen. Als sie einige Stunden später zurückgekommen sei, habe ihre Tochter im Koma gelegen, die – so die Autoren – nun bewiesen hatte, dass sie »alt genug« war. Die Autoren betonen, dass die suizidogene Botschaft nicht sei: »Ich könnte dich umbringen«, sondern: »Uns würde es allen besser gehen, wenn du tot wärst.«

Das Ausmaß der Streitigkeiten zwischen den Familienmitgliedern sei in den Familiengesprächen wesentlich größer gewesen, als es von den beiden Parteien berichtet worden sei, wenn sie einzeln befragt wurden. Anders als in Einzelgesprächen sei im Familiengespräch ein hohes Maß an Aggression gegen die suizidale Person geäußert worden, die sich nicht in der Lage gezeigt habe, zu antworten und Beschuldigungen zurückzuweisen. Darauf angesprochen seien Erklärungen gegeben worden wie: »Meine Mutter ist krank; ich darf sie nicht aufregen.« In den Familien, in denen der Patient keine so hohe Ausprägung von Suizidalität gezeigt habe, habe er häufig in einer feindlichen Allianz gemeinsam mit einem Familienmitglied gegen den anderen gestanden und sei oft der Sprecher für den schweigenden Partner in einem familiären Kampf gewesen. Je höher die Suizidalität gewesen sei, umso heftiger hätten oft beide, Patient und Familie, jeglichen Anteil der Familienmitglieder an dem Geschehen geleugnet, und das auch angesichts offen ausgetragener Meinungsverschiedenheiten.

Die Autoren verweisen darauf, dass der Faktor Aggression in Fällen von Suizidhandlungen nur in Gesprächen mit den Familienmitgliedern erkannt und verstanden werden könne, da die Aggression meist von den Familienmitgliedern ausgehe und der Patient als Empfänger der aggressiven Botschaften nicht in angemessener Weise darauf reagieren könne. Er müsse sowohl mit seiner eigenen Aggression als auch mit der Aggression der bedeutsamen Anderen umgehen. In manchen Fällen seien sozialer Druck und Ausstoßungstendenzen seitens der Gesellschaft beispielsweise gegenüber körperlich und geistig Behinderten hinzugetreten. Die Therapeutin müsse nicht nur immer fragen: »Wen möchte der suizidale Patient töten?«, sondern ebenso: »Wer möchte, dass er stirbt?« Bei Jugendlichen richte sich der Blick dabei auf die für ihn relevanten Personen, nämlich die Familienmitglieder, aber auch möglicherweise auf einen Freund oder eine Freundin, den Arzt oder die Betreuerin im Heim, die Gesellschaft - oder aber alle Genannten.

8.3.7 Die Alles-oder-nichts-Idee

Familien, in denen Jugendliche Suizidhandlungen begehen, tendieren oft - ähnlich wie Familien mit Jugendlichen, die sich depressiv zeigen

– zu einem Alles-oder-nichts-Denken. Es gibt für sie nur zwei Alternativen: Entweder ja oder nein, die eine oder keine, völlig in Ordnung oder nichts in Ordnung. Im Hinblick auf seine Suizidgedanken bedeutet das: entweder eine 100%-Lösung oder eben gar keine, d. h. der Suizid. Therapeutisch muss es dann darum gehen, mit dem Jugendlichen und seinen Familienmitgliedern die vielen Alternativen und die Zwischenlösungen zu entwickeln und Vorstellungen anzuregen, dass auch Zwischentöne und Kompromisse wertvoll und anerkennenswert sein können.

Julian, 16 Jahre, war ein guter Schüler eines Gymnasiums. Auch sportlich war er erfolgreich. Über mehrere Jahre hatte er die jeweilige Altersliste seines Tennisvereins angeführt. Ein gleichaltriger Junge, dessen Familie zugezogen war, löste ihn jedoch vor einem halben Jahr an der Spitze ab. Als Julian zum zweiten Mal gegen ihn verloren hatte, trat er nicht nur aus dem Verein aus, sondern hörte mit dem Tennisspielen ganz auf. Ähnliches geschah in der Schauspielgruppe der Schule. Julian war ganz darauf orientiert gewesen, dass die Hauptrolle bei der nächsten Aufführung mit ihm besetzt werde. Als ein anderer Junge dafür ausgewählt wurde, weigerte er sich, eine ihm übertragene, ebenfalls wichtige Rolle zu übernehmen, und trat aus der Theatergruppe aus. In der letzten Woche hatte er sich zudem von seiner Freundin abgewandt, die zum derzeitigen Zeitpunkt keine intime Beziehung mit ihm eingehen wollte. Julian wählte für seine Suizidhandlung sorgfältig ein Wochenende, an dem die Eltern zu einem Verwandtenbesuch fortfuhren. Nur dadurch, dass sie wider Erwarten vorzeitig zurückkamen, wurde er noch rechtzeitig gerettet.

8.3.8 Schuld- und Verdienstkonten in Familien

Ivan Boszormenyi-Nagy, der seit Ende der 70er-Jahre häufig in Deutschland zu Gast war und in vielen Workshops und Tagungen sein Konzept der kontextuellen Therapie vermittelt hat, war einer der wesentlichen Vertreter der Mehrgenerationenperspektive und betonte nachdrücklich die Rolle von Gerechtigkeit im Geben und Nehmen, Allparteilichkeit und Loyalität innerhalb familiärer Beziehungen, auch und gerade bei ausgestoßenen und vermeintlich illoyalen Familienmitgliedern. Mit »Parentifizierung« prägte er einen weiteren wichtigen Begriff, der heute einen festen Platz im therapeutischen Lexikon hat und der die Übernahme einer Erwachsenenrolle durch die Kinder bezeichnet, die aufgrund fehlender oder unklarer Generationengrenzen zu emotionalen und realen Versorgern ihrer Eltern werden.

Boszormenyi-Nagy lenkte mit Blick auf die Suizidalität von Kindern und Jugendlichen die Aufmerksamkeit auf die Verteilung von Schuld und Verdienst unter den Familienmitgliedern als mächtige Kräfte im Hinblick auf die Vertrauenswürdigkeit der Familienbeziehungen.

> So berichtete er über Roberts Familie, in der die Großmutter mütterlicherseits sowohl von ihrem Ehemann als auch von ihrem Sohn sehr viel Feindseligkeit erfuhr. Roberts Mutter hatte in ihrer Herkunftsfamilie bereits seit Langem die Rolle der Friedensstifterin übernommen, wo sie mit allen Mitteln versuchte, den Familienzusammenhalt zu sichern. Sie mühte sich, die Konflikte zu verdecken, und unterstützte jeden Ansatz von Vertrauen. Erschöpft durch diese Bemühungen vernachlässigte sie ihre eigene Ehe und Familie, deren Bedürfnisse sie nicht erfüllen konnte. Unter diesem Druck begann sie in hohem Maße, die Unterstützung ihres Sohnes Robert zu suchen. Als gewissenhafter Sohn versuchte Robert, die Wünsche und Ansprüche seiner Mutter zu erfüllen. Er übernahm die Rolle des Beraters seiner Mutter. Obwohl er lediglich über die Ressourcen eines zwölfjährigen Jungen verfügte, kam Robert damit eine wichtige Aufgabe bei der Aufrechterhaltung der Vertrauenswürdigkeit der erweiterten Familie zu. Seine Beiträge wurden aber nie anerkannt – zumindest aus seiner Perspektive nicht genug gewürdigt. Am Tag seines Todes wurde er zusätzlich ungerechtfertigt beschuldigt, seinem Bruder Geld entwendet zu haben. Der Druck wurde für ihn unerträglich. In seinem Abschiedsbrief schrieb er:
> Liebe Mutter,
> ich bin nicht perfekt. Aber ich habe einen Weg gefunden.
> In Liebe, Robert

Je mehr die Eltern von ihrer eigenen Herkunftsfamilie ausgebeutet werden, so Boszormenyi-Nagy, umso leichter kann es geschehen, dass ein Kind in die Rolle des Gebenden gerät. Ihm kommt damit eine Position zu, der es nicht gewachsen ist. Es fühlt sich unfähig, die gestellten Aufgaben zu erfüllen, es erlebt sich als unzureichend und nutzlos. Die Therapeutin muss Wege finden, wie die Verteilung der Belastungen innerhalb der Familie fairer geregelt werden kann. Das gelingt ihr am ehesten, indem sie den Konflikt zumindest zunächst außer Acht lässt, vielmehr auf die Stärken der einzelnen Familienmitglieder fokussiert, die verdienstvollen Leistungen der einzelnen Familienmitglieder herausarbeitet und als wesentlichen Beitrag für die Familie anerkennt. Damit kann das Kind davon befreit werden, der wichtigste Lastenträger innerhalb der Familie zu sein.

8.4 Die Bedeutung der Kompetenz- und Kontrollüberzeugung

In dem vorangegangenen Abschnitt wurden unterschiedliche Familienkonstellationen dargestellt, die sich in einem Punkt ähneln: Sie zeichnen sich aus durch eine hohe Rigidität und Starre; Veränderungen in den Grundannahmen und Verhaltensmustern sind kaum anzustoßen. Die Mitglieder dieser Familien erleben wenig Einfluss- und Kontrollmöglichkeiten. Veränderungen, die für ihre persönliche Entwicklung wichtig sind, stoßen auf Ablehnung oder werden in nur ganz geringem Maße zugelassen.

Das Erleben von Einfluss und Kontrolle ist aber eine im buchstäblichen Sinne lebenswichtige Erfahrung – so beispielsweise die Erfahrung für den Säugling, dass er durch sein Schreien, ausgelöst durch sein Hungergefühl, bewirken kann, gestillt oder gefüttert zu werden. Die »Locus-of-Control«-Forschung hat vor allem in den USA umfangreiches Material zusammengetragen, das in eindrucksvoller Weise belegt, wie sehr körperliche und psychische Gesundheit mit dem Ausmaß der Kompetenz- und Kontrollüberzeugung einhergeht.

Im Einzelnen gibt die Kontrollüberzeugung eines Menschen Aufschluss darüber, in welchem Ausmaß eine Person der Überzeugung ist, sie könne Einfluss auf die Ereignisse in ihrem Leben haben und sie bis zu einem gewissen Grad kontrollieren. Sie beschreibt zudem die Annahmen, die diese Person über die Ursachen der Ereignisse in ihrem Leben hat. Menschen mit einer *internen Kontrollüberzeugung* glauben, dass sie selbst in erheblichem Umfang dazu beitragen können, wie die Ereignisse in ihrem Leben verlaufen. Sie sehen sich in der Lage, Änderungen zu vollziehen, um ein gewünschtes Ergebnis zu erreichen. Demgegenüber glauben Menschen mit *externer Kontrollüberzeugung*, dass die Dinge in ihrem Leben außerhalb der eigenen Kontrolle liegen. Sie sehen sich abhängig vom Schicksal oder mächtigen Anderen. Sie erleben eine geringe Möglichkeit, ihre Umgebung zu beeinflussen, und sehen sich äußeren Mächten ausgesetzt.

> »Die meisten von uns erleben sich im mittleren Bereich der Kontrollüberzeugung; wir denken, dass wir einige Dinge (zum Beispiel unsere Gesundheit) beeinflussen können, aber stellen auch fest, dass wir auf anderes (zum Beispiel das Wetter) keinen Einfluss haben« (Nelson a. Singg 1998, S. 354).

Menschen mit internaler Kontrollüberzeugung sehen ein Problem als Herausforderung und wählen problemorientierte Bewältigungsstrategien. Demgegenüber neigen Menschen mit externaler Kontrollüberzeugung in verstärktem Maße dazu, Bedrohungen wahrzunehmen, und wenden emotionale Bewältigungsstrategien an (Lauer et al. 2008).

Viele Studien zeigen einen Zusammenhang zwischen einer externen Kontrollüberzeugung und Suizidgedanken sowie einem erhöhten Suizidrisiko (u. a. Beautrais, Joyce a. Mulder 1999). Auch Lauer und Kollegen (2008) konnten in einer 2007 durchgeführten Untersuchung nachweisen, dass Suizidversuche bei solchen Menschen in höherem Maße auftreten, die der Überzeugung sind, dass die Dinge in ihrem Leben durch Zufall bedingt sind, und die weniger problemorientierte Bewältigungsstrategien einsetzen. Unter solchen Umständen sei es nicht überraschend, dass solche Menschen Gefühle von Machtlosigkeit, Hilflosigkeit und Hoffnungslosigkeit entwickeln würden - Gefühle, die mit der Zeit zu verstärkten Suizidgedanken führen könnten. Demgegenüber würden Menschen mit internaler Kontrollüberzeugung ein Problem als Herausforderung betrachten und problemorientierte Bewältigungsstrategien wählen. Eine deutliche Beziehung zwischen Suizidverhalten und einer erhöhten externen Kontrollüberzeugung beschrieben auch Pearce und Martin im Jahr 1993. Sie äußerten die Überzeugung, dass die Erfassung der Kontrollüberzeugung geeignet sei, Jugendliche mit einem erhöhten Suizidrisiko zu identifizieren.

In einer Untersuchung von Evans, Owens und Marsh (2005), die die Bedeutung von unmittelbaren Umweltfaktoren zu erfassen suchten, bestätigten sich diese Befunde erneut sowohl für weibliche als auch männliche Jugendliche. Darüber hinaus erfassten die Autoren aufschlussreiche Details dazu, was Einfluss auf das Kontrollerleben von Jugendlichen hat. So berichteten in ihrer Untersuchung vor allem suizidale weibliche Jugendliche über das Fehlen eines persönlichen Raums und einer Einbindung in ihr Zuhause. In geringerem Maße als die Kontrollgruppe beschrieben sie ihr Zuhause als einen wichtigen Platz oder ihr Zimmer als den von ihnen favorisierten Ort. Die Autoren schließen daraus, dass das Fehlen des Erlebens, Kontrolle über die unmittelbaren Umweltfaktoren zu haben, mit steigendem Suizidrisiko verbunden ist. Ein weiteres Ergebnis ihrer Untersuchung war, dass hochsuizidale Jugendliche offensichtlich Orte außerhalb der häuslichen Umgebung aufsuchen, wo sie mehr Kontrolle haben. Dies scheine den Jugendlichen zu helfen, ein Erleben der eigenen Identität zu haben und Kontrolle über ihre Umgebung herzustellen, wie es zu Hause nicht erreichbar sei.

So wichtig dieses Konzept der Kompetenz- und Kontrollüberzeugung zum Verständnis einer suizidalen Handlung eines Kindes oder Jugendlichen ist, so wichtig ist es zugleich, die Kontrollüberzeugung nicht als individuelles Merkmal zu betrachten, sondern als Merkmal der familiären Konstellation, in die dieses Kind oder dieser Jugendliche eingebunden ist. Dementsprechend müssen sich dann auch die therapeutischen Maßnahmen auf das Gesamtsystem beziehen und nicht in nur auf das Kind oder den Jugendlichen gerichteten Maßnahmen stecken bleiben.

8.5 Krankheit als untauglicher Erklärungsansatz

Von vielen Autoren wird Krankheit, zumeist eine Depression, als Erklärungsansatz für Suizidhandlungen von Kindern und Jugendlichen – entsprechend auch für die von Erwachsenen – herangezogen. Bei genauer Betrachtung stellt sich allerdings der Nutzen dieses Erklärungsansatzes als äußerst gering dar, während die damit eingehandelten Nachteile und Gefahren weit überwiegen. Folgende Gesichtspunkte erscheinen dabei als besonders gravierend:

1. Die Diagnose »Depression« wird daraus abgeleitet, dass der Jugendliche sich seit längerer Zeit aus seinen Sozialkontakten zurückzieht, eine gedrückte Stimmung zeigt, Freude an den meisten Aktivitäten verloren hat und Suizidgedanken bzw. -absichten äußert. Wenn dann die diagnostizierte Depression als Grund für das beschriebene Verhalten und die Suizidpläne des Jugendlichen benannt wird, ist das ein tautologischer Schluss, der in keiner Weise weiterführt. Denn bekanntlich sind Diagnosen nach ICD oder DSM lediglich zusammenfassende Beschreibungen bestimmter Verhaltensweisen.
2. Der einzige Nutzen, der durch diese Einführung des Krankheitskonzeptes erreicht werden könnte, besteht darin, dass die Familie des Jugendlichen sich davon befreit sieht, in irgendeiner Weise mit der Suizidhandlung des Jugendlichen zu tun zu haben und an einer Lösung der suizidalen Situation teilhaben zu können. Eltern können sich beispielsweise von einem Schulderleben entlastet sehen, da ja nun die »Krankheit« schuld ist. Dieser »Vorteil« wird aber teuer erkauft. Denn es dürfte unter dieser Voraussetzung wesentlich schwerer fallen, das Familiensystem in eine fruchtbare gemeinsame Arbeit einzubinden und alle Familienmitglieder zu einer intensiven Auseinandersetzung mit der aktuellen Familienkrise zu motivieren.
3. Jugendliche haben ein großes Bedürfnis, psychisch gesund zu sein. Sie wollen keinen »Hau weg« haben, kein »Psycho« oder »behindert« sein. Sie mit der Idee der Krankheit als Ursache für ihren Suizidversuch zu konfrontieren bedeutet, ihre berechtigte autonome Entscheidung zum Suizid nicht anzuerkennen, sie mit ihrer Suizidhandlung nicht ernst zu nehmen und ihren Selbstwert weiter herabzusetzen. Die Wahrscheinlichkeit, dass ein Jugendlicher sich in Reaktion darauf auf eine gute psychotherapeutische Zusammenarbeit einlässt, dürfte eher gering sein.

4. Die vielleicht größte Gefahr aber besteht darin, dass die Therapeutin sich mit dem Erklärungsansatz »Depression« allzu schnell zufrieden gibt und sich selbst daran hindert, aufmerksam auf das familiäre Hintergrundgeschehen für die Suizidhandlung des Jugendlichen zu schauen und mit der ganzen Familie an Veränderungen in den Umweltbedingungen in der Zukunft zu arbeiten, die dann weitere Suizidhandlungen überflüssig werden lassen.

Ähnliche Gedanken haben andere Autoren auch bereits geäußert. So weist Orbach (1997, S. 50) darauf hin, dass eines der Hauptkriterien für die ärztliche Diagnose »Depression« eine zwanghafte Beschäftigung mit Tod und Todessehnsucht sei. Dabei falle der tautologische Gebrauch derselben Charakteristik für beide Zustände auf.

> »Zum Beispiel wird ein Junge, der permanent mit Gedanken an den Tod und Todessehnsucht beschäftigt ist, sofort als depressiv eingestuft. Dasselbe Verhalten dient jedoch als Grundlage, suizidale Tendenzen zu diagnostizieren.«

Eink und Haltenhof (2012, S. 36) warnen ebenfalls und schreiben:

> »Erklärungsansätze nach dem Krankheitsmodell deuten das suizidale Verhalten schlicht aus der Dynamik der psychischen Erkrankung, also etwa aus dem veränderten Erleben im Rahmen von Depressionen oder einer schizophrenen Psychose. Es gibt allerdings keine Krankheit ›Suizidalität‹. Nicht alle Lebensmüden sind krank, und (psychisch) Kranke könnten sich meist aus den gleichen Gründen wie die Gesunden aus Verzweiflung und Hoffnungslosigkeit suizidieren.«

Die Autoren fordern dementsprechend,

> »Suizidalität als Ausdruck einer menschlichen krisenhaften Entwicklung (anzusehen), die beim Betroffenen in der Regel mit Gefühlen des Gescheitertseins und der Hoffnungslosigkeit verknüpft ist und die gleichzeitig als Form eines (destruktiven) Krisenbewältigungsversuches verstanden werden kann«.

Suizidalität solle deshalb nicht als genetisch verursachtes Defizit im Serotoninstoffwechsel betrachtet werden, sondern als etwas, das vom Betroffenen im Kontext biografischer Erfahrungen als Handlungsmöglichkeit bewusst oder unbewusst »gewählt« werden kann. Ein beispielsweise durch die Diagnose Depression ausgelöster Reflex, eine antidepressive medikamentöse Behandlung anzusetzen, verschleiert den Hintergrund der Suizidhandlung eher - abgesehen von einer potenziellen Verstärkung der Suizidtendenz durch die Medikation (siehe Kap. 13).

8.6 Suizid ist keine Impulshandlung

Wenn ein Jugendlicher im Anschluss an einen Suizidversuch nach dem Grund seiner Suizidhandlung gefragt wird, benennt er - wenn überhaupt - aktuelle Anlässe wie einen heftigen Streit mit seinen Eltern, eine erlebte Herabsetzung durch den Lehrer oder das Verlassenwerden durch die Freundin. Tatsächlich aber gewinnen diese Anlässe nur auf dem Hintergrund einer Monate bis Jahre dauernden Geschichte des Erlebens von Nicht-verstanden-Werden, Einsamkeit, Verzweiflung und Hoffnungslosigkeit ein solches Gewicht, dass sie Auslöser für eine Suizidhandlung sein können. Die Therapeutin sollte sich deshalb nie mit der Erklärung »Impulshandlung« zufriedengeben, sondern gemeinsam mit der Familie des Jugendlichen nach familiären Lösungen für eine zu unterstellende, die Entwicklungsmöglichkeiten einschränkende familiäre Konstellation forschen.

Diese Sichtweise wird von vielen Forschern unterstützt. So fanden Teicher und Jacobs (1966) in einer Untersuchung, dass sich keine Hinweise darauf zeigten, das Suizidverhalten und die Suizidabsicht Jugendlicher seien in irgendeiner Weise impulsiv aufgetreten, nur vorübergehend, nicht ernsthaft oder verantwortungslos (»irresponsible«) gewesen. Die Suizidversuche seien in den meisten Fällen sorgfältig vorbereitete Handlungen gewesen, die rational abgewogen worden seien gegen andere Alternativen und Lösungen angesichts einer progressiv ansteigenden Serie von Problemen. Sie seien erst gewählt worden, nachdem solche Methoden wie rebellisches Verhalten, Rückzug, Weglaufen und andere Symptome eine Erleichterung der Situation, d. h. des Familienproblems, nicht gebracht hätten.

Auch Orbach (1997, S. 57 f.) fasst die ihm vorliegenden Untersuchungen zu dieser Frage dahingehend zusammen, dass die systematische Forschung darauf hinweise, Impulsivität habe nur eine begrenzte Bedeutung beim Suizid von Kindern. Die Einstellung, Suizid würde ohne Vorwarnung und ohne ersichtlichen Grund von Kindern durchgeführt, stelle nicht mehr dar

> »als einen Mangel an Bewusstsein über die innere Zerrissenheit des Kindes und die Probleme, denen es sich ausgesetzt sieht«.

9 Erkennen und Einschätzen der Suizidalität

Nachfolgend werden unterschiedliche Modelle der Entwicklung zur Suizidalität dargestellt, weil jedes auf seine Art geeignet ist, die Wahrnehmung für eine beginnende oder sich allmählich zunehmend aufbauende Suizidalität von Kindern und Jugendlichen zu schärfen. Ergänzend werden Merkmale akuter Suizidalität aufgeführt.

9.1 Anzeichen einer Entwicklung zur Suizidalität

9.1.1 Das präsuizidale Syndrom

1. Einengung
   - sozialer Rückzug
   - situative Einengung
   - Entwertung früherer Vorlieben
2. Aggressionshemmung
   - Vorwurfshaltung gegen Personen der Umwelt
   - ohnmächtige Wut
   - Aggressionsstau
   - Aggressionsumkehr
3. Suizidpläne
   - Suizidfantasien
   - offene Suizidankündigungen
   - indirekte Suizidankündigungen
   - Verschenken geschätzter Gegenstände
   - Weglaufen
4. Psychosomatische Beschwerden
   - Bauch- und Kopfschmerzen
   - Appetitlosigkeit
   - Schlaflosigkeit

Abb. 4: Das präsuizidale Syndrom bei Jugendlichen (nach Ringel 1955 und Löchel 1983)

Ein frühes Anzeichen ist ein sozialer Rückzug. Der Jugendliche verhält sich zunehmend gehemmt, vergrault seine Freunde, meidet die Gleichaltrigen und beschäftigt sich nur noch mit sich selbst. In der weiteren Entwicklung kommt es zu einer situativen Einengung: Bestimmte Situationen werden als bedrohlich und überwältigend erlebt, die eigene Person als ohnmächtig und wie ausgeliefert empfunden. Die Wahrnehmung wird in diesem Sinne verzerrt; gleichförmige Gedankenabläufe wiederholen sich ständig. Schließlich werden die Situationen gemieden und die zwischenmenschlichen Beziehungen weiter eingeschränkt. Sie werden einerseits zahlenmäßig verringert; zum anderen werden die noch bestehenden Beziehungen für uninteressant und wertlos erklärt. In der Folge fühlt sich der Jugendliche immer stärker unverstanden und einsam. Ähnlich wie er die Personen der sozialen Umwelt und die Beziehungen entwertet, kommt es auch zu einer Entwertung früher geschätzter Aktivitäten und Lebensfelder, wodurch sich die Isolierung noch vergrößert.

Ein weiteres Merkmal ist die Hemmung aggressiver Impulse, obwohl heftige Vorwürfe gegen Außenstehende empfunden werden. Die Jugendlichen betrachten die Personen ihrer Umwelt vorwurfsvoll. Das Aggressionsobjekt erscheint jedoch übermächtig. So kommt es zu einem Zustand ohnmächtiger Wut und Verbitterung, die sich dann im Sinne der Aggressionsumkehr gegen die eigene Person richtet.

Schließlich treten Suizidfantasien und Suizidpläne auf. Je konkreter sie werden, je dauerhafter sie bestehen und je mehr sie sich auf eine bestimmte Selbstmordmethode hin konkretisieren, umso ernster sind sie zu beurteilen. Fast immer gehen Suizidfantasien mit Suizidankündigungen einher. Diese werden oftmals sehr direkt geäußert mit Sätzen wie: »Bald habe ich ganz viel Zeit.« – »Ich mach Schluss.« – »Mich wird ja doch niemand vermissen.« Manchmal handelt es sich aber auch um indirekte Suizidankündigungen wie plötzliche Leistungsverweigerung in der Schule, Schulschwänzen, Abwendung von den Eltern und Geschwistern, Verschenken vormals geliebter Gegenstände und schließlich Weglaufen von zu Hause als ein sehr auffälliges Alarmzeichen. Stober (1978, S. 301) berichtet, dass bei der Durchsicht von

Fallberichten aufgefallen sei, dass von 50 Kindern und Jugendlichen der eigenen klinischen Stichprobe 38 in den letzten zwölf Wochen vor dem Suizidversuch von zu Hause weggelaufen seien.

Anders als bei Erwachsenen wird die Verzweiflung und Missstimmung der Jugendlichen häufig von psychosomatischen Beschwerden wie Bauch- und Kopfschmerzen, Müdigkeit, Appetit- und Schlaflosigkeit begleitet.

9.1.2 Stadienmodell der präsuizidalen Entwicklung

Ein Stadienmodell der präsuizidalen Entwicklung wurde von Pöldinger (1968) ausgearbeitet. Er unterscheidet ein Stadium der Erwägung, ein Stadium der Ambivalenz und ein Stadium des Entschlusses:

1. Im ersten *Stadium der Erwägung* wird ein Suizid als Lösung für die als unerträglich wahrgenommenen Probleme in Betracht gezogen. Es treten Gedanken über die Sinnlosigkeit des Lebens und die Hoffnungslosigkeit der eigenen Situation auf. In dieser Phase können stimulierende Faktoren die Situation verschärfen, beispielsweise das Erleben eines Suizids in der näheren Umgebung oder Suizidberichte in den Medien.
2. Im *Stadium der Ambivalenz* findet der innere Kampf um das Für und Wider eines Suizids statt. In dieser Phase treten auch indirekte und direkte Suizidankündigungen auf. Manche Jugendliche suchen in ungewohnter Weise Kontakt zu Angehörigen oder zu anonymen Beratern (Telefonseelsorge u. a.).
3. Im dritten Stadium kommt es zu einem *Entschluss zum Suizid*. Jetzt werden Vorbereitungen für die Tat getroffen, zum Beispiel Abschiedsbriefe geschrieben und die Art und Weise der Tatdurchführung gewählt. Viele Jugendliche wirken in dieser Phase äußerlich deutlich ruhiger; der Jugendliche spricht nicht mehr von seinen Suizidabsichten und macht gegebenenfalls auch einen weniger belasteten Eindruck. Für die Therapeutin ist es deshalb wichtig, auch dann noch nach Suizidgedanken und Suizidplänen zu fragen und eine diesbezügliche Gesprächsbereit-

schaft zu signalisieren, wenn eine suizidale Krise überstanden zu sein scheint.

9.1.3 Warnhinweise in der Zusammenfassung

- Reden über den Wunsch zu sterben, Sprechen über den Tod, über den Wunsch zu verschwinden (»Am liebsten wäre ich tot«, »Ich mag nicht mehr«, »Ich will meine Ruhe haben«, »Allen würde es ohne mich besser gehen«, »Bald habe ich das alles hinter mir«)
- Rückzug, Energieverlust, Konzentrationsschwierigkeiten in der Schule, Abbrechen von Freundschaften, Verschenken von Lieblingssachen, Aufgeben von Hobbys oder sonstigen früher gern durchgeführten Aktivitäten, Weglaufen von zu Hause
- Anhaltendes Leiden an Verlusten in der kürzeren Vergangenheit (Verluste durch Tod, Scheidung, Trennung, Zerbrechen einer Beziehung)
- Veränderungen im Schlafverhalten (Schlaflosigkeit, häufiges frühes Erwachen oder Verschlafen, Albträume)
- Veränderungen im Essverhalten (Appetitlosigkeit, Gewichtsverlust, unmäßiges Essen)
- Furcht vor Kontrollverlust (unstetes Verhalten, Selbstverletzung oder Verletzung anderer)
- Verlust von Selbstbewusstsein (sich wertlos fühlen, sich schämen, sich schuldig fühlen, Selbsthass)
- Verlust aller Zukunftshoffnungen (der Glaube, die Dinge würden nie besser werden oder nichts würde sich jemals ändern)

Abb. 5: Warnhinweise auf Suizidalität eines Kindes oder Jugendlichen

9.1.4 Der Teufelskreis der Kommunikation

Wie schon gesagt, kündigen fast alle Menschen ihre Suizidabsichten in irgendeiner Weise vorher an. Man geht davon aus, dass das bei Jugendlichen in mindestens 90 % der Fälle zutrifft. Spontane Suizide ohne jegliche Veränderung im Vorfeld sind dementsprechend selten. Aber trotz solcher Warnhinweise schildern viele Eltern, dass sie von dem Suizid oder dem Suizidversuch ihres Kindes völlig überrascht worden seien. Sie hätten keine Ahnung gehabt, dass ihr Kind sich mit derartigen Gedanken beschäftige, und zu keiner Zeit einen derartigen Verdacht geschöpft. Zwar habe ihr Sohn mal geklagt, dass die Mitschüler alle »blöd« seien und dass er keine Lust mehr auf sie habe. Aber sie hätten ihm klargemacht, wie gut es ihm doch gehe und dass er doch alles habe, was er brauche. Andere Eltern räumen ein, dass ihre Tochter beispielsweise mal geäußert habe, sie wolle ihr Bett gegen einen Sarg tauschen, in dem sie am besten schlafen könne. Sie hätten derartige Äußerungen aber für eine Spinnerei gehalten, wie sie in der Pubertät halt mal vorkomme. Eine solche Äußerung habe sie eher ärgerlich gestimmt.

Derartige Kommunikationsprobleme und Missverständnisse treten auf, wenn Eltern versuchen, eine beklagte Situation oder einen beklagten Zustand objektiv zu beurteilen. Diese »objektive« Sicht ist aber für das Erleben des Jugendlichen nicht entscheidend. Wichtig

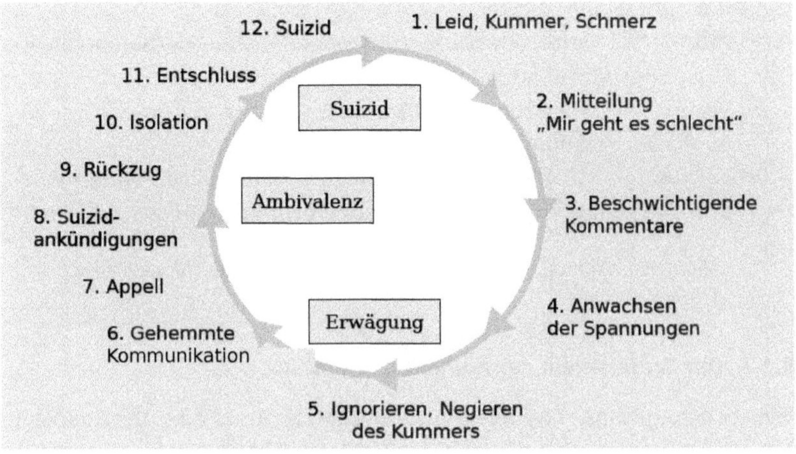

Abb. 6: Teufelskreis der Kommunikation (Bründel 2004)

sind vielmehr seine subjektive Wahrnehmung und seine Interpretationen der stressenden Ereignisse. Anhand seiner Selbstwirksamkeitserwartung und seiner Kontrollüberzeugung entscheidet er darüber, ob ein Ereignis als Herausforderung oder als Bedrohung anzusehen ist. Alle beschwichtigenden Kommentare und wohlgemeinten Ratschläge seitens der Angehörigen – wie beispielsweise: »Nimm's doch nicht so tragisch«, »Stell dich nicht so an«, »Wird schon wieder« – verschlimmern nur die Situation. Denn:

> »Nur der Einzelne vermag die Bedeutung von bestimmten Ereignissen für sich abzuschätzen, und niemand kann und darf beurteilen, wie es ihm wirklich geht oder wie es ihm zu gehen hat. Jugendliche fühlen sich durch diese elterlichen Bemerkungen, vor allem dann, wenn es ihnen subjektiv schlecht geht, nicht ernst genommen. Sie haben den Eindruck, dass ihr Leid nicht erkannt wird, und sie mögen die beschwichtigenden Kommentare nicht mehr hören. Langfristig besteht die Gefahr, dass sie sich nicht mehr mitteilen, sondern sich zurückziehen und sich immer tiefer in ihre negative Gedankenwelt verstricken. Sie geraten in einen Teufelskreis, aus dem sie alleine nicht mehr herausfinden« (Bründel 2004, S. 126).

9.2 Merkmale akuter Suizidalität

Die nachfolgenden Merkmale akuter Suizidalität können Hinweise auf eine akute Suizidgefährdung eines Jugendlichen geben. Äußert ein Jugendlicher zu Beginn oder im Verlauf einer Therapie oder gegebenenfalls nach Durchführung eines Suizidversuchs Todeswünsche und Suizidabsichten, ist es erforderlich einzuschätzen, wie hoch sein Handlungsdruck ist, seine Suizidideen tatsächlich in eine suizidale Handlung umzusetzen. Umgekehrt ist die Gefahr eines erneuten Suizidversuches umso geringer, je konkreter der Jugendliche darstellen kann, warum er zum jetzigen Zeitpunkt keine Suizidgedanken mehr verfolgt und was sich in seiner Einstellung zum Tod bzw. zum Leben und in seiner sozialen Situation so geändert hat, dass ein Suizidversuch nicht mehr sinnvoll und notwendig erscheint. Dazu ist es erforderlich einzuschätzen, wie vertrauenswürdig die Angaben des Jugendlichen sind, wozu die Beurteilung seitens seiner Eltern und sonstiger enger Bezugspersonen von Bedeutung ist. Die Therapeutin sollte möglichst genau explorieren, wie konkret der Jugendliche seine Suizidabsicht bereits plant, welche Methode – »hart« oder »weich« – er anwenden will, ob er über die dafür notwendigen Mittel verfügt und ob seine Durchführung so geplant wird, dass eine Rettung unwahrscheinlich ist.

Ganz entscheidend ist die Einschätzung der Therapeutin, wie weit es ihr gelingt, zu dem Jugendlichen eine Beziehung herzustellen und sich in sein Erleben einzufühlen. Gelingt dies nicht und erlebt die Therapeutin ein hohes Maß von Beziehungslosigkeit, muss das als kritischer Faktor gewertet werden. Das Gleiche gilt, wenn der Jugendliche schildert, sich durch das Gespräch kaum entlastet zu fühlen. Diese Aussage kann die Tatsache spiegeln, dass der Jugendliche nach wie vor ein hohes Ausmaß an Hoffnungslosigkeit und Einsamkeit erlebt und keine Zukunftsperspektive sieht. Sie kann aber auch eine mehr oder weniger ausgeprägte Trotzreaktion auf den so erlebten Druck der Therapeutin nach einer Distanzierung von Suizideen darstellen. Umgekehrt sollte die Therapeutin sehr aufmerksam sein, wenn ein Jugendlicher nach anhaltenden Suizidgedanken plötzlich eine »unheimliche« Ruhe – eine »Ruhe vor dem Sturm« – ausstrahlt oder sich heiter und gelassen gibt. Solche plötzlichen Wendungen der Stimmung eines Jugendlichen können darauf zurückzuführen sein, dass der Jugendliche die Phase der Ambivalenz verlassen hat und der Entschluss zum Suizid gefallen ist.

- Der Jugendliche äußert Todeswünsche und Suizidabsichten und hat offensichtlich einen hohen Handlungsdruck, seine Suizideen in eine suizidale Handlung umzusetzen.
- Der Jugendliche hat konkrete Vorstellungen darüber, wo, wie und wann er seinen Suizid durchführen will. Er plant seinen Suizidversuch mit einer »harten« Methode, verfügt über die dafür notwendigen Mittel und plant eine Suiziddurchführung, die eine Auffindung unwahrscheinlich macht.
- Der Jugendliche reagiert im Gespräch gereizt; eine tragfähige Beziehung kommt nicht zustande. Er fühlt sich durch das Gespräch bzw. den Kontakt kaum entlastet.

- Der Jugendliche zeigt ein hohes Ausmaß an Hoffnungslosigkeit und Einsamkeit und sieht keine Hoffnung auf Veränderung in der Zukunft.
- Der Jugendliche hat bereits einen oder mehrere Suizidversuche (mit einer »harten« Methode?) begangen.
- In der Familiengeschichte gibt es Suizide und Suizidversuche und/oder gravierende Todes- und Trennungserlebnisse.

Abb. 7: Merkmale akuter Suizidalität

Das höchste Risiko für eine Wiederholung eines Suizidversuchs liegt im ersten Halbjahr nach dem ersten Suizidversuch. Innerhalb eines Jahres nach dem ersten Suizidversuch begehen 10–20 % und innerhalb von zwei Jahren 35 % der Jugendlichen einen weiteren Suizidversuch (Statistisches Bundesamt 2014). Volkhamer (2000) macht die Angabe, dass 25 % der Jugendlichen innerhalb von 2 Jahren ihren Suizidversuch wiederholen und davon jeder Vierte bis Fünfte durch Suizid verstirbt (insgesamt 5–8 % derer, die einen Suizidversuch überlebt haben).

9.3 Therapeutisches Vorgehen in der suizidalen Krise

9.3.1 Notfallpläne

Für die Zeit hoher Suizidalität ist das Erarbeiten eines Notfallplans eine sinnvolle Maßnahme. Dabei ist ein erstes wichtiges Ziel, dass der Jugendliche möglichst früh Anzeichen dafür erkennt, dass verstärkt (wiederum) Gefühle der Aussichtslosigkeit und Hoffnungslosigkeit auftreten, seine Gedanken in zunehmendem Maße zu kreisen beginnen und sich auf die »Lösung Suizid« einengen. »Woran erkennst du genau, dass du beginnst, wieder in diese verzweifelte Stimmung hineinzurutschen?« »Wo spürst du als Erstes dieses Unwohlsein, diese aufkommende Schwere?« »Welche Gedanken gehen dann durch deinen Kopf?« »Wann kommt der Gedanke: Es geht schon wieder los!« Dann wäre zu überlegen, was der Jugendliche tun kann, damit die Stimmung nicht noch schlechter wird und die Todeswünsche von seinen Gedanken zunehmend Besitz ergreifen. Ausnahmefragen sind dabei hilfreich: »Was hat dir beim letzten Mal in einer solchen Situation geholfen, die Kurve zu kriegen? – Musikhören? – Einen Freund anrufen? – Ein Plakat deiner Lieblingsband kaufen, um es in deinem Zimmer aufzuhängen? – Dir etwas Gutes tun, beispielsweise rausgehen und ein Eis essen? – Einen Lieblingsplatz aufsuchen, an dem du allein bist und deine Ruhe hast? – Was genau würde für dich am besten passen?«

Selbstverständlich wird in dem Notfallplan ebenfalls festgehalten, auf welche Weise die Eltern dazu beitragen werden, dass der Jugendliche am Leben bleibt. Die erste Maßnahme besteht beispielsweise darin, dass die Eltern zusagen, alle Medikamente und Giftstoffe sorgfältig wegzuschließen, für ausreichenden Schlaf des Jugendlichen Sorge zu tragen und den Konsum von Alkohol und Drogen möglichst auszuschließen. Darüber hinaus sind Vereinbarungen zu treffen, wie der Jugendliche die Eltern erreichen kann, wenn er ihre Unterstützung braucht. Gegebenenfalls sind die Bedingungen einer Suizidwache abzusprechen.

Sollte es dem Jugendlichen nicht gelingen, sich von seinen Suizidgedanken zu befreien, ist zu erörtern, welche weiteren Maßnahmen er ergreifen kann: »Zu wem kannst du gehen, oder wen kannst du anrufen? – Deine Mutter? – Deinen Vater? – Opa oder Oma, einen Trainer, einen Lehrer ...?« – »Wie sollten die am besten reagieren: einfach nur zuhören? – Dir gute Ratschläge geben? – Mit dir irgendetwas unternehmen und dich damit ablenken?« (Auch hier gilt wieder die Frage nach den Situationen, in denen irgendwelche Personen und irgendwelche Handlungen von dem Jugendlichen in der vergangenen Zeit als hilfreich erlebt worden sind.)

Schließlich müssen Vereinbarungen darüber getroffen werden, was der Jugendliche tun kann, wenn die innere Stimme immer stärker in Richtung auf eine Suizidhandlung drängt: »Was wären für dich Möglichkeiten, die du in jedem Fall noch ergreifen kannst: Mit jemandem bei der Telefonseelsorge ein Gespräch führen? – Den Notarzt rufen? – Die Therapeutin anrufen und um einen möglichst schnellen Termin bitten?«

Mit solchen Fragen wird ein ganz individueller Notfallplan für den Jugendlichen und seine Familie erarbeitet, der beispielsweise folgendermaßen aussehen könnte:

Notfallplan für P. S.

Ich bemerke, dass ich in eine schlechte Stimmung hineinrutsche und Gedanken an den Tod aufkommen.

Ich lenke mich von diesen Gedanken ab und sorge für eine bessere Stimmung, indem ich ...

- den Kopfhörer aufsetze und meine Lieblingsmusik höre,
- einen Freund anrufe,
- mir etwas Gutes tue (rausgehe, Eis esse, eine Cola trinke, ...),
- zum Fitness-Training gehe,
- ein Plakat meiner Lieblingsband kaufe und in meinem Zimmer aufhänge,
- meinen Lieblingsplatz aufsuche, an dem ich meine Ruhe habe,
- an meine kleine Schwester denke, die mich noch braucht,
- ...

Wir als Eltern werden dafür sorgen, dass P. am Leben bleibt, indem wir ...

- alle Medikamente und Giftstoffe sicher wegschließen,
- darauf achten, dass P. genug schläft und keinen Alkohol trinkt, keine Drogen nimmt,
- dafür sorgen, dass wir für P. telefonisch immer erreichbar sind,
- bis zur nächsten Therapiestunde eine Suizidwache organisieren (z. B. alle zwei Stunden – auch nachts – nach P. schauen),
- ...

Ich merke, dass es mir nicht gelingt, mich von meinen Gedanken und Plänen, mir etwas anzutun, abzubringen.

Ich hole mir Unterstützung, indem ich ...

- meine Mutter anspreche (sie soll nur zuhören),
- meinen Vater (Trainer, Lehrerin) anrufe,
- zu Oma und Opa gehe,
- meinen Bruder/einen Freund bitte, irgendetwas mit mir zu unternehmen,
- ...

Ich merke, dass eine Stimme in mir immer drängender und lauter sagt: Nimm dir das Leben!

Ich schütze mich, indem ich ...

- die Telefonseelsorge anrufe (Tel. 0800 1110111 oder 0800 1110222),
- meine Therapeutin anrufe (Tel. xxxx) und sie um einen möglichst baldigen Termin bitte,
- den Notarzt rufe,
- meine Eltern bitte, mich in die Jugendpsychiatrie zu bringen,
- ...

Abb. 8: Notfallplan, zu erarbeiten mit dem Kind oder Jugendlichen, seinen Eltern und der Therapeutin

Zum Abschluss muss überlegt werden, wo der Jugendliche den Notfallplan aufbewahrt, sodass er ihn jederzeit einsehen kann: auf einem Zettel in seinem Portemonnaie? Auf seinem Smartphone? ...?

9.3.2 Non-Suizid-Vereinbarungen

Das Abschließen einer Non-Suizid-Vereinbarung ist sinnvoll und gegebenenfalls notwendig, wenn ein Jugendlicher sich im Gespräch nicht hinreichend eindeutig von seinen Suizidabsichten distanziert. Für diese Einschätzung seitens der Therapeutin ist nicht nur die Wortwahl des Jugendlichen von Bedeutung, sondern auch die Kongruenz des Gesagten mit seiner Körpersprache zu beachten. Das wäre beispielsweise der Fall, wenn ein Jugendlicher zwar zusagt, sich bis zur nächsten Stunde nicht zu suizidieren, dem Blick der Therapeutin aber während dieser Aussage ausweicht oder sonstige Kommunikationsentwertungen (unangemessenes Lachen, vom Thema ablenken, Witze machen u. a.) vornimmt. Eine Suizidvereinbarung ist zum anderen sinnvoll, wenn der Klient zwar seine Absicht, am Leben zu bleiben, bekräftigt, zugleich aber auf seine eingeschränkten Kontrollmöglichkeiten verweist.

Insbesondere in Institutionen wird empfohlen, häufig sogar verlangt, einen so genannten Non-Suizid-Vertrag abzuschließen. Oft werden bestimmte Formularverträge vorgegeben, die die Verpflichtung des Jugendlichen beinhalten, sich während der laufenden Therapie respektive bis zum nächsten Therapietermin nicht das Leben zu nehmen. Diese Verträge werden dann meist gegen Ende einer Sitzung vorgelegt, in der der Jugendliche Suizidäußerungen machte, von denen er sich nach subjektiver Einschätzung der Therapeutin nicht hinreichend distanzierte. Zumeist werden solche Verträge dann von dem Jugendlichen und der Therapeutin gemeinsam unterzeichnet.

Dieses Vorgehen bringt beträchtliche Nachteile:

- Allein das Wort »Vertrag« und das formalistische Vorgehen mit einem vorgegebenen Vertragstext beschreiben eine eher geschäftsmäßige Beziehung, die einer guten Klient-Therapeut-Beziehung – dem entscheidenden Wirkfaktor in solchen Gesprächen – zuwiderläuft.
- Leicht kann ein solcher »Vertrag« bei einem Jugendlichen die Vorstellung wecken, dass es eigentlich gar nicht in erster Linie um ihn geht, sondern vielmehr darum, dass die Therapeutin sich abzusichern sucht. Auch dadurch wird die Therapiebeziehung in Gefahr gebracht. Tatsächlich sind viele Therapeutinnen der Auffassung, dass es wichtig sei, sich auf diese Weise formaljuristisch abzusichern. Allerdings ist die Gefahr, im Falle des Suizids seines Patienten juristisch belangt zu werden, mit Fakten nicht gedeckt. Dorrmann (1998, S. 157) weist darauf hin, dass »bisher in Deutschland kein Therapeut wegen eines Kunstfehlers verurteilt worden ist«.
- Wolfersdorf (1989, S. 86) weist zudem darauf hin, dass auch der Druck, den ein solcher Vertrag auslöst – vor allem, wenn er dem Klienten sehr fordernd vorgelegt wird –, zu einer Störung der Beziehung und einer Überverpflichtung auf beiden Seiten führen könne. »Das Vertrauensverhältnis kann sich in ein Abhängigkeitsverhältnis umwandeln und agierend ausgenutzt werden.«
- Eine weitere beträchtliche Gefahr ist darin zu sehen, dass ein absolutes Versprechen, sich nicht umzubringen – und das gegebenenfalls über eine längere Zeit – dem Klienten seine letzte Ressource im Hinblick auf sein Selbstwertgefühl und sein Kon-

trollerleben nehmen kann: die Möglichkeit der autonomen Entscheidung, sich das Leben zu nehmen. Damit würde ein derart absolut formulierter Suizidvertrag dem Bemühen der Therapeutin zuwiderlaufen, diese Entscheidungsmöglichkeit des Klienten als wichtiges und hilfreiches Erleben anzuerkennen und seine Suizidmotive angesichts seines Erlebens von Hoffnungslosigkeit und Ausweglosigkeit als aus seiner Sicht angemessen zu würdigen.

Diese Argumente sprechen nicht grundsätzlich gegen die Sinnhaftigkeit und die in Einzelfällen durchaus gegebene Notwendigkeit einer Non-Suizid-Vereinbarung. Sie beschreiben vielmehr die Klippen, die beim Aushandeln einer Non-Suizid-Vereinbarung zu beachten sind. Zunächst einmal sollte auf jedes vorgefertigte Papier verzichtet werden. Denn wichtig ist das Erörtern einer individuellen »Vereinbarung« oder »Abmachung« zwischen dem Jugendlichen und der Therapeutin. Dabei ist wahrscheinlich nicht so sehr das Ergebnis entscheidend, sondern vielmehr der Prozess des Aushandelns der Vereinbarung. (Es scheint keine Studie zur Wirksamkeit von Non-Suizid-Vereinbarungen vorzuliegen.)

Wichtige Grundlage für das Gespräch mit dem Jugendlichen über eine mögliche Non-Suizid-Vereinbarung ist, dass die Therapeutin ihre Einstellung und Haltung gegenüber den Suizidwünschen des Jugendlichen klar kommuniziert. Sie muss deutlich machen, dass sie einerseits die Suizidwünsche des Jugendlichen angesichts seines Erlebens von Hoffnungslosigkeit und Ausweglosigkeit anerkennt und akzeptiert, dass dem aber zugleich ihre Überzeugung gegenübersteht, dass der Jugendliche - unter anderen Bedingungen - ein Leben vor sich hat, das lebenswert ist. Daraus resultiert ihre Entschiedenheit, sich für das Leben des Jugendlichen einzusetzen - angesichts der Möglichkeit einer Handlung, die nie mehr rückgängig zu machen ist. Eine derartige Beziehungsbeschreibung schafft Offenheit und Klarheit der Position: Die Therapeutin setzt sich für die Zukunft des Jugendlichen ein und nicht für ihren Therapieerfolg (was sie in den Augen vieler Jugendlicher ja nur macht, weil sie Geld dafür bekommt). Gerade weil damit die beiden Pole der Ambivalenz »sich das Leben nehmen« versus »am Leben bleiben« ungleich besetzt sind, muss die Therapeutin im Weiteren in hinreichendem Maße die subjektive Überzeugung des Jugendlichen, nur der Suizid könne ein Ausweg aus seiner hoffnungslosen Lebenssituation sein, annehmen und würdigen, um eben damit dem Jugendlichen möglich zu machen, den dadurch vergrößerten Raum auf der Seite »am Leben bleiben« zu betreten.

Dorrmann (1998, S. 58 f.) schlägt vor, die Non-Suizid-Vereinbarung im Sinne einer Selbstverpflichtung auszuhandeln. Unterschiedliche Überschriften hätten sich als alternative Umschreibungen dafür bewährt: »eine Abmachung, die du mit dir selbst triffst«, »ein Versprechen, dass du dir selbst gibst«, »ein Garantieschein, den du dir selbst ausstellst«. Eine solche Vereinbarung einer Selbstverpflichtung habe den Vorteil, dass dem Jugendlichen Bereitschaft und Fähigkeit zur Selbstkontrolle unterstellt wird. Als Einleitungssatz schlägt er folgende Formulierung vor:

> »Ich werde bis zur nächsten Sitzung am … am Leben bleiben und mein Leben auch nicht unabsichtlich in Gefahr bringen, egal, was passiert, und egal, wie ich mich fühle.«

Die Therapeutin sollte den Jugendlichen auffordern, diesen Satz und die nachfolgenden Absprachen selbst niederzuschreiben und den Vertrag am Ende zu unterzeichnen. Bei Kindern und jüngeren Jugendlichen hat sich als Alternative eine feierliche Unterzeichnung der Vereinbarung durch alle Beteiligten, den Jugendlichen, die Eltern und die Therapeutin bewährt.

Das weitere Vorgehen entspricht der dargestellten Ausarbeitung eines Notfallplans. Für den Fall, dass sie die Selbstkontrollmöglichkeiten ihres Patienten und die Unterstützungsmöglichkeiten seitens der Familie als gering einschätzt, kann die Therapeutin einen täglichen, sozusagen rituellen fünfminütigen Anruf des Jugendlichen bei ihr vereinbaren. »Bis zu der nächsten Therapiestunde werde ich an jedem Morgen um 8:45 Uhr meine Therapeutin, Frau …, auf ihrer Festnetznummer … anrufen und darüber berichten, wie ich den Tag gestalten will.« Hält der Klient einen dieser vereinbarten Termine nicht ein, wird die Therapeutin selbst anrufen, die Eltern informieren, jemanden anderen vorbeischicken oder sogar durch die Polizei nachsehen lassen müssen, wie das zum Beispiel Woltersdorf (1989, S. 86) empfiehlt. Schweigepflicht ist in solch einer Situation ein geringeres Rechtsgut als das Leben des Kindes oder Jugendlichen.

Schließlich kann die Therapeutin auch eine »Klausel« für die Vereinbarung anregen des Inhalts, dass der Jugendliche zusagt, die Therapeutin vor einer erneuten Suizidhandlung, wenn er denn gar keinen anderen Ausweg als den Suizid mehr sehe, noch einmal anzurufen und zumindest noch ein Telefongespräch mit ihr zu führen. Sie kann darauf hinweisen, dass das nicht viel Zeit ist angesichts der einmaligen Endgültigkeit des Todes und dass er damit seine autonome Entscheidung nicht aus der Hand gebe. »Wenn ich sicher bin, dass ich alle meine Möglichkeiten, am Leben zu bleiben und mich von einer Selbsttötung abzuhalten, ausgeschöpft habe, dann rufe ich in jedem Fall noch einmal meine Therapeutin Frau … an.«

Eher zurückhaltend sollte die Therapeutin reagieren, wenn der Klient am Ende der Arbeit an der Non-Suizid-Vereinbarung allzu schnell erklärt, nun ein gutes und sicheres Gefühl zu haben. Skeptische Fragen, woher denn diese Sicherheit so schnell komme, sind in einer solchen Situation durchaus angebracht. Im positiven Fall fördern sie Argumente zutage, die die Therapeutin überzeugen und dem Jugendlichen als Selbstsuggestion dienen können.

In eher seltenen Fällen geschieht es, dass ein Jugendlicher die Ausarbeitung einer Non-Suizid-Vereinbarung ablehnt und verweigert. Grund dafür kann das bekannte Misstrauen von Jugendlichen gegenüber Erwachsenen sein, vor allem die Angst, dass die Vereinbarung ein Trick sein könnte, mit dem die Therapeutin ihn auch noch seines letzten Restes an Autonomie und Selbstbestimmung beraubt. In solchen Fällen bietet es sich an, danach zu fragen, was schlimmsten Falles passieren könnte, wenn er sich doch auf eine Vereinbarung einließe. Oft ist es dann möglich, die dahinterstehenden Ängste und Befürchtungen zu thematisieren.

Non-Suizid-Vereinbarung
zwischen P. S., Frau und Herrn S. und Frau T. (Therapeutin)
(Eine Abmachung, die du mit dir selbst triffst – Ein Versprechen, dass du dir selbst gibst – Ein Garantieschein, den du dir selbst ausstellst)

Ich werde bis zur nächsten Sitzung am Leben bleiben und mich auch nicht in Gefahr bringen. In dieser Zeit werde ich alle Möglichkeiten nutzen, die mir helfen, am Leben zu bleiben.

Wenn ich bemerke, dass ich in eine schlechte Stimmung hineinrutsche und Gedanken an den Tod aufkommen:

Ich lenke mich von diesen Gedanken ab und sorge für eine bessere Stimmung, indem ich … (z. B. den Kopfhörer aufsetze und meine Lieblingsmusik höre, einen Freund anrufe, mir etwas Gutes tue, zum Fitness-Training gehe, ein Plakat meiner Lieblingsband kaufe und in meinem Zimmer aufhänge, meinen Lieblingsplatz aufsuche, an dem ich meine Ruhe habe, an meine kleine Schwester denke, die mich noch braucht).

Wir als Eltern werden dafür sorgen, dass P. am Leben bleibt, indem wir … (z. B. alle Medikamente und Giftstoffe sicher wegschließen, darauf achten, dass P. genug schläft und keinen Alkohol trinkt, keine Drogen nimmt, dafür sorgen, dass wir für P. telefonisch immer erreichbar sind, bis zur nächsten Therapiestunde eine Suizidwache organisieren).

Wenn ich merke, dass es mir nicht gelingt, mich von meinen Gedanken und Plänen, mir etwas anzutun, abzubringen:

Ich hole mir Unterstützung, indem ich … (z. B. meine Mutter anspreche, meinen Vater anrufe, zu Oma und Opa gehe, meinen Bruder/einen Freund bitte, irgendetwas mit mir zu unternehmen).

Wenn ich merke, dass eine Stimme in mir immer drängender und lauter sagt: Nimm dir das Leben!

Ich schütze mich, indem ich … (z. B. die Telefonseelsorge anrufe – 0800 110111 oder 0800 1110222 –, meine Therapeutin anrufe und sie um einen möglichst baldigen Termin bitte, den Notarzt rufe, meine Eltern bitte, mich in die Jugendpsychiatrie zu bringen).

In kritischen Fällen: Bis zu der nächsten Therapiestunde werde ich an jedem Morgen um 8:45 Uhr meine Therapeutin auf ihrer

Festnetznummer ... anrufen und darüber berichten, wie ich den Tag gestalten will.

Wenn ich sicher bin, dass ich alle meine Möglichkeiten, am Leben zu bleiben und mich von einer Selbsttötung abzuhalten, ausgeschöpft habe, dann rufe ich in jedem Fall noch einmal meine Therapeutin Frau T. ... an.

Abb. 9: Non-Suizid-Vereinbarung, zu erarbeiten mit dem Kind oder Jugendlichen, seinen Eltern und der Therapeutin

9.3.3 Jugendliche, die ihre Suizidwünsche und Suizidpläne nicht aufgeben

Wenn ein Patient nicht bereit ist, eine Vereinbarung mit der Therapeutin zu schließen, empfiehlt Dorrmann (1998, S. 67), ihn mit den Widersprüchen in seiner Argumentation oder mit den realen Konsequenzen des eigenen Todes zu konfrontieren. Dies sei eine weitere Möglichkeit, dem Patienten zu zeigen, wie ernst die Therapeutin ihn nehme. Voraussetzung dafür sei natürlich ein gelungener Rapport. Falls die Therapeutin in dieser Hinsicht unsicher sei, müsse sie weiterhin – parallel zur Konfrontation – bemüht sein, die Beziehung zu intensivieren. Dorrmann empfiehlt, den Patienten auf »diesen Kurswechsel« aufmerksam zu machen. Das könnte beispielsweise mit folgenden Worten geschehen: »Ich bin überrascht, wie sicher du dir in deiner Entscheidung gegen eine solche Abmachung bist. Wahrscheinlich hast du dir das sehr gut überlegt. Andererseits kann ich dann doch an manchen Punkten Widersprüche erkennen. Bist du einverstanden, wenn ich dir ein paar Dinge sage, die mir dabei aufgefallen sind?«

9.4 Aussichtslosigkeit

Manche Jugendliche äußern zum Beispiel, sie hätten schon alles probiert, ihre Lebenssituation zu verbessern. Aber mit nichts hätten sie Erfolg gehabt, die Situation sei einfach hoffnungslos. Wenn die Therapeutin dann beginnen würde, Vorschläge zu machen, würde sie sich in endlose Diskussionen verstricken, die ergebnislos bleiben und den Jugendlichen eher in seiner Überzeugung bekräftigen. Günstiger ist es auch in diesem Fall, zunächst das geschilderte Bemühen des Jugendlichen wertzuschätzen und anzuerkennen, um sodann auf einer anderen Ebene aufzuzeigen, dass vielleicht doch noch nicht alle Möglichkeiten ausgeschöpft sind.

So berichtete Marco, 15 Jahre, dass er die ständigen Hänseleien seiner Mitschüler nicht weiter ertragen könne. Er habe alles versucht, die Situation zu ändern: Er habe versucht, seine Mitschüler zu ignorieren, was nichts gebracht habe. Dann habe er versucht, in die körperliche Auseinandersetzung zu gehen; die anderen seien aber stärker gewesen. Schließlich habe er seinen Lehrer darauf angesprochen; aber als der seine Beschwerden vor der Klasse offengemacht habe, sei seine Situation nur weiter eskaliert. Er habe alle seine Versuche jetzt aufgegeben und unternehme nichts mehr, die Situation zu verändern. Auch einen Schulwechsel halte er für sinnlos, weil in der anderen Schule am Ort »genau solche Schwachköpfe« seien und die Situation mit Sicherheit dort nicht besser werde. Er erlebe seine Lebenssituation als unerträglich und sehe keinen anderen Ausweg, als sich umzubringen.

Nach dieser mehrfach in Varianten vorgetragenen Einschätzung äußerte die Therapeutin, dass sie sehr beeindruckt sei, in ihm einem Jugendlichen zu begegnen, der nicht bereit sei, schnell aufzugeben. Offensichtlich habe er schon vieles probiert und sich auch viele Gedanken gemacht. Schließlich sei es ja klug, seine Energien nicht an Dinge zu verschwenden, die keinen Erfolg bringen würden. Allerdings frage sie sich, ob er wirklich schon alles probiert habe. Aber sie sei sich unsicher, ob er ihre Gedanken dazu hören wolle. (Nachdem Marco das bejaht hatte:) Ihr falle beispielsweise auf, dass er sich bislang noch keinerlei therapeutische Hilfe geholt habe, nicht, um die Situation zu verändern, das sei ja offensichtlich nicht möglich, sondern um sie zunächst einmal besser auszuhalten.

Manche Jugendliche beharren sehr nachdrücklich auf ihrer negativen Sicht und äußern ihre Gewissheit, dass auch in Zukunft alles so weitergehen werde wie bisher. Dorrmann (1998, S. 70) verweist für solche Fälle auf das »Kristallkugel-Phänomen« von Bandler und Grinder (1981) und schlägt vor, die Gewissheit des Klienten wohlwollend zu hinterfragen. Einem Jugendlichen könnte die Therapeutin beispielsweise antworten: »Wieso bist du so sicher, dass alles so weitergehen wird wie bisher und dass du keine Möglichkeit finden wirst, mit diesen Schwierigkeiten besser klarzukommen? – Ich finde deine Sicherheit einerseits bewundernswert. Andererseits frage ich mich: Hast du dich noch nie in deinem Leben in irgendeiner Sache getäuscht?« Und bei Vorliegen einer guten Therapiebeziehung könnte sie fortfahren: »Du könntest ja geradezu als Wahrsager auftreten und damit berühmt werden und viel Geld verdienen!«

9.5 Unrecht und Ungerechtigkeit in der Welt

Andere Jugendliche begründen ihre Suizidabsichten damit, es würden so viel Ungerechtigkeit und Bösartigkeit in der Welt bestehen, dass sie ein Leben in dieser Welt als sinnlos erachten würden. Auch in solchen Fällen ist es häufig weiterführend, die Aussage des Jugendlichen zwar anzuerkennen (was ja nicht schwerfällt), aber die in ihr enthaltene Widersprüchlichkeit anzusprechen. »Du bist ein sensibler und nachdenklicher Mensch. Auch ich denke, die Welt ist voller Unrecht und Gehässigkeit. Aber ich sehe einen Widerspruch in deiner Argumentation. Möchtest du meine Gedanken dazu hören?« (Nach Bejahung:) »Wenn du dich nicht dafür entscheidest, am Leben zu bleiben, dann gibt es einen Menschen weniger, der die Welt vielleicht ein kleines Stückchen besser machen könnte, dann schenkst du manchen Leuten den Triumph, dass ein Mensch weniger auf der Welt ist, der etwas Wichtiges erkannt hat.« Oder: »Ich bin sehr interessiert daran, ob es wirklich Gründe gibt, die eine solche Handlung sinnvoll machen. Ich kann verstehen, dass du darüber nachdenkst. Mein Problem ist nur: Eine Leiche kann man nicht mehr lebendig machen! Das ist der Punkt – und aus diesem Grund möchte ich dir vorschlagen, dir noch einmal eine Bedenkzeit zu nehmen und deine Entscheidung etwas aufzuschieben.«

9.6 Der Sinn des Lebens

Wenig weiterführend ist es in der Regel, sich in einer akuten suizidalen Krise mit einem Jugendlichen in eine Diskussion über den Sinn des Lebens einzulassen – zu einem späteren Zeitpunkt stellt sich die Situation anders dar (siehe Abschnitt 10.13). Ein erfolgreicheres Vorgehen besteht zu diesem Zeitpunkt darin, für die Gedanken des Jugendlichen Interesse zu zeigen und seine Ideen wertzuschätzen, sodann im nächsten Schritt dem eine eigene, lebensbejahende Position entgegenzustellen, beispielsweise: »Ich bin jemand, die dieses Thema wirklich auch interessiert. Es ist inzwischen für mich sogar eine Herausforderung geworden, mich diesen wichtigen Lebensfragen zu stellen. Ich muss allerdings sagen, bisher hat mich noch niemand überzeugen können, dass es wirklich besser ist, sich umzubringen, als sein Leben weiterzuführen.« Oder: »Du hast dir viele gute Gedanken gemacht. Auch mir gehen manchmal derartige Gedanken durch den Kopf. Aber ich meine, der Sinn des Lebens ist das Leben. Es ist das einzige Leben, das wir bekommen haben.« In manchen Fällen kann die Therapeutin hinzufügen: »Dieses Leben so gut wie möglich zu gestalten, das ist für mich der Sinn des Lebens.« Bei einigen, eher bildungsnahen Jugendlichen stößt zuweilen folgender Hinweis (nach Safranski 2013) auf Interesse: »Weißt du, Goethe hat das – glaube ich – ähnlich gesehen. Der wollte gar nicht in erster Linie Kunstwerke schaffen, sondern sein Leben als Kunstwerk leben – mit allen Ecken und Kanten, Irrwegen, Umwegen und Sackgassen. Für mich ist das eine sehr schöne Idee.«

9.7 Suizid als Bestrafung

Für manche Jugendliche ist eine enttäuschte Liebe, die Aufkündigung der Beziehung durch die Freundin der Anlass für den Suizidwunsch. Sie äußern, dass ihre »Ex« spüren solle, was sie ihm angetan habe. Diese Vergeltungsidee wird meist sehr pauschal gedacht und geäußert, und es lohnt sich, dass die Therapeutin den Gedanken aufgreift und ihn in einer Art Zeitprojektion mit dem Jugendlichen im Detail durchdenkt: »Wenn du dir das Leben nimmst: Wie genau wirst du das tun?« – »An welchem Platz? In eurem Haus? In deinem Zimmer? Draußen im Garten, im Wald?« – »Wer soll dich finden?« – »Wirst du einen Abschiedsbrief schreiben? Was wird darin stehen, und wem willst du ihn schicken?« – »Wenn du dann tot bist, wo möchtest du beerdigt werden?« – »Oder möchtest du verbrannt werden?« – »Wie werden sich deine Familienmitglieder von dir verabschieden?« – »Wer wird am traurigsten sein und wer wird am meisten weinen?« – »Wie viele Menschen, denkst du, werden zu deiner Beerdigung kommen?« – »Möchtest du, dass man Blumen und Kränze auf dein Grab legt?« – »Was sollte auf den Kranzschleifen stehen?« – »Wer wird auf keinen Fall weinen, wenn er die Nachricht erhält?« – »Wie wird Silvia auf die Nachricht von deinem Tod reagieren?« – »Wird sie an deinem Grab stehen?« – »Wie wird sie ein Jahr nach deinem Tod leben?« – »Wird sie sich noch an dich erinnern?« …

An diesem Punkt ist die Sequenz der Fragen keineswegs am Ende, sondern sollte von der Therapeutin in gleichartiger Weise weitergeführt werden. Ein derartig genaues, kleinschrittiges Fragen ist ein sehr bewährtes Vorgehen bei Jugendlichen – beispielsweise auch bei solchen mit dissozial auffälligem Verhalten –, die häufig nebulös romantische und irreale Zukunftsideen haben. Die Therapeutin nimmt den Jugendlichen und seine Gedanken sehr ernst, veranlasst ihn, sie zu konkretisieren, und gibt damit die Möglichkeit, sie einem Realitätstest zu unterziehen. Die meisten Jugendlichen reagieren überrascht darüber, dass die Therapeutin so viel Interesse für ihre Ideen zeigt und nicht wie alle anderen Erwachsenen sofort beginnt, sie auf die Unsinnigkeit ihrer Vorstellungen zu verweisen. Sie sind dadurch positiv berührt und werden dadurch offen dafür, selbst die Widersprüche in ihren eigenen Gedanken wahrzunehmen.

Mara, deren Freund sich von ihr getrennt hatte, äußerte schließlich: Aber ich liebe ihn immer noch so sehr, dass ich ohne ihn nicht leben kann. Wie immer über das Wörtchen ›kann‹ stolpernd, das die Verantwortung für das eigene Handeln wegschiebt, antwortete die Therapeutin: »Du kannst natürlich weiterleben; du weißt, wie das geht. Aber anscheinend möchtest du ohne ihn nicht mehr leben. Und ich denke, du hast gute Gründe dafür – auch wenn ich die noch nicht ganz genau verstehe.«

Dieses detailliert »genauernde«, kleinschrittige Fragen ist für einige Jugendliche schwer auszuhalten, insbesondere wenn sie in Fällen einer Suizidhandlung mit mehr demonstrativem Charakter sehr rasch bemerken, dass sie eigentlich die tatsächlichen Konsequenzen eines Suizides gar nicht auf sich nehmen wollen. Aber auch sie selbst konfrontieren Angehörige und Freunde mit Handlungen, die für diese schwer auszuhalten sind.

Den 15-jährigen Niklas fragte die Therapeutin nach einer derartigen Gesprächsphase: »Erinnerst du dich eigentlich noch an den ersten Kuss mit deiner Freundin Lara? – Wie war das? – Warst du glücklich, aufgeregt, selig? Wie war es für Lara? – Was habt ihr davor und danach geredet? – Hattet ihr Zukunftspläne? Wie ging es dann weiter? – Wahrscheinlich kannst du dir nicht vorstellen, so eine Erfahrung je noch einmal zu machen!? – Wenn du dich umbringst, wird das auch so sein – eigentlich schade! – Andererseits gibt es bestimmt ein Mädchen auf der Welt, die genau so einen Kuss mit dir gern erleben würde.«

Hier nutzte die Therapeutin die bekannte Technik, gefühlsmäßig positive Erinnerungen aus der Vergangenheit in die Gegenwart zu holen, von den Rache-Gedanken abzulenken und einen vorsichtigen Blick in die Zukunft zu wagen.

9.8 Äußerung persönlicher Betroffenheit seitens der Therapeutin

Für einen Jugendlichen kann die Erfahrung, dass er für eine andere Person wichtig und bedeutsam ist, so überraschend und neu sein, dass sie erste Ansätze an Hoffnung und Zuversicht auslöst. Voraussetzung ist allerdings, dass er die Äußerung der Therapeutin nicht als Trick und als Technik wahrnimmt, sondern eine so gute Beziehung zu der Therapeutin aufgebaut hat, dass er ihr das, was sie sagt, abnimmt. Unter dieser Voraussetzung empfehlen Brakemeyer, Schramm und Hautzinger (2012, S. 51) der Therapeutin, die eigene emotionale Reaktion auf die Suizidpläne des Klienten offenzulegen, beispielsweise mit den Worten (angepasst an ein Gespräch mit dem Jugendlichen): »Welche Auswirkungen – glaubst du – hätte es auf mich, wenn du dir das Leben nehmen würdest? – Wenn du dich jetzt umbringen würdest, wäre ich wahnsinnig frustriert und traurig. Es wäre für mich wie ein Schlag ins Gesicht, der mir sehr wehtun würde. Ich wäre sehr bestürzt und traurig, aber wahrscheinlich auch irgendwie wütend auf dich, weil du trotz unserer gemeinsamen Bemühungen einfach so von Bord gegangen wärest. Es wäre, als wenn du das Schiff verlassen hättest, obwohl wir gerade gemeinsam Land sehen würden. Warum würdest du mich so behandeln wollen?«

9.9 Inkompetenz-Erklärung der Therapeutin

Wenn alle diese Versuche nicht weiterführen, hat sich nach Dormann (1998, S. 75) in manchen Fällen eine Inkompetenz-Erklärung der Therapeutin bewährt, um damit eine paradoxe Wirkung zu erreichen (siehe auch Cade 1983). Das könnte beispielsweise mit folgenden Worten geschehen: »Vielleicht bin ich auch nicht die richtige Gesprächspartnerin für dich und ich sollte überlegen, ob ich dir nicht eine erfahrenere und fähigere Therapeutin – vielleicht auch, wenn du das möchtest, einen Therapeuten – empfehlen sollte, die oder der für dich besser geeignet wäre.« Erfahrungsgemäß reagieren gerade Jugendliche auf diese Art der Therapeutin, sich in eine Down-Position zu begeben, häufig sehr positiv und kämpfen danach darum, dass die Therapeutin weiter mit ihnen arbeitet.

9.10 Indikation zur stationären Aufnahme

Wenn die Eltern bei weiterhin hoher akuter Suizidalität und unzureichender bzw. fehlender Suiziddistanzierung sich nicht in der Lage sehen, eine hinreichende Aufsicht zum Schutz des Jugendlichen zu gewährleisten, ist eine stationäre Aufnahme indiziert. Nach Möglichkeit sollte das mit Einverständnis des Jugendlichen geschehen. Damit die Klinikmitarbeiterinnen die Station zumindest vorübergehend geschlossen halten können, müssen die Eltern ihren Wunsch auf geschlossene Unterbringung beim Familiengericht nach § 1631b BGB unter Vorlage eines Attestes einer Ärztin genehmigen lassen. Sollten die Eltern nicht erreichbar sein, ist im Notfall auch eine Aufnahme nach den jeweiligen Landesgesetzen über Hilfen und Schutzmaßnahmen bei psychischen Krankheiten (PsychKG) – z. B. unter Vorlage eines ärztlichen Attestes und Einschaltung des Ordnungsamtes – möglich. Zum Aufnahmegespräch müssen die Eltern selbstverständlich ihr Kind begleiten, den Aufnahmevertrag unterzeichnen und für ein erstes Gespräch zur Verfügung stehen. Um die Möglichkeit zu erhöhen, im Anschluss an den stationären Aufenthalt wieder mit dem Jugendlichen weiterarbeiten zu können, muss die Therapeutin sich entscheiden, ob sie ihren Patienten – nach Absprache mit den Eltern – bei der stationären Aufnahme ebenfalls begleiten oder ihn zu einem späteren Zeitpunkt in der Klinik aufsuchen will.

10 Systemische Therapie der Suizidhandlungen von Kindern und Jugendlichen

Zunächst werden vier Leitgedanken formuliert, die das Therapiekonzept der Therapeutin in Fällen einer suizidalen Krise eines Kindes oder Jugendlichen bestimmen sollten. Es folgen Anregungen für das Gespräch zur Risikoeinschätzung und weiteren Therapie mit dem Kind oder Jugendlichen und anschließend eine Erörterung der Klippen, die sich der Therapeutin besonders im ersten Therapiegespräch mit den Eltern oder der ganzen Familie oft stellen. Sodann wird dargestellt, wieso die Frage nach dem »Warum« der Suizidhandlung in der Regel ganz unfruchtbar ist und in vielen Fällen den Zugang zu dem Kind oder Jugendlichen eher erschwert. Als hilfreicher erweist es sich für die Therapeutin, der systemischen Hypothesenbildung in ihrem Denken breiten Raum zuzuordnen, woraus sich Ideen nach dem »Wohin« ableiten lassen. Im weiteren Verlauf werden Anregungen für eine Ressourcenorientierung, für eine Rekontextualisierung der als individuell wahrgenommenen Ausweglosigkeit und Ohnmacht des Kindes oder Jugendlichen und für eine Förderung seiner Kontrollüberzeugung gegeben. Die in Abschnitt 8.3 dargestellten familiären Konstellationen als Hintergrund für ein Suizidverhalten von Kindern und Jugendlichen werden aufgegriffen und Möglichkeiten der systemtherapeutischen Arbeit mit solchen Familien dargestellt. Schließlich werden kurz weitere systemische Methoden beschrieben, die sich in der Arbeit mit Kindern und Jugendlichen und ihren Familien in einer suizidalen Krise besonders bewährt haben.

10.1 Leitgedanken für die Arbeit der Therapeutin

Die folgenden vier Leitgedanken haben sich in der Arbeit mit Kindern und Jugendlichen in einer suizidalen Krise als hilfreich erwiesen:

1. Der Jugendliche will sterben, er will aber zugleich auch leben. Die Ernsthaftigkeit des Wunsches, sich das Leben zu nehmen, sollte niemals infrage gestellt werden. Allerdings sind das Aus-

maß des Todeswunsches und das Ausmaß der Hoffnung auf Leben in jedem Einzelfall und in jeder Lebenssituation des Jugendlichen ungleich verteilt. Damit unterscheidet er sich nicht von allen anderen Menschen, deren Bedürfnislage nie eindimensional ist, sondern immer zwischen verschiedenen Polen in ganz unterschiedlichem Umfang schwankt.

2. Die Äußerung von Suizidgedanken und suizidale Handlungen sind immer bezogen auf das relevante Umfeld zu verstehen. Welche Personen angesprochen sind und sich angesprochen fühlen sollten, wer also Mitglied des jeweils relevanten Systems ist, das herauszufinden ist Aufgabe der Therapeutin. In den meisten Fällen dürfte es sich um die Mitglieder der Herkunftsfamilie und ggf. der Ersatzfamilie handeln. Die Peergruppe spielt bei Jugendlichen zwar eine große Rolle. In existenziellen Fragen steht sie nach den vorliegenden wissenschaftlichen Befunden in ihrer Bedeutung jedoch deutlich hinter der Herkunftsfamilie.
3. Die Äußerung von Suizidgedanken und die suizidale Handlung sind als Hinweis darauf zu verstehen, dass eine Änderung der im relevanten System gegebenen Kontextbedingungen notwendig ist, damit dem Jugendlichen das Leben wieder lebenswert erscheint. Die Äußerung von Suizidgedanken und die suizidale Handlung sind also als ein »cry for change« zu verstehen.
4. Die Therapeutin muss unterscheiden zwischen einem aktuellen Suizidanlass und der basalen Suizidalität. Es ist nicht ungefährlich, sich allzu schnell beispielsweise mit dem Verlassenwerden durch die Freundin als Grund für die Suizidhandlung zufriedenzugeben. Vielmehr ist zu fragen, welche Änderungen im relevanten Kontext des Jugendlichen geschehen müssten, damit er das Verlassenwerden nicht mehr als existenzielle Bedrohung, sondern wie Tausende anderer Jugendlicher zwar als tief verletzendes und kränkendes Ereignis erlebt, sich aber doch nach einer Zeit der Trauer dem Leben wieder zuwendet.

10.2 Leitgedanke 1: Der Jugendliche will sterben, zugleich aber auch leben

Der Jugendliche, der sich das Leben nehmen will, erlebt sich ohnmächtig und hilflos gegenüber einer übermächtig erlebten Umwelt. Er sieht keine Chance, sich unter den gegebenen Umweltbedingungen als autonom und selbstwirksam zu erleben. In sehr viel selteneren Fällen sieht er sich erdrückt vom ihm auferlegten Übermaß familiärer Verantwortung, aus der er sich allein nicht zu befreien vermag. In jedem Fall erkennt er keinen Möglichkeitsraum, in dem er Entwicklungsschritte im Sinne seiner Entwicklungsaufgaben vollziehen kann. Die Zukunft erscheint versperrt, mit den selbst erlebten Ressourcen nicht erreichbar. Daraus folgen Resignation, Rückzug, Einsamkeit oder in eher seltenen Fällen die Flucht in eine geträumte kompensatorische Omnipotenz. Aus diesem Erleben heraus vermeidet er mögliche Schritte aus der verzweiflungsvollen Situation. Alle anderen Handlungsalternativen als die Selbsttötung würden ihm nur wieder die Ineffektivität des eigenen Verhaltens vor Augen führen.

Im Zustand höchster Suizidalität erlebt der Jugendliche seinen Verhaltensspielraum als maximal eingeengt. Als einzig verbleibende autonome und als wirkkräftig imaginierte Handlungsmöglichkeit verbleibt die Gewissheit bzw. die Hoffnung, dass er den Zeitpunkt seines Todes selbst, in eigener Regie und selbst kontrolliert bestimmen kann. Das Symptom Suizidverhalten bekommt damit eine hohe Bedeutung im Sinne des Ziels, einen Rest an Selbstwerterleben aufrechtzuerhalten. Insofern ist auch diese Handlung auf das Leben hin konzipiert - und sei es ein imaginiertes Weiterleben in den Gedanken wichtiger Bezugspartner.

> »Der Gedanke an den Suizid«, so formuliert Schröer (1995, S. 150), »stellt selber die Zukunft dar als einziger annehmbarer zukunftsbezogener Zustand des Lebens; ein erschütterndes Lebensverständnis wird sichtbar ...«.

Aus diesem Verständnis leiten sich Hinweise auf die bei hoher Suizidalität (vor oder nach einer Suizidhandlung) notwendigen therapeutischen Handlungen und Haltungen ab:

- Die geplante oder bereits einmal vollzogene Suizidhandlung muss als selbstbestimmte, wohlüberlegte Entscheidung gewürdigt werden.
- Das Symptom, die Suizidhandlung, ist so lange von Bedeutung, solange andere selbstwertaufbauende Einflüsse (noch) nicht wirksam geworden sind.
- Deshalb sind Maßnahmen der Kontrolle und Überwachung des Jugendlichen zur Verhinderung eines Suizids zwar zuweilen unvermeidbar, grundsätzlich jedoch auch als problematisch anzusehen – zumindest wenn diese Kontrollmaßnahmen von dem Jugendlichen eher als Verhinderung seiner letzten autonomen Handlungsmöglichkeit wahrgenommen werden und nicht primär als Fürsorge bzw. Interesse an seinem Leben. Aus diesem Grund hat es sich im stationären Kontext bewährt, dem Jugendlichen gegenüber offen einzuräumen, dass man zwar bemüht sein werde, ihn an einer in den Augen der Betreuerinnen fatalen Selbstmordhandlung zu hindern, dass man aber wisse, dass der Jugendliche immer noch eine Möglichkeit finden werde, Suizid zu begehen, wenn er denn dieses Ziel mit aller Entschiedenheit verfolge. Damit wird dem Jugendlichen seine letzte autonome Handlungsmöglichkeit zugebilligt. Zudem braucht er den ihn umgebenden Erwachsenen nicht zu beweisen, dass er sich trotz ihrer gegenteiligen Bemühungen durchzusetzen weiß.
- Auch die vielleicht gar nicht ausgesprochene Interpretation der Suizidhandlung als »cry for help« kann von dem in dieser Hinsicht hochsensiblen Jugendlichen leicht als Zweifel an der Ernsthaftigkeit seiner Selbsttötungsabsicht verstanden werden, wodurch der selbstwertstabilisierende Faktor seiner Suizidhandlung entwertet würde. Eine Reaktion des Jugendlichen im Sinne eines »Jetzt erst recht …« ist in solchen Fällen naheliegend und gegebenenfalls in den Augen des Jugendlichen die einzige, den Rest an Selbstachtung erhaltende Handlungsmöglichkeit.
- Die Würdigung des Symptoms Suizidhandlung und die Würdigung der autonomen Entscheidungsfreiheit des Jugendlichen

verschließt der Therapeutin nicht die Möglichkeit, ihrer Überzeugung Ausdruck zu geben, dass das Leben in ihren Augen grundsätzlich lebenswert sei und dass auch dieser Jugendliche – möglicherweise mit Unterstützung – ein lebenswertes Leben vor sich haben könne, wenn er sich dafür entscheide. Allerdings ist darauf zu achten, dass bei (noch) hoher Suizidalität die von der Therapeutin zu aktiv und zu enthusiastisch angesprochene Möglichkeit einer positiven Zukunft als Abwertung und ein Nicht-Ernstnehmen seiner auf völliger Aussichtslosigkeit gründenden Entscheidung zu der letzten autonomen Handlung Suizid verstanden werden kann. Das bedeutet, dass die Therapeutin der eigenen hoffnungsvollen Sichtweise in hinreichend deutlicher Weise entgegenstellen muss, dass sie die gänzlich andere Sichtweise des Jugendlichen gut gehört hat und anerkennt. Sie muss also sensibel wahrnehmen, in welchem Umfang der Jugendliche sich auf Neues bereits einlassen kann. Die Therapeutin sollte lieber einmal zu viel als einmal zu wenig den Respekt vor der durch Hoffnungslosigkeit gekennzeichneten Sicht des Jugendlichen deutlich machen. Wichtig ist, dass dem Jugendlichen die Kontrollmöglichkeit zugestanden bzw. zugeschrieben wird. Sie ist in erster Linie zu fördern. Denn kein Mensch bringt sich um, solange er die Bedingungen seines Lebens in hinreichendem Umfang beeinflussen kann.

- Charakteristisch für die meisten Jugendlichen in einer akuten suizidalen Krise ist die Ambivalenz zwischen dem Wunsch, aus dem Leben zu scheiden, und dem Wunsch, unter anderen Umweltbedingungen zu leben. Diese Ambivalenz äußert sich dann häufig im Schwanken zwischen der Ablehnung von Hilfe und Zuwendung und der Suche nach Unterstützung und Kontakt. Mit dieser Ambivalenz muss die Therapeutin sensibel umgehen, wenn sie das Gespräch auf eine lebbare Zukunft zu orientieren sucht. Der Jugendliche, der einen Suizidversuch durchgeführt oder geplant hat, hat dies getan bzw. tut dies, weil er sich eine für ihn erreichbare positive Zukunft nicht mehr ausmalen konnte oder kann.

Und doch ist die Vision einer lebbaren Zukunft für ihn selbstverständlich – wie für alle Menschen – die entscheidende treibende Kraft jeder persönlichen Entwicklung.

Klaus Dörner vertritt 1992 (S. 1) die Überzeugung,

> »dass es kein isolierbares Recht zu sterben gibt, weil das Recht zu sterben in diesem Sinne auch den Menschen abschafft, so wie wir uns heute als Menschen verstehen«.

Gleichzeitig formuliert er (S. 9 f.):

> »Für mich gehört es regelmäßig zum Führen von Gesprächen mit suizidalen Menschen, dass es einen Schritt gibt, in dem ich dem suizidalen Anderen bestätige: Es ist dein subjektives und situatives Recht, dich zu töten. Hierbei leiten mich drei Gründe. Erstens: Wenn ich ihm bestätige, dass es sein subjektives, situatives Recht sei, dann, so ist auch meine Erfahrung, fühlt er sich von seinem Rechtfertigungsdruck teilweise entlastet und muss das nicht selber tun. Dieser Rechtfertigungsdruck scheint mir aber in der gelebten Praxis ein wesentlicher Energiefaktor zu sein, der die Suizidalität eher verstärkt. Da geht es darum, zu beweisen, dass es geht, selbst dann, wenn man es eigentlich gar nicht will. Das ist nicht das Ganze, aber es ist ein Faktor dieser Energie. Zweitens: Ich signalisiere damit dem anderen, dass er endlich etwas getan hat für die Lösung seines Lebens, für die Nutzung seiner Krise. Er hat etwas getan, vielleicht nach Wochen oder Monaten von Untätigkeit, von Lähmung. Er hat einen Entschluss gefasst, hat gewählt. Er hat insofern ein Stück von dem, was ich als das Wesen des Menschen anspreche, wiedergewonnen. Und drittens kommt es auf die Anerkennung der Möglichkeit, sich töten zu können, an. Damit fördere ich den Abstand des Betroffenen gegenüber dem eigenen suizidalen Handeln. Mithilfe dieses Abstandes kann er sich für die Möglichkeit entscheiden, auch leben zu können. Wenn ich sage: ›Es gibt kein Recht auf den Tod‹, dann heißt das noch lange nicht, dass ich mich dem Suizidverbot beuge, denn ich kann mir auch die Freiheit nehmen, mich darüber hinwegzusetzen. Das sind drei Gründe, warum mir im Gespräch mit Suizidalen der Gedanke des Rechts auf den eigenen Tod sehr kostbar und wichtig ist. In der Regel darf er in der Auseinandersetzung mit dem Suizidalen nicht übersprungen werden. Die Anerkennung des Rechts auf den eigenen Tod ist aber stets nur eine

> Stufe, durch die ich hindurchgehen muss, sowohl theoretisch, wie ich es Ihnen anfangs dargestellt habe, als auch im konkreten, einzelnen Gespräch. Es geht darum, einem Menschen wieder die Möglichkeit seines Lebens zu eröffnen, die er grundsätzlich hat. Kann er wieder wählen, so wählt er das Leben.«

10.3 Leitgedanke 2: Die suizidale Handlung ist in ihrem Bezug auf das relevante System zu verstehen

Es finden sich in der Literatur vielfältige Hinweise, suizidale Handlungen nicht nur von Kindern und Jugendlichen, sondern auch von Erwachsenen als bezogen auf den relevanten Kontext zu verstehen und auf diesem Verständnis die therapeutischen Maßnahmen aufzubauen. Orbach (1997, S. 230) kam aufgrund umfangreicher therapeutischer Erfahrungen zu dem Schluss:

> »Anamnese, Diagnostik und Behandlung eines suizidgefährdeten Kindes müssen im Familienkontext stattfinden.«

Stober forderte 1978 (S. 307), abgeleitet aus den zuvor beschriebenen und diskutierten theoretischen Ansätzen, als Therapieansatz:

> »Soll sich das Individuum ändern, muss sich das Umfeld, in dem es sich bewegt, ändern. Die Behandlungseinheit ist nicht mehr die Einzelperson, sondern das Beziehungsnetz, in das dieses Individuum eingebettet ist.«

Und Kitty La Perriere warnte 1982 (Roche Report 1982) eindringlich davor, in Fällen von hoher Suizidalität ausschließlich mit dem Patienten zu arbeiten. Die ungünstigste Bedingung in der Arbeit mit suizidalen Patienten bestehe in der Eins-zu-eins-Situation, wenn eine Therapeutin mit einem Patienten arbeite. (Näheres dazu in Abschnitt 10.7.)

In einer kritischen Metastudie über die Behandlung von Jugendlichen mit Suizidgedanken und Suizidversuchen kamen Brent und Kollegen (2013) zu dem Ergebnis, dass die Mehrzahl der Studien, bei denen eine Auswirkung auf die Suizidalität nachgewiesen werden konnte, einen Behandlungsschwerpunkt auf die familiäre Interaktion oder nichtfamiliäre Unterstützung gesetzt hätten. Rein individuumzentrierte Behandlungsmaßnahmen hätten sich – bei allerdings geringerer Stundenzahl – als nicht erfolgreich bei der Reduktion des Suizidrisikos erwiesen. Als Schutzfaktoren hätten sich die elterliche Unterstützung und elterliche Aufsicht als wirkungsvoll gezeigt.

Nun bedeutet aber die Einbeziehung aller wichtigen Personen des Beziehungsnetzes des Kindes oder Jugendlichen keineswegs, dass dies zwingend oder ausschließlich im Mehrpersonensetting, in den meisten Fällen also im Familientherapie-Setting, zu erfolgen hat. Zwar bietet ein Mehrpersonensetting besonders große Einflusschancen, weil es möglich ist, mehreren wichtigen Personen im Umfeld des Jugendlichen zugleich Anstöße zu Änderungen und Entwicklung zu geben. Aber selbstverständlich kann die Therapeutin auch im Einzelsetting mit dem Jugendlichen arbeiten oder ein Gespräch nur mit den Eltern führen; sie kann gegebenenfalls im Einzelsetting mit der Mutter sprechen oder im Einzelsetting mit dem Vater und kann zum geeigneten Zeitpunkt ein Gespräch zwischen den Geschwistern veranlassen. Entscheidend ist, dass die Therapeutin in ihrem Kopf jeweils das gesamte relevante System im Blick hat.

Wer zu diesem zählt, ist nicht festgelegt; es ist eine Entscheidung des Beobachters, hier vor allem eine Entscheidung der Therapeutin. Ebenso entscheidet die Therapeutin aufgrund ihrer Verantwortlichkeit für den Therapieprozess über die Wahl des Settings. Zu Beginn kann sie die Familie bestimmen lassen, wer zum Erstgespräch kommt. So kann sie beispielsweise formulieren, es möge doch jeder kommen, der an einer Veränderung der Situation interessiert sei. Im gesamten Verlauf aber legt die Therapeutin – natürlich unter Berücksichtigung der Wünsche der Beteiligten – fest, mit wem sie wann sprechen will. Von Anfang an muss sie darauf achten, dass auch der Vater zu den Gesprächen kommt. Würde sie sich in den ersten Gesprächen nur auf die Mutter konzentrieren, wäre das ein Signal an den Vater, nicht wichtig zu sein – ein Signal, das später oft schwer zu korrigieren ist. Dabei kann der Ausschluss des Vaters bzw. der Rückzug des Vaters aus dem Familiengeschehen bereits ein wichtiger Faktor für das Steckenbleiben der Familienentwicklung sein, sodass allein das Bestehen auf seiner Anwesenheit schon einen wichtigen Veränderungsanstoß darstellt. Und angesichts der Dramatik des aktuellen Geschehens bei hoher Suizidalität eines Jugendlichen gibt es ausreichend Gründe dafür, dass der Vater sich in seiner Berufstätigkeit für Stunden freimacht.

Die Wahl des Settings ist in jedem Fall eine wichtige Intervention dadurch, dass sie eine deutliche Botschaft darstellt. Besonders zu Beginn wird die Therapeutin den Jugendlichen entscheiden lassen, ob er Einzelgespräche wünscht oder Gespräche im Kreis der Familie. Dies steht im Zusammenhang mit ihrem Bemühen, dem Jugendlichen so viel Kontrollmöglichkeiten wie möglich anzubieten. Denn das Erleben von Kontrolle aufseiten des Jugendlichen ist eines der wichtigsten Gegenmittel gegen sein Erleben von Ohnmacht, das wesentliche Basis für seinen Wunsch war bzw. ist, dieses (!) Leben zu beenden.

In vielen Fällen hat die Therapeutin es allerdings nicht mit einer sogenannten Normalfamilie zu tun, sondern beispielsweise mit Stieffamilien, »Ersatzeltern« in Heimen, hochstrittig getrennten Eltern etc. Um in solchen Fällen die Übersicht zu wahren, sind die folgenden Fragen nützlich:

1. Wer ist - zunächst einmal - juristisch zuständig und steht in der Verantwortung?
2. Wo hat der Jugendliche seinen Lebensmittelpunkt, d. h., wer nimmt Verantwortung für den Jugendlichen wahr?
3. Welche Rolle spielt welcher Elternteil?
4. Welche Rolle spielt die Jugendhilfe?

Für die Gespräche mit dem Jugendlichen und seinen Eltern gelten im Übrigen wie immer als Regeln:

- Im Gespräch mit dem Jugendlichen spricht die Therapeutin über die Themen des Jugendlichen (beispielsweise über sein Erleben des Scheiterns und der Hoffnungslosigkeit, aber auch über seine Entwicklungsaufgaben und seine ersten Schritte in Richtung auf eine Zukunftsvision).
- Im Gespräch mit den Eltern spricht die Therapeutin über die Themen der Eltern (beispielsweise über ihre Ratlosigkeit und Verzweiflung, aber auch ihre komplementären Entwicklungsauf-

gaben, ihre ersten Schritte in eine Zukunft ohne unmittelbare Elternschaft, über ihre Zukunft als Paar und über das, was für sie die nächsten 35 bis 45 Jahre zu einem erfüllten Leben machen kann).

- Im Gespräch mit der Familie spricht die Therapeutin über die Themen der Familie (beispielsweise die familiären Überzeugungen und Glaubenssätze, die Art der innerfamiliären Kommunikation, über Nähe und Distanz in der Familie und die Transformation der Eltern-Kind-Familie in eine Familie von gleichberechtigten Erwachsenen).

Demgegenüber ist es ein unfruchtbares Tun, mit den Eltern über den Jugendlichen zu reden und das, was dieser anders machen müsse. Einen anderen Menschen zu einer Veränderung seines Verhaltens zu bewegen, ist schwer bis unmöglich, wenn der das nicht will. Aber jeder Mensch kann sich selbst einigermaßen zuverlässig ändern. Wenn er dies aber tut, verändern sich mit hoher Wahrscheinlichkeit auch die anderen.

Oft werden der Jugendliche und seine Angehörigen nach einer Suizidhandlung beispielsweise von der Ärztin auf einer Intensivstation aufgefordert, sich möglichst umgehend um Familientherapie zu bemühen. Auch therapeutisch Erfahrene sprechen vielfach derartige Empfehlungen aus, deren Erfolg jedoch erwiesenermaßen nicht sehr groß ist. Um das zu verstehen, ist es wichtig, der Botschaft nachzuspüren, die in solchen Therapieaufforderungen steckt: »Ich sehe, bei euch ist etwas nicht in Ordnung!« Oder: »So merkwürdig, wie ihr euch auf der Intensivstation verhaltet, muss es doch große Defizite und Dysfunktionalitäten in eurer Familie geben!« (Wie sollte man sich nicht merkwürdig verhalten, wenn man sich nach einem solch dramatischen Ereignis wie dem Suizidversuch seines Kindes in einer so fremden Umgebung bewegt?) Wenn eine solche Botschaft bei den Familienmitgliedern ankommt, weckt bzw. aktiviert sie latente Schuldgefühle und die Sorge, seitens einer Therapeutin mit einer Fülle von Vorwürfen konfrontiert zu werden. Somit ist es sehr verständlich, wenn in vielen Familien die Reaktion lautet: Bei uns ist alles in Ordnung; es ist nur etwas Schlimmes geschehen.

Ganz anders ist die Reaktion, wenn statt einer Therapieaufforderung die Empfehlung ausgesprochen wird, gemeinsam mit einer Fachfrau, beispielsweise einer Psychotherapeutin, die Frage zu klären, wie hoch die Wiederholungsgefahr ist. Erfahrungsgemäß leuchtet eine solche Empfehlung in nahezu allen Fällen ein, sodass tatsächlich eine Psychotherapeutin oder eine jugendpsychiatrische Klinikambulanz aufgesucht wird. Wenn die nun folgenden Gespräche unter dieser Fragestellung der Wiederholungsgefahr geführt werden und zunächst vielleicht bewusst offengehalten wird, ob Therapie überhaupt notwendig ist, können alle therapeutisch wichtigen Fragen angesprochen werden, ohne durch das Wort Therapie Widerstand zu wecken.

10.4 Leitgedanke 3: Die suizidale Handlung ist ein »cry for change«

Eine Suizidhandlung, insbesondere wenn sie von einem Kind oder Jugendlichen begangen worden ist, wird häufig als ein »cry for help« aufgefasst. Diese Idee ist sicherlich nicht ganz falsch, jedoch gefährlich. Leicht kann es dann geschehen, dass der Jugendliche sich im Hinblick auf die Ernsthaftigkeit seiner Entscheidung und damit im Hinblick auf die Seriosität seiner Person nicht ernst genommen erlebt. Wenn die Therapeutin dann zusätzlich diesen vermeintlichen Schrei nach Hilfe bereits als Therapieauftrag versteht, kann es geschehen, dass der Jugendliche sich dem therapeutischen Ansinnen energisch verweigert. Denn den selbst gestellten Therapieauftrag der Therapeutin dürfte er leicht als Angriff auf seinen Selbstwert erleben, den er gerade mithilfe seiner Suizidhandlung versucht hatte, zu retten (siehe auch Schleiffer 1995, S. 252).

Das Verständnis der Suizidhandlung als »cry for change« bietet demgegenüber einige Vorteile. Zum einen wird dadurch das Erleben des Jugendlichen anerkannt, dass die derzeitigen Umweltbedingungen ihm ein Weiterleben nicht möglich machen. Zum Zweiten wird der Blick in die Zukunft gelenkt, d. h. fort von dem Blick zurück und damit der Frage nach Verursachung und Schuld. Allerdings darf die

Therapeutin nicht erwarten, dass der Jugendliche sich sofort auf diese Möglichkeit, eine Änderung der Umweltbedingungen könnte ihm das Leben wieder lebbar erscheinen lassen, auch einlässt. Denn seiner Suizidhandlung lag auch die Überzeugung zugrunde: »Es wird sich niemals etwas ändern!« oder »Eine Welt, in der es sich für mich zu leben lohnt, wird es niemals geben.«

Dieser Leitgedanke der suizidalen Handlung als »cry for change« ist deshalb zunächst eine Perspektive für den Kopf der Therapeutin, die sie veranlasst, systemische Hypothesen darüber aufzustellen, welche Änderungen im System ihres Klienten hilfreich sein könnten, eine Perspektive auf ein Leben, das sich zu leben lohnt, zu eröffnen (siehe Abschnitt 10.9).

10.5 Leitgedanke 4: Die Unterscheidung von aktuellem Suizidanlass und der basalen Suizidalität

Wie weiter unten näher erörtert, werden Kinder und Jugendliche nach einer Suizidhandlung regelmäßig mit der Frage nach dem »Warum« konfrontiert. Auch viele Kinder und Jugendliche selbst stellen sich diese Frage, die sie in den meisten Fällen aber nicht beantworten können. Zuweilen allerdings gibt es einen aktuellen Auslöser, beispielsweise den Tod der geliebten Oma oder das Verlassenwerden durch die Freundin, der von allen Beteiligten in den Vordergrund gerückt wird. Nicht selten besteht dann die Tendenz, die Suizidhandlung als unüberlegte Impulshandlung zu betrachten, der keine weitere Bedeutung zuzuordnen ist. Auf diese Weise suchen nicht selten alle Beteiligten vor einer weiteren Auseinandersetzung mit möglicherweise schmerzlichen Wahrnehmungen und Erkenntnissen auszuweichen.

Allerdings erleiden viele Kinder und Jugendliche derartige Verluste, ohne dass in ihrer Folge suizidale Gedanken oder Handlungen auftreten. Die Therapeutin sollte sich deshalb nicht mit der schnellen Erklärung zufriedengeben - eine Tendenz, die bei dem Betroffenen selbst und vor allem auch seinen Eltern und sonstigen Angehörigen oft zu beobachten ist -, sondern den Fragen nachgehen: Wieso war diese Beziehung für diesen Jugendlichen von dermaßen existenzieller Bedeutung? Was hat ihm die Beziehung zu seiner Oma oder zu seiner Freundin gegeben, das er glaubt, nirgendwo anders finden zu können? Wieso ist er der Überzeugung, dass es ihm nicht gelingen wird, einen nahen Angehörigen dazu zu veranlassen, ihm zumindest etwas von dem zu geben, was er durch dieses Ereignis verloren hat?

Versäumt die Therapeutin diesen Blick hinter den aktuellen Auslöser und gelingt es ihr nicht, diese Hintergrundfaktoren zu thematisieren, besteht die Gefahr, dass das Kind oder der Jugendliche zu den 20 % gehören wird, die in den beiden Folgejahren erneut eine Suizidhandlung begehen.

10.6 Das Gespräch zur Risikoeinschätzung mit dem Kind oder Jugendlichen

10.6.1 Ansprechen des Verdachts auf Suizidalität

Sobald in einem Gespräch der Verdacht aufkommt, ein Kind oder Jugendlicher könnte sich mit Suizidgedanken und Suizidplänen beschäftigen, sollte diese Vermutung sofort angesprochen werden. Es besteht nicht die Gefahr, dass der Jugendliche durch derartige Fragen erst auf die Idee suizidaler Handlungen gebracht wird. Gegebenenfalls weist er diese Möglichkeit von sich nach dem Motto: »So schlimm ist es ja nun doch nicht!« Das Gespräch kann dann an das anknüpfen, was vorher erörtert worden war. Ist der Verdacht der Therapeutin demgegenüber zutreffend, wird der Jugendliche durch diese Frage aus seiner Isolation erlöst. Seine möglicherweise schon lange kreisenden Gedanken werden ans Licht gebracht und ernst genommen. Er kann erkennen, dass er mit solchen Gedanken keineswegs so allein steht, wie angenommen, und dass es eine Person gibt, mit der er darüber sprechen kann. Es ist deshalb wichtig, dass die Therapeutin auch unklare Gefühle und Ahnungen, die sie bei sich wahrnimmt, ausspricht, indem sie beispielsweise darauf verweist, dass manche Leute in ähnlicher

Situation wie der des Jugendlichen Suizidgedanken entwickeln, und danach fragt, wie dies denn bei ihrem Gegenüber sei. Die Therapeutin sollte auch aufmerksam sein für bestimmte Metaphern (»Dann geb ich mir halt die Kugel!«) oder sprachliche Wendungen (»Dann bin ich halt am Ende!«, »Das ist dann der ultimative Gau!«), die eventuell reine Floskeln sind, möglicherweise aber doch auf tatsächliche Suizidgedanken verweisen.

10.6.2 Klärung von Anliegen, Ziel und Auftrag

Im Gespräch mit einem Jugendlichen, der eine Suizidabsicht äußert oder einen Suizidversuch begangen hat, scheint das Ziel klar zu sein: Es geht um das Leben des Jugendlichen. Aus diesem Grund versäumen viele Therapeutinnen, das Anliegen, das Ziel und den Auftrag mit dem Jugendlichen zu erörtern und zu klären. Sie vertrauen vielmehr auf das selbstverständlich erscheinende, jedoch selbst gestellte Ziel. Dies führt in vielen Fällen dazu, dass Therapeutin und Jugendlicher aneinander vorbeireden. Denn es ist keineswegs klar, welches Ziel der Jugendliche hat. Aber möglicherweise wird er, wenn denn eine solche Frage überhaupt gestellt wird, zumindest auf Anhieb keine Antwort wissen. Es ist deshalb die Aufgabe der Therapeutin, das Spektrum möglicher Ziele dem Jugendlichen zu eröffnen, damit er sich eigenständig entscheiden kann: »Könnte es sein, dass du daran arbeiten möchtest, auf keinen Fall (wieder) einen Suizidversuch zu begehen? Oder könnte es sein, dass es dir zunächst einmal wichtig ist, dass überhaupt jemand versteht und anerkennt, dass du nicht zum Spaß solche Pläne wälzt bzw. diese Suizidhandlung begangen hast? Vielleicht aber auch möchtest du in unserem Gespräch abwägen, welche Argumente für und welche Argumente gegen eine Suizidhandlung sprechen? Oder möchtest du dir Gedanken darüber machen, was sich in deinem Umfeld verändern müsste, damit du dich für das Leben entscheiden kannst? Vielleicht aber hast du noch ein anderes Anliegen und ein anderes Ziel, das heute Inhalt unseres gemeinsamen Gespräches werden sollte?«

Der Jugendliche muss merken und spüren, dass die Therapeutin sich zu 100 % auf ihn, seine Gedanken und seine Wünsche ausrichtet. Das genaue Erfragen seines Anliegens und seines Ziels hilft ihm - angesichts eines häufigen Erlebens eigener Diffusität und Ratlosigkeit - zu einer inneren Klärung. Im nächsten Schritt wäre dann zu erfragen, welchen Auftrag der Jugendliche der Therapeutin geben will, d. h., was er genau denkt, das die Therapeutin tun kann, damit er sein Ziel erreicht. Auch hierbei sollte die Therapeutin dem Jugendlichen den Strauß der Möglichkeiten eröffnen (beispielsweise: »Soll ich dabei lediglich gut zuhören? Oder möchtest du, dass ich auch eigene Gedanken zu deinen Überlegungen beisteuere?«), damit er sich entscheiden kann. Dieses Angebot von Entscheidungsmöglichkeiten seitens der Therapeutin vermittelt dem Jugendlichen ein Kontrollerleben. Wie später noch zu erörtern sein wird, ist ein solches Kontrollerleben ein wichtiger Schutz vor einer Suizidhandlung; denn wer die Dinge in seinem Leben in seinem Sinne beeinflussen kann, wird sich nicht gegen das Leben entscheiden.[4]

10.6.3 Rapport herstellen

Der größte Wirkfaktor in einer Psychotherapie besteht darin, eine vertrauensvolle therapeutische Beziehung aufzubauen. Diese generelle psychotherapeutische Aufgabe hat in der Arbeit mit suizidalen Jugendlichen eine besondere Bedeutung. Die Beziehungsgestaltung zu dem Jugendlichen, der sich mit Gedanken um einen Suizid beschäftigt, ist von entscheidendem Einfluss auf den Therapieverlauf. Nur auf ihrer Grundlage können therapeutische Strategien und Methoden hilfreich und nützlich werden.

Für die Herstellung von Rapport ist das elementar, was bereits zum Leitgedanken 1 (Abschnitt 10.2) ausgeführt wurde: der Respekt der Therapeutin vor der (möglichen) Entscheidung des Jugendlichen, sich das Leben zu nehmen, und die Würdigung der Schwere der Krise,

4 Siehe dazu auch Therapiekarte 5 im Online-Material.

in der sich der Jugendliche erlebt. Dazu sollte die Therapeutin offen anerkennen, dass Menschen in Schwierigkeiten kommen können, in denen sie keine andere Möglichkeit sehen, als sich umzubringen, und dass sie dies auch zuweilen nach reiflicher Überlegung als den besseren Weg erkennen. Die Therapeutin kann durchaus auch den Mut würdigen, den ein solcher Schritt erfordert. Allerdings heißt Respekt und Anerkennung, wie schon gesagt, nicht, dass die Therapeutin ein solches Vorhaben unterstützt. Im Gegenteil sollte sie zum geeigneten Zeitpunkt offen darauf hinweisen, dass sie der Überzeugung sei, dass ihr Gegenüber trotz seiner Verzweiflung und Hoffnungslosigkeit, die seine aktuelle Situation präge, noch ein gutes und angesichts seines Alters langes Leben vor sich habe. Um ihre Allparteilichkeit gegenüber dem Symptom zu wahren, muss sie dann aber wieder auf die Seite »pro Suizid« umschwenken, beispielsweise mit der Anmerkung: »Aber ich denke, dass du das im Augenblick noch ganz anders siehst!«

Orbach (1997, S. 228 f.) weist ganz in diesem Sinne darauf hin, dass der therapeutische Durchbruch dann gelingt,

> »wenn der Therapeut sich daran beteiligt, Suizid als tatsächlich mögliche Lösung durchzuspielen. Der Patient erfährt dadurch zunächst, dass das Erwägen eines Selbstmordes ihn nicht automatisch als verrückt oder anormal erscheinen lässt. In Gesprächen mit dem Kind muss der Therapeut aufmerksam zuhören und den kindlichen Schmerz akzeptieren, auch wenn dies die Selbstverletzung plausibel macht. Der Therapeut muss dann dem Kind zurückspiegeln, wie dieser Gefühlsaufruhr zu Selbstmordwünschen führte. Wenn das Kind dem Therapeuten zum Beispiel erzählt, dass es sich langweilt, dass es nichts zu tun habe und dass es deshalb sterben wolle, kann der Therapeut antworten, dass, wenn das Kind allein und traurig sei, das Gefühl auch durchaus einleuchtend sei, keinen Grund mehr zum Leben zu haben und lieber tot zu sein. Das Prinzip dieser Intervention liegt darin, die Erfahrung des Leids und die Art und Weise, in der sie zur Todessehnsucht geführt hat, zu verstehen und dies »zurückzuspiegeln.«

Später kann dann der Therapeut die Todesvorstellung des Kindes und seine Vermutung, was nach seinem Tod passiert, ansprechen. Wie wird das Leben sein, wenn das Kind nicht mehr da ist? Was wird mit seinen

Angehörigen geschehen? Wie werden sie mit seinem Tod umgehen? Was wird das Kind gewinnen? Was wird es verlieren?

> »Nachdem die zerstörerischen Impulse des Patienten eingegrenzt sind, kann der Therapeut beginnen, den eigenen Anteil des Patienten an seinem Leid herauszuarbeiten – manchmal dadurch, dass er ihm bei der Erkenntnis hilft, dass seine Gefühle des Abgelehntwerdens oder Versagens oder seine Reaktion auf das Verhalten der Eltern nicht durchweg der Realität angemessen sind. Wenn der Patient diese Interpretation akzeptiert, können Therapeut und Patient gemeinsam neue Verhaltensalternativen erwägen und ihre Tauglichkeit prüfen.«

Diese sympathische Teilnahme an der Entscheidung für den Suizid, so führt Orbach (a. a. O.) weiter aus, erscheine widersinnig, da die meisten Menschen reflexhaft die Tendenz hätten, jeden davon abzubringen, sein Leben zu beenden. Der Versuch jedoch, dem suizidalen Erwachsenen oder dem suizidalen Kind die einzige Option zu entziehen, die ihm realistisch erscheine, könne diesen nur noch stärker an den Tod binden. Dies treffe besonders dann zu, wenn dieser Versuch sehr frühzeitig in der Therapie unternommen werde, zu einem Zeitpunkt, an dem der Patient Suizid noch als einzige Handlungsmöglichkeit ansehe. Diese zurückhaltende Haltung, die die Therapeutin einnehmen müsse, koste viel Kraft, sei jedoch sehr hilfreich. Oft lasse die Option Suizid dem Patienten die Kraft weiterzuleben, weil es ihm immer noch freistehe, den Tod zu wählen, wenn er dies wünsche. Eine Therapeutin, die dann die Gefühle des Patienten über den Suizid nachvollziehen könne, vermittele diesem ein Erleben von gegenseitigem Verstehen und baue damit eine Partnerschaft gerade dort auf, wo es bisher nur Entfremdung und Isolation gegeben habe.

Der Begriff »Rapport herstellen« wurde hier gewählt, um auf Vorgehensweisen aus der systemischen Hypnotherapie zu verweisen, die für den Aufbau einer guten Beziehung der Therapeutin zu dem Kind oder Jugendlichen förderlich sind. Als Erstes sei die Möglichkeit des Rapportschaffens durch das *Angleichen der Sprache* an die Repräsentationssysteme des Klienten genannt. Lässt der Klient beispielsweise durch seine Sprache erkennen, dass das visuelle Repräsentationssystem bei ihm dominiert (»Ich sehe keinen Sinn mehr darin...«), sollte die Therapeutin auch in ihrer Antwort eine entsprechende Wortwahl treffen (»Du betrachtest die Welt als ...«). Entsprechendes gilt für das auditive Repräsentationssystem (Klient: »Ich will einfach nur Ruhe« – Therapeutin: »Das klingt, als ob du ...«), das kinästhetische Repräsentationssystem (Klient: »Das ist unerträglich ...« – Therapeutin: »Du erlebst das als unendlich schwer und spürst den Druck ...«) sowie das olfaktorische Repräsentationssystem (Klient: »Mir stinkt das alles« – Therapeutin: »Das riecht für dich alles nach Lug und Trug«).

In ähnlicher Weise kann die Therapeutin den *Sprachstil* angleichen, indem sie das Sprechtempo des Klienten aufgreift, sei es schnell oder verhalten nachdenklich, sei es flüssig oder abgehackt, und indem sie auch ein langes Schweigen in entsprechender Weise spiegelt und die darin enthaltene Schwere höchstens ganz kurz verbalisiert. Auch kann sie die *Körperhaltung spiegeln*, den Atemrhythmus des Klienten, seine Körperbewegungen und seinen Gesichtsausdruck. Natürlich muss das alles stimmig aus dem Augenblick erfolgen, und ein Bewusstsein dafür kann der Therapeutin helfen, sich selbst auf die Angemessenheit der eigenen Reaktionen zu überprüfen. Dorrmann (1998, S. 49 f.) verweist darauf, dass er diese Art der Beziehungsgestaltung in der Regel nicht bewusst anwende; vielmehr sei für ihn

> »das Wissen um diese nonverbale Interaktion eine zusätzliche Möglichkeit, mich selbst darin zu überprüfen, wie nah ich dem Klienten eigentlich bin. Ich beobachte mich hin und wieder in meiner Körperhaltung, und wenn ich dann erhebliche Diskrepanzen zum Klienten feststelle, überlege ich, was mich bisher gehindert haben könnte, meine Haltung anzugleichen.«

Falls sich in diesem Gespräch die Gelegenheit zu einem *positiven Umdeuten* ergibt, sollte die Therapeutin diese Möglichkeit aufgreifen; denn positives Umdeuten kann als die wirksamste Maßnahme angesehen werden, schon in frühen Stadien des Beziehungsaufbaus positive Reaktionen bei Jugendlichen hervorzurufen (von Sydow et al. 2007, S. 123). So lässt sich beispielsweise – wie oben bereits erwähnt – der Entschluss zum Suizid als eine mutige Entscheidung würdigen. In Fällen, in denen der Jugendliche der Überzeugung ist, dass es seinen

Eltern besser gehen werde, wenn er nicht mehr da sei, lässt sich dies als Zeichen seiner Liebe zu seinen Eltern oder seiner großen Bereitschaft anerkennen, auf andere Rücksicht zu nehmen. (Ein weiteres Beispiel zum Umdeuten siehe Abschnitt 10.11.)

10.6.4 Exploration der familiären Situation und des erweiterten Kontextes

Im nächsten Schritt sollte die Therapeutin die familiäre Situation des Jugendlichen ansprechen und auf die familiären Beziehungen fokussieren. Die im Folgenden aufgeführten Fragen bieten sich an. Oft bewährt es sich, sie parallel mit dem Erstellen eines Genogramms zu erörtern (siehe Abschnitt 10.22), was die meisten Jugendlichen interessant finden:

- Inwieweit besteht eine tragfähige Bindung an ein Elternteil oder beide Eltern?
- Wie ist die Geschwisterkonstellation?
- Fühlt sich der Jugendliche innerhalb der Familie gehört oder erlebt er sich als isoliert, ausgestoßen, allein, auf sich selbst gestellt?
- Wie erlebt das Kind oder der Jugendliche das Familienklima?
- Kann das Kind oder der Jugendliche innerhalb der Familie ihm wichtige Themen offen ansprechen?
- Bekommt das Kind oder der Jugendliche Antworten auf seine Fragen, oder werden diese abgewiesen?
- Gab es besondere kritische Ereignisse, die aktuell das Erleben des Jugendlichen prägen?
- Gab es außergewöhnliche Todesfälle oder Suizide in der Familie?
- Welche Bedingungen prägen das erweiterte Lebensfeld des Jugendlichen?
- Gibt es Freunde, Bekannte und sonstige bedeutsame Dritte, denen er sich öffnen kann?[5]

5 Siehe dazu auch Therapiekarte 6 im Online-Material.

10.6.5 Erfragen der Ambivalenz

Für die weitere Einschätzung ist es bedeutsam, einen Eindruck darüber zu gewinnen, ob der Jugendliche sich noch in der Phase ersten Erwägens von Suizidgedanken befindet oder ob er sich bereits intensiv mit seiner Ambivalenz zwischen dem Wunsch nach dem Tod und dem Wunsch nach dem Leben auseinandersetzt. Dieses Erfragen der Ambivalenz ist deshalb so wichtig, weil sie die Chance eröffnet, dass der Jugendliche selbst Anteile in sich erkennt, die ihn am Leben halten, auch wenn er sich in seiner Suizidabsicht für ganz entschieden hält. Fragen nach möglicherweise kleinen Differenzierungen können etwas Licht ins so erlebte Dunkel bringen. Zudem richten sie den Blick auf Gegenwart und Zukunft und damit ein Stück fort von der wahrscheinlich als unerträglich erlebten Vergangenheit. (Zur Arbeit mit unterschiedlichen inneren Anteilen siehe auch Abschnitt 10.20.)

- »Welche kleinen Momente hat es in der letzten Zeit gegeben, in denen du dachtest, das Leben könnte doch manchmal irgendwie erträglich sein?«
- »Auch wenn dir das im Augenblick nahezu undenkbar erscheint: Wenn du Dinge in deinem Leben verändern könntest, sodass es erträglicher würde, was würdest du verändern?«
- »Gab es in letzter Zeit ganz kleine Augenblicke, in denen du vergessen hast, über deinen Wunsch nach dem Tod nachzudenken? Was war da anders?«
- »Wie erklärst du dir, dass du angesichts der ganzen Probleme, die dich so bedrücken, noch lebst?«
- »Gibt es noch einen kleinen Teil in dir, der manchmal glaubt, deine Lebenssituation könnte sich doch einmal verbessern? Welche Gründe führt dieser Teil an?«
- »Welcher kleine Teil in dir wünscht noch Bedenkzeit? Wie viel Zeit könntest du diesem Teil noch geben?«
- »Mal angenommen, die Situation ändert sich nicht und wird sogar noch schlimmer. Wie lange könntest du das Leben noch ertragen, ohne etwas in die Richtung zu unternehmen, dir das Leben zu nehmen?«[6]

6 Siehe dazu auch Therapiekarte 7 im Online-Material.

10.7 Das Gespräch mit der Familie

10.7.1 Die Notwendigkeit des Einbezugs der Familie

Eine Studie von D'Atillo und Kollegen (1992) zeigt auf, dass die fehlende Unterstützung aus der Umwelt, so wie sie das Kind oder der Jugendliche wahrnimmt, ein wichtiger Auslöser für die suizidale Handlung ist. Umgekehrt hat sich die Beziehung zu den Eltern als der stärkste und konsistenteste Schutzfaktor gegen Suizidhandlungen erwiesen, auch im Vergleich zur Beziehung zu Gleichaltrigen (u. a. Kidd et al. 2006, Cheng 2009, Hooven 2013, Donath et al. 2014).

Um diese potenzielle Ressource zu fördern, braucht die Therapeutin das Gespräch mit den Eltern bzw. mit der ganzen Familie. Nur im Familiengespräch hat die Therapeutin die Chance, belastende Familienkonstellationen anzusprechen, deutlich werden zu lassen und Veränderung anzustoßen. In Ausnahmefällen kann es geschehen, dass die Therapeutin sich auf den entschiedenen Wunsch eines älteren Jugendlichen eingelassen hat, eine Verschwiegenheit gegenüber den Eltern einzuhalten. Wenn sie dann aufgrund ihrer Beziehung zu dem Jugendlichen hinreichend sicher ist, dass er seine Zusage einhalten kann und einhält, zumindest während der nächsten Wochen oder bis zum nächsten Termin am Leben zu bleiben, kann sich die Therapeutin ausnahmsweise auf den Wunsch des Jugendlichen einlassen, um die Beziehung zu ihm nicht zu gefährden.

Allerdings sollte sich die Therapeutin nach Möglichkeit in eine derartige Situation erst gar nicht bringen lassen. Es hat sich bewährt, auch Jugendlichen, die ausdrücklich eine Einzeltherapie wünschen, deutlich zu machen, dass der reale (und nicht nur fiktive) Einbezug der Familie zum Standard der Therapie gehört. Das muss nicht unmittelbar erfolgen. Es muss sich auch nicht um gemeinsame Gespräche handeln. So können Einzeltherapie und Elterngespräche durchaus eine Zeit lang parallel laufen. In der Regel verliert sich dann auch der Widerstand des Jugendlichen gegen gemeinsame Gespräche.

In Fällen hoher Suizidalität ist allerdings der Einbezug der Eltern unverzichtbar. Kitty La Perriere warnt (Roche Report 1982) eindringlich davor, in Fällen von hoher Suizidalität ausschließlich mit dem Patienten zu arbeiten. Die ungünstigste Bedingung in der Arbeit mit suizidalen Patienten bestehe in der Eins-zu-eins-Situation, wenn eine Therapeutin mit einem Patienten arbeite. Die Chancen auf Beruhigung, die Möglichkeit von Unterstützung und der Zugang zu Lösungsmöglichkeiten würden eingeengt, wenn nur zwei Personen in die Arbeit involviert seien. Die Mobilisierung der familiären Ressourcen stelle nicht nur eine Unterstützung für das suizidale Familienmitglied dar, sondern in gleichem Maße eine Unterstützung für die Therapeutin. Familientherapie eröffne der Therapeutin zusätzliche Möglichkeiten für die Arbeit mit dem Patienten und für seinen Schutz. So könne die Familientherapeutin einzelne Familienmitglieder in die Aktivitäten rund um das akute Problemverhalten einbinden, beispielsweise Suizidwachen mit den Familienmitgliedern vereinbaren. Zum anderen könne sie daran arbeiten, offenzulegen, was zu der Mutlosigkeit und dem Gefühl von Hoffnungslosigkeit und Hilflosigkeit geführt habe. Auch Sperling verwies 1980 (S. 24) auf die »Bedeutung der Familie für die Selbstmordprophylaxe«.

Orbach (1997, S. 230) kommt aufgrund umfangreicher therapeutischer Erfahrungen zu dem Schluss:

> »Anamnese, Diagnostik und Behandlung eines suizidgefährdeten Kindes müssen im Familienkontext stattfinden. Einige der diagnostischen Prozesse und Behandlungsformen richten sich auf den Zusammenhang des Familienlebens, andere auf die spezifischen zerstörerischen Prozesse im Kind. Bei der Risikoeinschätzung kommt der Anziehungskraft des Todes auf das Kind, seiner Fähigkeit zur Gefühlsäußerung, dem Entfremdungsgrad von der Familie und der familienspezifischen Problembewältigung zentrale Bedeutung zu. Andere wichtige Aspekte für die Diagnose und Beurteilung sind Beziehung der Eltern, Depression und suizidale Tendenzen bei den Eltern, die Rolle des Kindes in der Familie und das unlösbare Problem. Die Behandlung richtet sich auf die Beziehung der Eltern und deren Verhältnis zu ihrem Kind und wird in variierenden Familiensettings durchgeführt.«

Das Gespräch mit der Familie dient gegebenenfalls auch dazu, notwendige Schutzmaßnahmen zu vereinbaren. Das betrifft z. B. den Zugang zu letalen Mitteln, beispielsweise das sichere Verschließen von Medikamenten und Giftstoffen – eine Maßnahme, die man erfahrungsgemäß keineswegs als selbstverständlich unterstellen sollte – und, worauf Brent et al. (2013) verweisen, das Achten auf Nüchternheit (Verzicht auf Alkohol und Drogen) und gesunden Schlaf. Eine stationäre Aufnahme kann verhindert werden, indem – wie schon erwähnt – eine Suizidwache durch die Familienmitglieder organisiert wird. Eine weitere Möglichkeit besteht darin, eine von beiden Seiten mit vollem Namen unterzeichnete Non- Suizid-Vereinbarung zwischen dem Jugendlichen und seinen Eltern abzuschließen (siehe Abschnitt 9.3.2). Stober (1978, S. 312) verweist auf die Notwendigkeit klarer Absprachen und schreibt dazu:

> »Sowohl der suizidgefährdete Jugendliche als auch die ganze Familie sollten sich verpflichten, etwa bedrohliche Entwicklungen und Gefahrensignale dem Therapeuten mitzuteilen. Der Therapeut sollte klarstellen, was er in diesem Fall tun kann und was nicht. Er engt dadurch einerseits den Spielraum für etwaige Erpressungsmanöver des suizidgefährdeten Jungen ein, andererseits garantiert er der Familie seinen Beistand.«

Allerdings ist es oft nicht ganz einfach, Zugang zu den Familien zu finden, in denen ein Kind oder ein Jugendlicher drängende Suizidgedanken äußert oder einen Suizidversuch gemacht hat. Viele Familien interpretieren die Suizidgedanken oder den Suizidversuch als eine Botschaft, die ihnen Schuld, Versagen, Bösartigkeit oder Sonstiges zuschreibt. Entsprechend groß kann die Abwehr der Familienmitglieder sein. Sperling (1980, S. 25) hat das sehr eindrucksvoll geschildert in seinem Bericht über eine Untersuchung, bei der er Hausbesuche bei den Hinterbliebenen von Suizidanten gemacht hat, um mit ihnen über ihre Erfahrungen im Zusammenhang mit diesem Ereignis zu sprechen. Er schildert die Abwehr der zurückgebliebenen Familienmitglieder und schreibt unter anderem: »Die Atmosphäre ist wie in einem Kriminalstück, in dem der Mörder gesucht wird.« Und etwas später: »Die

Abwehr der Familienmitglieder gegen jede Einmischung von außen ist so, dass die einleuchtende familientherapeutische Forderung, im Falle von Suizidalität möglichst schnell Familiensitzungen einzuleiten, oft an der Wirklichkeit scheitert.«

Um dieser Situation zu begegnen und trotzdem Zugang zu den Eltern bzw. Familien zu finden, muss man sich zunächst in ihre Situation hineinversetzen: Die Eltern sind verstört und erregt, sie zeigen sich ratlos und hilflos, fragen sich, was ihr Kind zu dieser Handlung bewegt haben könnte, sind bestürzt und traurig, erleben aber zugleich auch Wut und Empörung, sind voll von Vorwürfen gegen ihr Kind (und jeden, der sich mit ihrem Kind verbündet) – man könnte dies als das dritte, eine Suizidhandlung kennzeichnende Paradox bezeichnen. Über allem stehen Schuldgefühle, die sie gegen sich selbst richten, meist aber – durchaus zu Recht – auch gleichzeitig mehr oder weniger stark abweisen, für unberechtigt erklären und zu verdrängen suchen, die aber immer wieder in ihren Gedanken auftauchen. Stober (1978, S. 311) formuliert:

> »Häufig vermeiden die Familien von Kindern und Jugendlichen, die einen Suizidversuch unternommen haben, den Kontakt mit dem Therapeuten bzw. sie versuchen den Patienten möglichst bald aus dem therapeutischen Bereich zu entfernen. Sie sind voller Angst, Abwehr und Schamgefühl und verleugnen die Notwendigkeit einer Therapie und die Ernsthaftigkeit des Suizidversuchs. Sie sind häufig geneigt, das Geschehen als Unfall oder Zusammenkommen mehrerer unglücklicher Umstände darzustellen. Die Abwertung eines ernsthaften Suizidversuches hilft der Familie, die Auseinandersetzung mit den zu Grunde liegenden emotionalen Problemen zu vermeiden.«

Auch aus Sicht der Kinder und Jugendlichen betrachtet, reagieren Eltern oft ganz anders, als sie es erwartet haben. Der ihrer Tat vorausgehende Schmerz und ihr Leid werden häufig einfach übergangen oder aber in Vorwürfe (»Sie will sich nur wichtigmachen!« – »Wir haben immer alles für dich getan; du bist sehr undankbar!«) umgewandelt. Das Leben in der Folgezeit wird häufig schwerer und belasteter, ein entspanntes Miteinander wird kaum noch möglich. Wie ein Damoklesschwert hängt die zurückliegende Tat über allen Familienmitgliedern und lässt schon bei geringfügigen Auseinandersetzungen Gedanken und Ängste an Wiederholung aufkommen (siehe auch Bründel, S. 120).

10.7.2 Klärung von Anliegen, Ziel und Auftrag

Ähnlich wie im Gespräch mit dem Jugendlichen ist für die Therapeutin auch in der Begegnung mit seinen Eltern bzw. seiner Familie die Versuchung groß zu denken, dass das Ziel des Gespräches doch klar sei: das Leben des Jugendlichen. Aber das befreit nicht von der Aufgabe, eine sorgfältige Klärung von Anliegen, Ziel und Auftrag der Eltern durchzuführen: »Was liegt Ihnen für dieses (erste) Gespräch vor allem am Herzen? Welches Anliegen steht für Sie im Vordergrund? Was ist Ihnen heute wichtig?« Häufig antworten die Eltern, dass sie wissen möchten, warum ihr Kind die Suizidhandlung beabsichtigt oder begangen hat. Diese Frage ist vollkommen verständlich, auch wenn sie – bis auf einen gegebenenfalls offensichtlichen Anlass – nicht zu beantworten ist. Es hat sich bewährt, in diesem Augenblick zunächst einmal nicht auf das Für und Wider dieser Frage nach dem Warum näher einzugehen, sondern eine weiterführende Frage zu stellen, beispielsweise: »Ja, das verstehe ich gut, dass Sie herausfinden möchten, warum er das getan hat. Gibt es darüber hinaus noch ein weiteres Anliegen, das Sie klären möchten, an dem Sie gerne arbeiten möchten?« Zumeist werden dann Anliegen formuliert wie beispielsweise herauszufinden, ob das Kind wohl in Zukunft eine solche Handlung wiederholen werde, oder herauszufinden, was geschehen müsse, damit ihr Kind nicht wieder auf derartige Ideen verfällt. Beide Anliegen können durch die Fragen der Therapeutin »genauert« werden und stellen eine gute Grundlage für die weitere Arbeit dar.[7]

7 Siehe dazu auch Therapiekarte 8 im Online-Material.

10.7.3 Die Frage nach der Ursache

Die Frage der Angehörigen nach der Ursache des Verhaltens ihres Kindes ist deshalb problematisch, weil sie zum einen nicht beantwortet werden kann, zum anderen den Blick zurück in die Vergangenheit lenkt und damit sofort die Frage der Schuld aufwirft (siehe den folgenden Abschnitt 10.8). Es gibt zwei Möglichkeiten, mit dieser Frage umzugehen: Die Therapeutin kann verdeutlichen, dass dies prinzipiell nicht beantwortbar ist, dass nach modernen wissenschaftlichen Erkenntnissen ein einigermaßen zuverlässiger Rückschluss auf die Ursachen im individuellen Einzelfall nicht möglich, aber glücklicherweise auch nicht notwendige Voraussetzung für hilfreiches therapeutisches Handeln ist. Hierin unterscheidet sich menschliches Verhalten grundsätzlich von dem Funktionieren von Maschinen, bei denen diese Frage äußerst sinnvoll ist. Die suizidale Handlung ist vielmehr eine Entscheidung des Kindes, für die die Eltern keine Verantwortung haben. Verantwortung aber haben die Eltern dafür, alles für gute Rahmenbedingungen in der Zukunft zu tun, damit sich die Chance erhöht, dass die suizidale Handlung des Kindes sich nicht wiederholt. Die Eltern haben keine Schuld, aber sie sind ein wichtiger Teil der Lösung.

Eine andere Möglichkeit besteht darin, die – wie gesagt – völlig verständliche Frage nach der Ursache umzulenken in einen Blick in die Zukunft. Beispielsweise könnte die Therapeutin formulieren: »Was ist Ihnen wichtiger: Sich mit der Frage nach den Ursachen zu beschäftigen oder herauszufinden, was getan werden kann, damit sich ein solches Ereignis nicht wiederholt?«

10.7.4 Die Einschätzung der Wiederholungsgefahr

Nach eigener Erfahrung ist es hilfreich, insbesondere das Erstgespräch mit den Eltern bzw. der ganzen Familie unter die Überschrift »Einschätzung der Wiederholungsgefahr« zu stellen. Ein solches Gespräch ist weniger belastend und weniger konfliktgefährdet, da es den Blick in die Zukunft richtet und somit von der rückwärtsgewandten Frage nach der Schuld ablenkt. Unter der Überschrift »Einschätzung der Wiederholungsgefahr« sind dann alle systemtherapeutischen Fragen und Vorgehensweisen möglich wie in einer Therapie. Zugleich gilt in diesen Gesprächen die Regel aller systemtherapeutischen Arbeit: Je weniger bedrohlich gearbeitet wird, umso weniger braucht die Familie das Problem zu leugnen oder auf sonstige Art Widerstand zu leisten. Die Therapeutin sollte also sehr sorgfältig darauf achten, in diesen Gesprächen keinen Druck in Richtung auf eine Veränderung zu machen. Denn solange sie in Kontakt mit der Familie ist, kann sie ihre Sichtweisen, Vorannahmen, Wahrnehmungen etc. vermitteln und damit Anstöße geben, die die Familie zu Änderungen nutzen kann. Sie kann die Eigenverantwortlichkeit des Kindes oder Jugendlichen für sein Leben betonen, die Verhaltensketten analysieren, die zur suizidalen Handlung führten, und alternative Lösungen erarbeiten. Sie kann über die Zukunft reden, in der keine Suizidimpulse auftreten, und das Repertoire des Kindes an Bewältigungsstrategien zu erweitern suchen.

Die entscheidende Anregung zu diesem Vorgehen erfolgte durch einen Aufsatz von Aldrige und Rossiter (1979), die in einem Forschungsprojekt ein bestimmtes Schema für ihre Interviews zur Einschätzung der Suizidalität angewandt hatten, wobei sie diese Interviews über jeweils ein bis drei Sitzungen hinweg führten. Zur großen Überraschung der Autoren berichtete ein Großteil der Familien anschließend, dass diese Interviews für sie sehr hilfreich gewesen seien. Die Autoren sahen sich dadurch veranlasst, dieses Ergebnis mit den Ergebnissen ihrer Therapien zu vergleichen, wobei sie feststellen mussten, dass sie in den vorwiegend durch systemische Fragen geprägten Interviews therapeutisch mindestens so erfolgreich waren wie in ihren Therapien.

Die Gründe für diesen zunächst überraschenden Befund liegen auf der Hand: Unter dem Stichwort »Einschätzung der Wiederholungsgefahr« ist es am ehesten möglich, ein gutes Arbeitsbündnis mit der Familie herzustellen. Zugleich gelingt in relativ selbstverständlicher Weise eine Zukunftsorientierung, die von der wenig produktiven Frage nach der Schuld wegführt und eine aktive Haltung aller Beteiligten stimuliert mit dem Ziel, eine Wiederholung dieser Suizidhandlung zu verhindern.

10.7.5 Die Ernsthaftigkeit der Suizidhandlung

Neigen die Eltern trotz allem weiterhin dazu, das Suizidproblem zu bagatellisieren, sollte die Therapeutin sie mit der schon erwähnten statistischen Gefahr eines erneuten Suizids vertraut machen:

Jeder vierte bis fünfte Jugendliche, der versucht hat, sich das Leben zu nehmen, unternimmt in den folgenden zwei Jahren einen erneuten Suizidversuch, und etwa 5 % der Jugendlichen, die eine Suizidhandlung begangen haben, werden sich tatsächlich umbringen (siehe Abschnitt 9.2).

Solche Informationen sind für Eltern wichtig, damit sie selbst zu einer realistischen Einschätzung der Gefahr einer erneuten Suizidhandlung ihres Kindes kommen. In diesem Zusammenhang spielen auch Fragen nach Suiziden und Suizidversuchen in der Familie eine Rolle ebenso wie Fragen nach sonstigen Verlusterlebnissen durch andere Ereignisse wie Tod oder Scheidung. Denn in auffallend vielen Familien von Jugendlichen, die versuchen, sich das Leben zu nehmen, ist der Suizidversuch »ein altbewährtes Hausmittel«. Unterschiedliche Studien haben gezeigt, dass bis zu 40 % der Jugendlichen, die einen Suizidversuch unternahmen, zuvor einen Elternteil, einen Angehörigen oder einen nahen Freund durch Suizid verloren hatten. Suizid ist also für sie als Lösungsmuster bekannt und relativ vertraut.

10.8 Die überflüssige Frage nach dem Warum

Die Frage nach dem Warum einer suizidalen Handlung wird von vielen Autoren als wichtig, ja geradezu als das zentrale Element einer Therapie angesehen (z. B. Eink u. Haltenhof 2012). Die Autoren gehen davon aus, dass die Klärung dieser Frage die Grundlage für ein hilfreiches therapeutisches Vorgehen bildet. Aus systemtherapeutischer Sicht ist diese Annahme nicht oder eher selten zutreffend. Vielmehr wird angenommen, dass das Erfragen der Ursache für die suizidale Handlung den therapeutischen Prozess eher stört und behindert. Dies gilt aus folgenden Überlegungen in besonderem Maße für Kinder und Jugendliche:

1. Die meisten Jugendlichen können die Frage nach dem Warum nicht oder nur unzureichend beantworten. Möglicherweise schildern sie einen akuten Anlass: Sie sind von der Freundin verlassen worden; sie sind von den Mitschülern einmal mehr ausgestoßen, verlacht oder sogar gequält worden; der Lehrer hat sie vor der ganzen Klasse bloßgestellt; die wichtige Klassenarbeit wurde sehr schlecht bewertet etc. Das wesentliche, dahinterliegende Problem aber, die basale Suizidalität, wird selten benannt und ganz häufig von den Betroffenen auch nicht durchschaut. Auch Eink und Haltenhof (a. a. O.) weisen darauf hin, dass sie »im psychiatrischen Kontext ... nicht selten mit Menschen konfrontiert (sind), die die motivationalen Hintergründe ihrer suizidalen Krisen nicht benennen können oder wollen«.
2. Die Frage nach dem Warum hat der Jugendliche zudem in allen möglichen anderen Situationen schon zigmal von Erwachsenen gehört – und immer mit einem vorwurfsvollen, anklagenden Unterton. Er hat sie mit hoher Wahrscheinlichkeit nie als wirkliches Interesse an seiner Person empfunden, sondern als Aufforderung, sich für etwas zu rechtfertigen, das die Erwachsenen als unrechtmäßig oder falsch oder zumindest unüberlegt bewerten. Er verbindet damit lange, sinnlose Diskussionen, die kaum je zu einem guten Ende geführt haben. Die Frage nach dem Warum dürfte von ihm deshalb in aller Regel nicht als Hilfsangebot gewertet, sondern vielmehr aversiv erlebt werden. Sie gefährdet das, was in diesem Augenblick das Wichtigste ist: die Beziehung.
3. Hinzu tritt, dass das Fragen nach den Ursachen den Blick in die Vergangenheit lenkt und damit die Tür für wenig hilfreiche Gedanken und Erörterungen über die Schuld öffnet. Die Therapeutin gerät dabei nicht selten in die Gefahr, sich mit dem Jugendlichen einseitig zu solidarisieren. Sie gefährdet damit aber ihre

Position der Allparteilichkeit und dürfte auf längere Sicht damit den Therapieprozess stören.

4. Der Blick in die Vergangenheit orientiert darüber hinaus die Aufmerksamkeit auf Defizite und Erfahrungen des Scheiterns (es sei denn, die Vergangenheit wird auf Ressourcen und gelingende Ausnahmesituationen erforscht). Dementsprechend fordern die Befürworter der Idee, die Frage nach dem Warum sei die zentrale Klärungsaufgabe, dass »eine Orientierung an den Konfliktthemen des Betroffenen ... immer im Vordergrund stehen« solle (Eink u. Haltenhof 2012, S. 36). Die Fokussierung auf Unzulänglichkeiten und Versagen wirkt aber selten stimmungsaufhellend. Darum verwundert es wenig, dass Forschungen darauf hinweisen, dass eine Defizitorientierung nicht geeignet ist, die Wiederholung einer Suizidhandlung zu verhindern (siehe Abschnitt 10.10).
5. Wie bereits ausgeführt ist die Frage nach dem Warum auch keineswegs sicher zu beantworten. Menschliches Verhalten folgt nach aktuellem wissenschaftlichen Erkenntnisstand nicht linearen Gesetzmäßigkeiten, die im Einzelfall einen zuverlässigen Rückschluss auf Ursachen in der Vergangenheit unmöglich machen. Natürlich ist es durchaus sinnvoll, Hypothesen über aktuelle Zusammenhänge aufzustellen, die ein Verständnis für die suizidale Handlung des Jugendlichen möglich machen können. Es handelt sich dabei um Erklärungsmodelle, die dann hilfreich und nützlich sind, wenn sie den Perspektivenhorizont erweitern und als Basis für fruchtbares systemtherapeutisches Fragen dienen können. Sie sind zu verwerfen, wenn sie diese Grundanforderung nicht erfüllen. Es müssen dann neue Hypothesen generiert werden.

10.9 Systemische Hypothesenbildung

Systemische Hypothesen unterscheiden sich von individuumzentrierten Hypothesen dadurch, dass sie möglichst viele Personen aus dem für das Kind oder den Jugendlichen bedeutsamen Kontext einbeziehen. Sie suchen den anerkennenswerten (!) Anlass für die Suizidhandlung und ihre Funktion zu erfassen. Sie dienen als gedanklicher Hintergrund für das Gespräch der Therapeutin mit der Familie und sind so lange »richtig«, als sie ein Gespräch stimulieren, das Änderungen in der Familie anzuregen vermag.

Ausgangspunkt für eine systemische Hypothesenbildung ist die Überzeugung, dass Suizidalität in Beziehungen entsteht und auf Beziehungen gerichtet ist. Suizidales Denken und Handeln ist Ausdruck des Erlebens von Ohnmacht und Ausweglosigkeit des Jugendlichen in einer von ihm mit »normalen Mitteln« nicht zu verändernden Situation. Ihm geht es nicht unbedingt darum zu sterben; aber er ist der Überzeugung, so nicht weiterleben zu können und zu wollen.

Von dieser Grundannahme ausgehend stellt sich die Therapeutin die folgende Frage, um systemische Hypothesen zu bilden:

Welche Bedeutung kommt der Suizidabsicht oder der Suizidhandlung in dem für den Jugendlichen relevanten System (der Familie, Ersatzfamilie o. Ä.) zu, an dessen Ausgestaltung er selbstverständlich beteiligt war und ist? Inwiefern könnte eine Änderung der familiären Vorannahmen, Regeln und Verhaltensmuster dazu führen, dass das Kind oder der Jugendliche ein Erleben von Kontrolle und Einfluss auf sein Leben wiedergewinnt und sich damit die Chance für Entwicklung und ein lebenswertes Leben wiedereröffnet?

Die von der Therapeutin generierten Hypothesen dienen ihrer Orientierung und sind nicht (oder nur in seltenen Fällen) zur Veröffentlichung im Gespräch geeignet. Sie sollen den Blick auf die lebbare Zukunft lenken. Damit werden alle Betroffenen – das Kind oder der Jugendliche, seine Eltern und seine sonstigen wichtigen Bezugspersonen – zu Beteiligten an der Lösung. Mögliche Bezugsrahmen sind die in Kapitel 8 aufgeführten familiären Konstellationen, die nach dem aktuellen Forschungsstand bedingende Faktoren für die Ausbildung von suizidalen Gedanken und Handlungen eines Mitglieds darstellen können. Kurz gefasst sind das:

- Strukturelle Bedingungen in der Familie (Koalitionen, starre Rollenklischees, verstrickt-symbiotische oder distanziert-losgelöste Familienbeziehungen u. a.)

- Rigide familiäre Glaubenssätze und Überzeugungen
- Familiäre Geheimnisse, verschleiernde Mythen und Tabus
- Transgenerationale Schuldkonten
- Stagnation der familiären Entwicklung
- u. a.

Darauf bezogene systemische Hypothesen könnten dann beispielsweise lauten:

- Die Suizidhandlung dient als Anstoß dazu, die rigiden Beziehungen in der Kernfamilie aufzuweichen und im Familiengespräch flexiblere Lösungen zu erforschen, damit den Familienmitgliedern Entwicklung und dem Jugendlichen Leben möglich wird.
- Die Suizidhandlung kann als ein Rütteln an einem Beziehungsnetz verstanden werden, das durch wechselseitige Feindseligkeit, Streit und Vorwürfe geprägt ist.
- Die Suizidhandlung ist ein Zeichen dafür, dass es für den Jugendlichen lebenswichtig ist, dass der Schleier über dem Geheimnis der Familie gelüftet wird.
- Die Suizidhandlung ist ein Zeichen dafür, dass es innerhalb der Familie ein Geheimnis, ein tabuisiertes Thema gibt, das zu einer Stagnation von Entwicklung geführt hat.
- Die Suizidhandlung ruft alle Familienmitglieder – besonders die Eltern – dazu auf, ihre Rolle in der Familie wahrzunehmen sowie ihre jeweilige Zuständigkeit und Verantwortung zu übernehmen.
- Die Suizidhandlung ist ein Hinweis darauf, dass Umbruchsituationen dazu geführt haben, dass die Familienmitglieder in ihrer familiären Rolle verunsichert sind und besonders das Kind oder der Jugendliche Unterstützung bei der Suche nach seinem Platz in dem neuen System benötigt.
- Die Suizidhandlung verweist auf eine ungleiche Verteilung der Lasten in der Familie und regt dazu an, im Gespräch mit der Familie eine fairere Verteilung der Aufgaben zu thematisieren.
- Die Suizidhandlung ist ein Zeichen dafür, dass das Kind oder der Jugendliche das Bedürfnis hat, ein akzeptiertes Mitglied im relevanten (familiären) System zu sein.

- Die Suizidhandlung verweist auf eine enge und intensive familiäre Beziehung, die aber auch Züge einer »liebevollen Gefangenschaft« annimmt.
- Die Suizidhandlung verdeutlicht eine rigide Koalition des Kindes oder Jugendlichen zu dem Elternteil, in dessen Familie Suizide und Suizidversuche über die Generationen immer wieder aufgetreten sind (»Ich übernehme die Rolle des Suizidalen, damit du sie nicht übernimmst«).
- Die suizidale Handlung kann als eine starke Kraft angesehen werden, die das Potenzial in sich trägt, erstarrte Beziehungsmuster innerhalb der Familie in Bewegung zu bringen.
- Die Suizidhandlung verweist darauf, dass alle Familienmitglieder Entwicklungsschritte gehen müssen, damit die familiäre Koevolution wieder gelingt.

10.10 Lösungsorientierung – die wichtige Frage nach dem Wohin

Die Frage nach dem Wohin, nach einer Lebenssituation, in der das Leben lebenswert erscheint, ist in der Therapie mit Jugendlichen, die sich in einer suizidalen Krise befinden, von hoher Bedeutung. »Gibt es irgendetwas, das sich bei dir und im Verhalten der Leute, die dir wichtig sind, ändern sollte, sodass du wieder etwas Mut zum Leben fassen kannst?« Das Problem ist allerdings, dass viele Jugendliche, die sich mit Suizidgedanken quälen oder Suizidhandlungen bereits begangen haben, genau diese Frage nicht oder kaum beantworten können. Denn ihr Erleben von Hoffnungs- und Aussichtslosigkeit ist dadurch bedingt, dass es ihnen nicht möglich war, ihnen lebensnotwendig erscheinende Änderungen in ihrer Umwelt zu erreichen. Trotzdem ist diese Frage wichtig, weil sie den Blick fort von der Problemtrance, in der der Jugendliche sich befindet, in die Zukunft lenkt und die Möglichkeit von Änderungen als selbstverständlich unterstellt. Zugleich muss sie aber von der Therapeutin sehr sensibel gehandhabt werden, damit der Jugendliche sich in seiner negativen Sicht auf die Zukunft nicht unverstanden fühlt.

Zuweilen ist es hilfreich, eine externe Macht einzuführen, die die notwendigen Änderungen bewirkt. Das kann die »gute Fee« sein, zu der die Therapeutin eine gute Beziehung hat und die sie für die klassische Wunderfrage nach Steve de Shazer nutzt:

»Angenommen, in der Nacht, während du schläfst, kommt diese gute Fee und bewirkt, dass du wieder Licht am Ende des Tunnels siehst und auf einmal Gedanken auftauchen, das Leben könnte doch irgendwie verlockend sein. Da du geschlafen hast, weißt du nicht, dass ein Wunder geschehen ist. Was wird deiner Meinung nach am frühen Morgen das erste kleine Anzeichen sein, welches dich darauf hinweist, dass sich etwas verändert hat? Welche Person bemerkt als Erste, dass ein Wunder geschehen ist? Woran bemerkt sie das? Wer handelt nach dem Wunder in irgendeiner Weise anders? Wer ist am meisten überrascht, wenn du die Welt mit etwas anderen Augen betrachtest? Was siehst du, wenn die andere Person etwas macht, was du nicht für möglich gehalten hast? Was nimmst du an dir wahr, was dich selbst ganz positiv überrascht? Wo möchtest du gerne sein, wenn du zuerst bemerkst, dass das Wunder geschehen ist, und was möchtest du dort am liebsten als Erstes bemerken?«

Eine andere Form, eine höhere Macht einzuführen, die die notwendigen Änderungen bewirkt, könnte lauten: »Angenommen, du kommst nach deinem Tod an der Himmelspforte an, wo du freundlich von einem Engel begrüßt wirst, der dir mitteilt, dass man deinen Fall noch mal diskutiert und beschlossen hat, dir unter neuen Bedingungen eine zweite Chance zum Leben zu geben. Er schickt dich wieder auf die Welt. Du siehst die bekannte Umgebung und die vertrauten Angehörigen ... Aber irgendetwas hat sich verändert, sodass du auf einmal Mut zum Leben fasst und so etwas wie Zuversicht verspürst. Wodurch merkst du, dass die Dinge anders sind? Nehmen wir einmal an, deine Wiederankunft auf der Welt findet am frühen Nachmittag statt. Was genau erlebst du und was tust du? ...«

10.11 Ressourcenorientierung

Ressourcenorientierung ist eine grundsätzliche Haltung, deren Bedeutung gerade in suizidalen Krisen gut nachgewiesen ist. Die Therapeutin geht davon aus, dass der Jugendliche im Wesentlichen über die Kompetenzen verfügt, die er für den Weg aus der Krise benötigt, dass es lediglich zurzeit nicht in der Lage ist, diese Kompetenzen zu nutzen. Die Krise wird nicht als Ausdruck eines Defizits gewertet, sondern als angemessene Antwort auf die aktuellen Kontextbedingungen. Vermag die Therapeutin diese Überzeugung zu vermitteln, so kann diese implizite Botschaft oftmals allein schon stabilisierend auf das Selbstwerterleben des Kindes oder Jugendlichen wirken. Auch die Suizidabsicht oder die Suizidhandlung können als Ausdruck der Sensibilität verstanden werden, etwas Wichtiges gespürt und den Versuch gemacht zu haben, eine Bewegung hin zu etwas Neuem anzustoßen. (Dass das Prinzip Ressourcenorientierung in der Arbeit mit Kindern und Jugendlichen in einer suizidalen Krise hohe Bedeutung hat, fanden auch Brent und Kollegen 2013 bestätigt, die als eine wichtige Erkenntnis ihrer Studie vor allem den umgekehrten Tatbestand formulierten, dass nämlich eine Defizitorientierung nicht geeignet sei, die Wiederholung einer Suizidhandlung zu verhindern.)

Der Jugendliche in einer suizidalen Krise erlebt häufig ein vollständiges persönliches Versagen und eine Resignation im Hinblick auf die eigenen Fähigkeiten und Fertigkeiten. Es bedarf deshalb einer hohen Achtsamkeit der Therapeutin, wenn sie andere, von dem Jugendlichen zurzeit (noch) nicht zugelassene Aspekte des Selbstwerterlebens zur Sprache bringen will. Es könnte aber hilfreich sein zu thematisieren, ob wohl alle Menschen in der Umwelt des Jugendlichen einen derartig negativen Blick auf ihn haben und ob es möglicherweise Personen gibt, die andere Aspekte benennen würden. Auch kann die Therapeutin zur Sprache bringen, ob es sogar in der letzten Zeit noch Lebensbereiche gegeben hat, die der Jugendliche gemeistert hat. Sie kann zudem versuchen, das Gespräch auf Situationen in der Vergangenheit zu lenken, die ebenfalls bereits schwierig waren, die der Jugendliche jedoch damals bewältigt hat. Auf diese Weise kann es ihr gelingen, einen vorsichtigen Blick auf die anderen Aspekte des Selbsterlebens zu lenken, ohne das aktuelle krisenhafte Erleben infrage zu stellen.

Für Butollo (1992, S. 23) lautet die Denkrichtung für das Gespräch mit dem Menschen in einer suizidalen Krise:

> »Achte nicht so sehr auf das, was nicht in Ordnung ist, sondern achte eher auf das, was *noch* in Ordnung ist, und versuche, das zu stützen, zu stärken, aufzubauen.«

An anderer Stelle (a. a. O., S. 22) empfiehlt er,

> »die biophile Grundhaltung von vornherein zum Elixier der Intervention zu machen. Wo sind die Stärken dieser Person? Markiere das, was intakt ist. Versuche, dort den Kontakt zu machen. Wenn jemand kommt und sagt: ›Ich bin deprimiert, das funktioniert nicht ... und es hat alles keinen Sinn‹, dann kann ich anerkennen, wie überzeugend er mit diesen Thesen von seiner Inkompetenz auf seinen Gesprächspartner wirkt. Achte auf das, was noch stark ist, stelle Dich an seine Seite und unterstütze diese Stärke. Versuche, sie so zu ›strecken‹, dass damit Unterstützung für die schwache Seite, das ungelöste Problem gewonnen wird.«

Und er warnt davor, dass die »klinische Einordnung« zur Erlaubnis wird,

> »nicht in die Beziehung eintreten zu müssen, was zugegebenermaßen besonders im Krisenfall ein großes Wagnis wäre«.

Wichtige Ressourcen sind beispielsweise bei vielen Kindern und Jugendlichen die Ernsthaftigkeit ihrer Auseinandersetzung mit Fragen des Lebens sowie die Hartnäckigkeit und Ausdauer, mit der sie sich diesen existenziellen Problemen zuwenden. Zuweilen hat sich dann bewährt, dass die Therapeutin den Jugendlichen fragt, ob sie ihm eine Geschichte erzählen dürfe. Sie handle von zwei Fröschen. Zumeist wird mit dieser Frage die Neugierde des Jugendlichen geweckt, und er stimmt dem Vorschlag der Therapeutin zu:

»Es waren einmal zwei Frösche, die fielen in einen Sahnetopf. Sofort dämmerte ihnen, dass sie wahrscheinlich ertrinken müssten. Am Anfang strampelten die

Frösche wie wild in der Sahne herum, um an den Topfrand zu gelangen. Aber es war vergebens, sie kamen nicht vom Fleck. Sie spürten, wie es immer schwieriger wurde, an der Oberfläche zu bleiben und Atem zu schöpfen. Einer von ihnen sprach es aus: ›Ich kann nicht mehr. Hier kommen wir nicht raus. In diese Brühe kann man nicht schwimmen. Und wenn ich sowieso sterben muss, wüsste ich nicht, warum ich mich noch länger abstrampeln sollte. Welchen Sinn kann es schon haben, aus Erschöpfung im Kampf für eine aussichtslose Sache zu sterben?‹ Er sprach es aus, stellte das Paddeln ein und ging schneller unter, als man gucken konnte, buchstäblich verschluckt vom dickflüssigen Weiß. Der andere Frosch, von hartnäckigerer Natur, vielleicht auch nur ein Dickkopf, sagte sich: ›Keine Chance. Aussichtslos. Aus diesem Bottich führt kein Weg heraus. Trotzdem werde ich mich dem Tod nicht einfach so ergeben, sondern kämpfen, bis zum letzten Atemzug. Bevor mein letztes Stündlein nicht geschlagen hat, werde ich keine Sekunde herschenken.‹ Er strampelte weiter und paddelte Stunde um Stunde auf derselben Stelle, ohne vorwärtszukommen. Aber von all dem Strampeln und Schwingen und Paddeln und Treten verwandelte sich die Sahne allmählich in Butter. Überrascht machte der Frosch einen Sprung und gelangte zappelnd auf den Rand des Topfes. Von dort aus konnte er freudig quakend nach Hause hüpfen« (nach Bucay 2007, S. 29 f.). – Was denkst du, warum ich dir diese Geschichte erzählt habe?

Natürlich darf der ressourcenorientierte Blick der Therapeutin nicht auf den Jugendlichen als Individuum beschränkt bleiben, sondern muss selbstverständlich den für den Jugendlichen bedeutsamen Kontext mit einbeziehen. Boxbücher und Egidi (2003, S. 342) formulieren dazu:

> »Handlungsleitend für die therapeutische Arbeit ist daher die Entdeckung – vielleicht auch die Erfindung (Erg. W. R.) – der für die Problemlösung relevanten Ressourcen. Dabei treten Loyalitäten, Aufträge und Vermächtnisse gegenüber bedeutsamen anderen Beziehungspartnerinnen aus Vergangenheit und Gegenwart ebenso ins Blickfeld wie fantasierte Auswirkungen von Handlungs- und Denkweisen auf andere. So lassen sich gute Gründe für problemstabilisierende Verhaltensweisen finden. Die Krise wird nicht als Ausdruck eines Defizits gewertet, sondern als kompetente Antwort auf bestimmte Kontextbedingungen.«

10.12 Rekontextualisierung

Der gesellschaftliche Wandel, der zum Ende des Hochmittelalters und zum Beginn der Neuzeit stattfand, hat dazu geführt, dass der heutige Mensch bei der bewussten Beobachtung eines anderen und bei der bewussten Beobachtung seiner selbst dazu neigt, die beobachtete Person aus ihrem Kontext herauszulösen und das Problem in der Person zu lokalisieren. Dies gilt für Laien gleichermaßen wie für Professionelle, steht aber im Gegensatz zu unserem alltäglichen Handeln, bei dem der Kontext stets wahrgenommen und berücksichtigt wird. (So ruft kein Mensch nach der Polizei, wenn Othello in einer Schauspiel- oder Opernaufführung Desdemona erwürgt. Er sollte aber genau das tun, wenn er nach der Aufführung auf dem Nachhauseweg dieselbe Handlung beobachtet.)

Der Jugendliche in einer suizidalen Krise richtet seinen Blick zunehmend auf die eigene Person, erlebt sich in seinen Handlungsmöglichkeiten in immer stärkerem Maße eingeengt und vermag schließlich keinen anderen Ausweg aus der Situation mehr zu erkennen als den Suizid. Es werden keine Schattierungen, keine Unterschiede mehr von außen wahrgenommen, die als Informationen dienen könnten, um seinen eingeengten Blick wieder zu erweitern. Als einzige Informationsquelle stehen Botschaften aus dem inneren Erlebensraum zur Verfügung, die jedoch von Angst, Verzweiflung und Hoffnungslosigkeit dominiert sind. Das Erleben seines (zurzeit) eingeschränkten Einflusses und des Fehlens erfolgversprechender Handlungsmöglichkeiten führen in einem Generalisierungsprozess zu einer Umformulierung von Situationsbeschreibungen (»In der Situation verhalte ich mich …«) in negative Persönlichkeitseigenschaften. Seine Gedanken kreisen dann um Aussagen wie: »*Ich bin* eine Person, die von niemandem gemocht wird!« – »*Ich bin* nicht in der Lage, dieses Leben zu meistern!« – »*Ich bin* ein Versager, der für alle nur eine Belastung darstellt!«

Aufgabe der Therapeutin ist es in solchen Fällen, die (angeblichen) Persönlichkeitseigenschaften wieder umzuformulieren in eine Verhaltensbeschreibung und diese Verhaltensbeschreibung in den relevanten Kontext einzuführen, um dann Unterschiede unter unterschiedlichen Kontextbedingungen zur Sprache bringen zu können. Dafür ist es wichtig, dass die Therapeutin zwar sehr verständnisvoll und empathisch dem Jugendlichen begegnet, seine Aussagen aber im Sinne eines aktiv intervenierenden Zuhörens ›nicht versteht‹, beispielsweise:

JUGENDLICHER Ich bin ein totaler Versager! Am besten bringe ich mich um.
THERAPEUTIN Das verstehe ich nicht. Wie kommst du darauf, dass du ein totaler Versager bist?
JUGENDLICHER Ich schaffe nie etwas.
THERAPEUTIN Was genau schaffst du nicht?
JUGENDLICHER Alle sind immer mit mir unzufrieden.
THERAPEUTIN Das verstehe ich immer noch nicht. Womit sind andere unzufrieden?
JUGENDLICHER Mit allem, was ich tue.
THERAPEUTIN Was ist das konkret?
JUGENDLICHER Egal, ob ich den Tisch decke oder Hausaufgaben mache – immer ist alles verkehrt.
THERAPEUTIN Ich kann mir gar nicht vorstellen, dass beispielsweise bei deinem Tischdecken alles verkehrt ist. Du stellst sicher die Tassen nicht auf den Kopf.
JUGENDLICHER Aber meine Mama ist nie zufrieden und meckert dann.
THERAPEUTIN Möchtest du von deiner Mama häufiger mal gelobt werden?
JUGENDLICHER Das tut die nie, bei mir nicht, nur bei der Ina.
THERAPEUTIN Nehmen wir einmal an, deine Mama würde dich auch mal loben wie Ina: Wärst Du dann nicht mehr ein totaler Versager?

Boxbücher und Egidi (2003, S. 342 f.) halten gerade in suizidalen Krisen die (Wieder-)Einbettung des Krisenerlebens in einen raum-zeitlichen und interaktionellen Rahmen für hilfreich.

> »Menschen sprechen häufig über Probleme in einer Art und Weise, die diese wie feststehende Eigenschaften erscheinen lassen (›Ich bin unfähig, mein Leben zu meistern‹, ›Ich bin alleine nicht lebensfähig‹, ›Ich bin hilflos und alleingelassen‹ u. a.). Diese Art der Beschreibung blendet das Prozesshafte des Geschehens aus und behandelt Probleme wie Tatsachen, die losgelöst von den Handlungsweisen der beteiligten Person existieren. Wahlmöglich-

keiten werden dabei fast völlig ignoriert, ein Phänomen, das besonders ausgeprägt in Krisensituationen zu beobachten ist. Aus systemischer Sicht ist es aber gerade der Kontextbezug, der bestimmten (problematischen) Erlebens- und Verhaltensweisen seine Bedeutung verleiht.«

Deshalb ist es lohnend, durch entsprechende Fragen diesen Kontext wieder einzuführen und zugleich Unterschiede im Selbsterleben zu erfassen. Entsprechende Fragen könnten lauten:

- »In welchen Situationen beschreibst du dich auf diese Weise? Wer ist in diesen Situationen noch dabei?«
- In welchen Situationen beschreibst du dich ganz anders? Wer würde diese andere Beschreibung bestätigen?«
- »Wer käme zu noch einmal ganz anderen Beschreibungen? Wie erklärst du dir die Unterschiede?«
- »Wenn du dich so beschreibst, welche Auswirkungen hat das auf dein Denken, Fühlen und Handeln? Wie verhalten sich dann wichtige andere?«
- »Was bewirken diese Reaktionen bei dir?«
- »Welche Reaktion vom wem bestätigt dich eher in deiner Beschreibung? Welche lädt dich ein, anders über dich zu denken, dich anders zu erleben und zu verhalten?«

Derartige Fragen ermöglichen es dem Jugendlichen, sich wieder eingebettet zu sehen in ein Beziehungsnetzwerk, in einen »lebendigen Fluss interaktioneller Entwicklung« (Schmidt 1992), an dem er gestaltend teilnimmt. Auf diese Weise kann es gelingen, das Krisengeschehen in einen sinnstiftenden Rahmen zu stellen und nicht mehr nur auf die personellen Defizite zu attribuieren.

Eine Rekontextualisierung generalisierender Aussagen des Jugendlichen ermöglicht es auch, alternative Kognitionen anzuregen. »Wenn du sagst: Keiner mag mich, frage ich mich, ob das eigentlich in dieser Art so stimmt? Wärst du bereit, darüber nachzudenken, ob es jemanden gibt, der dich zumindest ein kleines bisschen mag? Vielleicht deine kleine Schwester? ... Würde die dich vielleicht vermissen? Oder dein Deutschlehrer? ...« Es geht darum, eine kleine Lockerung der Starrheit und Kompromisslosigkeit der Aussage anzustoßen und ohne falsche Beschönigung der Situation den Jugendlichen anzuregen, das Fenster für die Vielfältigkeit des Lebens ein wenig zu öffnen.

10.13 Förderung des Kontrollerlebens

In Abschnitt 8.4 wurden verschiedene Forschungsergebnisse referiert, die übereinstimmend aufzeigen, dass eine externale Kontrollüberzeugung die Wahrscheinlichkeit des Auftretens von Suizidgedanken und Suizidhandlungen erhöht. Menschen mit externaler Kontrollüberzeugung setzen ebenfalls mit höherer Wahrscheinlichkeit Suizidgedanken in Suizidhandlungen um. Insofern kann die Erfassung der Kontrollüberzeugung bei suizidalen Menschen beispielsweise mittels des FFK (Fragebogen zu Kompetenz- und Kontrollüberzeugungen) als hilfreich zur Einschätzung der konkreten Suizidgefahr angesehen werden.

Zugleich ist aus diesen Untersuchungen abzuleiten, dass suizidale Menschen darin unterstützt werden müssen, ein Erleben von Kontrolle und Einfluss über das Geschehen in ihrem Leben zu entwickeln. Das sollte bereits in der ersten therapeutischen Begegnung mit dem Jugendlichen erfolgen, indem die Therapeutin ihn entscheiden lässt, ob das Gespräch im Zimmer der Therapeutin oder beispielsweise während eines Spaziergangs erfolgen soll, welchen Platz er im Zimmer der Therapeutin wählen möchte, welches Thema im Mittelpunkt des Gespräches stehen soll, welcher Tag ihm für das nächste Gespräch sinnvoll erscheint und vieles andere mehr. Je stärker die Therapeutin die Bedeutung des Kontrollerlebens im Sinn hat, umso mehr Gelegenheiten wird sie finden, dem Jugendlichen Entscheidungsmöglichkeiten zu übertragen.

Evans, Owens und Marsh (2005) schließen aus ihren Forschungen, dass eine gesunde emotionale und soziale Entwicklung unter anderem unterstützt wird durch den Zugang zu Plätzen und Orten, an denen die Jugendlichen die Möglichkeit haben, Änderungen zu bewirken, einen Gegenstand als Besitz wahrzunehmen und Kontrolle über ihre Umwelt zu empfinden. Offensichtlich seien Jugendliche zudem besser in der Lage, mit Stress, psychischen Problemen und dem Gefühl von Hoffnungslosigkeit umzugehen, wenn sie Zugang zu Plätzen in der Natur, Treffpunkten (»gathering places«) und einer Umgebung hätten, in der sie Autonomie und ein Gefühl von Kontrolle finden könnten. Die von ihnen untersuchten Jugendlichen hätten beispielsweise einen Park (Jungen), einen Platz mit einem Ausblick (Mädchen und Jungen) und andere Orte draußen (Mädchen und Jungen) als Lieblingsplätze bezeichnet, wo sie allein sein können. Die Autoren empfehlen, in der Arbeit mit den Jugendlichen – besonders mit weiblichen Jugendlichen – diesen Sinn für Zugehörigkeit und Engagement in das Zuhause zu fördern. So könnte die Therapeutin beispielsweise mit einem Jugendlichen erörtern, wieweit er in der Lage und bereit ist, sein eigenes Zimmer im elterlichen Haushalt beispielsweise mit Plakaten und lieb gewordenen Besitztümern selbst zu gestalten und damit ein Erleben von Kontrolle und Selbstbestimmung zu entwickeln. Ist das nicht möglich, könnte die Therapeutin dem Jugendlichen die Idee nahebringen, in der Umgebung einen Platz zu suchen, der sein Bemühen erleichtert, seinen Stress zu reduzieren – beispielsweise einen Ort, an dem er allein sein kann.

Zuweilen bietet es sich auch an, den Jugendlichen in einer Imaginationsübung »seinen sicheren Ort« in einem möglichst konkret anschaulichen Bild entwickeln zu lassen. In einem entspannten Zustand wird er aufgefordert, sich einen Ort auszudenken, an dem er sich vollkommen sicher und wohl fühlt. Dies ist ein fantasierter Ort, der gegenüber anderen Einflüssen abgesichert ist. Wenn der Jugendliche an »seinem sicheren Ort« angekommen ist, wird er dazu ermuntert, ihn mit all seinen Anmutungsqualitäten wie Gerüchen, Farben und Geräuschen wahrzunehmen. Gegebenenfalls kann er ihn weiter so ausgestalten, dass alles angenehm und sicher ist und damit ein imaginierter guter Platz, an den er sich begeben kann, wenn suizidale Gedanken ihn allzu sehr bedrängen.

10.14 Die Frage nach dem Sinn des Lebens

Stellt ein Jugendlicher die Frage nach dem Sinn des Lebens, sollte sehr genau geprüft werden, zu welchem Zeitpunkt das geschieht. Nach eigener Erfahrung ist es im Stadium akuter Suizidalität nicht angebracht, sich auf eine grundsätzliche Diskussion einzulassen, insbesondere wenn »die ganz große Sinnfrage« angesprochen wird, d. h. die ontologische Frage danach, welchen Sinn es hat, dass es diese Welt gibt, dass es mich gibt, dass es Kriege gibt etc. Zu diesem Zeitpunkt ist es angezeigt, die eigene Überzeugung zu äußern, dass der Sinn des Lebens das Leben ist und dass das Leben trotz aller Schwierigkeiten und Schattenseiten, trotz dunkler Phasen und vorübergehend heftiger Belastungen schön ist.

Auf die große Sinnfrage hat die Psychotherapie sowieso keine Antwort. Die große Sinndimension gehört dem Bereich der Religion, des Glaubens und der Philosophie an. Im weiteren Verlauf einer Therapie mit Jugendlichen in einer suizidalen Krise kann es aber durchaus angezeigt sein, auf die Frage nach dem Sinn des Lebens einzugehen. Aber Sinn kann nicht einmal gefunden und festgelegt werden und dann ein Leben lang in Stein gemeißelt sein, schon gar nicht mit einer allgemeinen Gültigkeit. Sinn ist eine subjektive und zugleich eine dynamische Größe, die jeder Mensch für sich persönlich immer wieder neu bestimmen muss.

> »Weil wir uns selbst verändern und sich die Welt um uns herum ständig wandelt, müssen wir uns auch immer wieder neu orientieren und fragen: Wohin geht die Fahrt? Wohin spült mich mein Leben? Wohin steuere ich? Bin ich überhaupt selbst am Steuer? Wo werde ich landen? Lohnt sich die ganze Mühe? Muss ich vielleicht eine andere Richtung einschlagen, um einem Verlust vorzubeugen oder einer Gefahr zu entgehen? In jeder neuen Situation, mit der ich konfrontiert bin, stellen sich die Fragen: Was kann ich? Was mag ich? Was ist mir recht? Wofür habe ich die Kräfte? Was passt zu mir? Was ist auch richtig? So kann ich erkennen, was ich nun tun soll, freiwillig, authentisch, verbunden mit meinen Werten. Solchermaßen kann ich mich darauf einlassen, was der Tag von mir erwartet, was an diesem Tag durch mich

> entstehen, wo ich heute fruchtbar werden kann. Ich möchte erleben, dass ich für etwas gut bin, und ich möchte sehen, was ich bewirken kann. Dann erlebe ich auch eine Sinnantwort« (Längle 2016, S. 65).

Lebenssinn und Lebensinhalt kann jeder Mensch nur sich selbst geben, sei es beispielsweise im Genießen der schönen Seiten des Lebens gemeinsam mit anderen oder in der Fürsorge für andere, denen es schlechter geht.

> »Ungeachtet der Sinnfrage bleibt die ganz praktische Frage: Was machst Du mit dem, was das Leben Dir bringt? Wie gehst Du damit um, auch wenn Du es nicht verstehst? Wenn Du nicht verstehst, warum Du auf der Welt bist, was machst Du jetzt damit ganz praktisch, heruntergebrochen auf ein Leben im Alltag? Jetzt bin ich da, ich weiß zwar nicht, woher ich komme und wohin ich gehe, aber was tue ich *jetzt*? Und das im Rahmen der Möglichkeiten, die mir zur Verfügung stehen. Und dass ich im Rahmen der Anfragen, Angebote und Aufgaben die bestmögliche suche, das ist der existenzielle und psychologische Sinn des Lebens« (a. a. O., S. 68).

In einem Gespräch mit einem Jugendlichen lässt sich dann beispielsweise formulieren: »Das Leben – die Tatsache, dass du lebst – enthält noch keinen Sinn. Du aber kannst deinem Leben Sinn geben. Du kannst beispielsweise deine Person zu einem Menschen entwickeln, wie er dir gefällt und wie du ihn gut findest. Du kannst dich für andere Menschen einsetzen, die – hier in Deutschland oder in den Entwicklungsländern – Unterstützung brauchen. Möglicherweise machst du dann die Erfahrung, etwas zu bewirken. Du kannst auch einen anderen Menschen lieben und für ihn da sein. Du kannst lernen, dich an den Schönheiten der Welt zu erfreuen und die guten Dinge zu genießen. Es gibt viele Wege, dem eigenen Leben einen Sinn zu geben. Natürlich ist das nicht einfach, und es gelingt meist mehr oder weniger gut. Es ist auch nicht leicht, den Weg zu finden, der für dich richtig ist. Aber solange du nach dem richtigen Weg suchst und dich um dein Ziel bemühst, erfüllst du dein Leben mit Sinn.«

10.15 Rigidität und Erstarrung

In der Arbeit mit einer Familie, in der die Beziehungen sehr starr und unveränderlich erscheinen, besteht das Ziel der Therapeutin darin, die meist sehr reduzierte innerfamiliäre Kommunikation zu beleben. Dabei muss ihr klar sein, dass dies letztlich nur gelingt, wenn sie den Familienmitgliedern einen Raum schafft, in dem sie lang unterdrückte Emotionen wie Zukunftsängste, Wut und Ablehnung äußern können. Wenn sie sich klar macht, welche »Kosten« die Familienmitglieder auf sich genommen haben und auf sich nehmen, um die wahrscheinlich mühsam gewonnene Stabilität aufrechtzuerhalten, wird sie dabei auf jeden Druck verzichten, aber gleichzeitig jeden Ansatz emotionaler Äußerungsbereitschaft aufmerksam hören. Methodisch stehen der systemischen Therapeutin dabei unterschiedliche Vorgehensweisen zur Verfügung, beispielsweise die Familienskulptur mit den Mitgliedern der Familie, eine lebensgeschichtliche Sequenz von Familienbrettaufstellungen oder das Reflecting Team, das sich gerade in der Arbeit mit relativ »sprachlosen« Familien bewährt hat.

Selina, 16 Jahre, wurde nach einer selbst herbeigeführten Tablettenintoxikation von der Intensivstation eines benachbarten Krankenhauses in die jugendpsychiatrische Klinik verlegt. Es war ihr dritter Suizidversuch. Mutter, Vater und die vierzehnjährige Schwester zeigten sich im Kontakt mit Selina freundlich und zugewandt. Auch im ersten Familiengespräch verhielten sich alle Beteiligten freundlich und berichteten kaum über irgendwelche familiären oder lebensgeschichtlichen Besonderheiten. Den Suizidhandlungen von Selina standen sie ratlos gegenüber; Selina selbst wusste dazu keine Erläuterungen abzugeben. Die Therapeutin beschloss deshalb, zu dem nächsten Familiengespräch die beiden Bezugsbetreuerinnen von Selina und die Kollegin, die für Einzelgespräche mit ihr vorgesehen war, als Reflecting Team einzuladen. Diese Sitzung wurde unter der »rätselhaften« Frage durchgeführt, welche Veränderung in ihrem Lebenskontext Selina denn wohl brauche, damit ihr das Leben wieder lebenswert erscheine. Während Mutter, Vater und die beiden Schwestern zunächst nur wenige Ideen zu dieser Frage äußerten, entwickelten die drei Mitglieder des Reflecting Teams eine im Verlaufe des Gesprächs zunehmend breitere Palette an Hypothesen, die jeweils wechselnd von den Familienmitgliedern diskutiert wurden. Ziel dieser Stunde war nicht, zu einem Ergebnis zu kommen, sondern die innerfamiliäre Auseinandersetzung zu stimulieren. Dass dies gelungen war, formulierte Selina am Ende der Stunde mit der überraschten Frage an ihre Eltern: »Habt ihr eigentlich gemerkt, dass wir in den letzten zwei Jahren nicht so viel miteinander geredet haben wie heute?«

In dem folgenden Fallbeispiel wurde die beidseits verhärtete negative Beziehung eines Heranwachsenden zu seinem leiblichen Vater sehr früh als wichtiger Hintergrund für die Suizidhandlungen eines Heranwachsenden benannt.

Der knapp achtzehnjährige Tobias wurde auf die geschlossene Station der Jugendpsychiatrie aufgenommen, nachdem er gedroht hatte, sich in suizidaler Absicht auf die Gleise zu werfen. Er gab an, freiwillig in der Klinik bleiben zu wollen, da es ihm schon seit Langem schlecht gehe. Er sehe keinen Sinn mehr im Leben; in der Vergangenheit habe er schon einige Suizidversuche unternommen. Tobias berichtete, dass er seit seinem 6. Lebensjahr nicht mehr bei seinen Eltern lebe. Seine Eltern seien damals nicht mit ihm zurechtgekommen. Er sei dann in einem Heim aufgewachsen. Dort sei er über Jahre von einem Mitbewohner missbraucht worden, bis Erzieher dies bemerkt hätten. Im Alter von 12 Jahren habe ihn die Tante, bei der er zurzeit lebe, bei sich aufgenommen. Die Beziehung zu seinen Eltern, die sich nach seiner Heimaufnahme getrennt hätten, sei seitdem distanziert und unterkühlt. Die Mutter sei Alkoholikerin. Der Vater, von Beruf Lehrer, habe eine neue Familie gegründet, in der eine Stiefschwester lebe, auf die er total eifersüchtig sei. Tobias formulierte sehr bald als sein Ziel, eine bessere Beziehung zu seinem Vater aufzubauen. Sie beide hätten in den vergangenen sechs Jahren immer wieder Versuche der Kontaktaufnahme gemacht, die jedoch an der Ablehnung des jeweils anderen gescheitert seien.

Während des Joinings erwähnte Tobias, ein begeisterter Eishockeyspieler zu sein und gerne im Team zu arbeiten. Angelehnt an diese Aussage schlug die Therapeutin vor, eine Mannschaft zusammenzustellen, deren Spieler die eigenen vorhandenen oder noch zu entwickelnden Ressourcen sind. Tobias begann mit großem Eifer, Figuren mit Ressourcen und Stärken zu beschriften. Im nächsten Schritt bat die Therapeutin ihn, die Spieler auf dem Tisch zu platzieren. Welche Fähigkeiten müsste er seiner Meinung nach einsetzen, um auf seinen Vater zugehen zu können, und welche Fähigkeiten sollten zunächst auf der Ersatzbank sitzen, um bei Bedarf hinzukommen zu können? Tobias positionierte die Spieler mit folgenden Ressourcen in den Vordergrund: Entschlossenheit, Mut, Optimismus und Durchsetzungsvermögen. In die zweite Reihe stellte er seine Fähigkeiten: Disziplin und Humor. Auf die Ersatzbank setzte er seine Fähigkeiten: Fairness und Tapferkeit. Tobias hatte sichtlich Spaß an der Entwicklung seiner Ressourcenmannschaft. Auf die Frage, ob er noch eine weitere Fähigkeit oder Ressource benötige, um sein Problem zu lösen, antwortete er, zufrieden zu sein und alles mitzubringen, was er brauche.

Zu Beginn des zweiten Gesprächs nimmt die Therapeutin das Foto der Ressourcenmannschaft und hängt es an der Pinnwand auf. Tobias berichtet, dass er nach dem ersten Gespräch seine »Spieler« Optimismus und Entschlossenheit in ein paar Situationen auf der Station bereits trainiert habe. In Anlehnung an seinen Auftrag, seine persönlichen Anteile zu entdecken, die er nutzen kann, um eine gute Beziehung zu seinem Vater herzustellen, spricht die Therapeutin die Einladung aus, mit dem inneren Team zu arbeiten. Tobias reagiert neugierig und interessiert und legt die auf Karteikarten geschriebenen inneren Teammitglieder um sich herum, wobei die Abstände ihre Bedeutung für ihn ausdrücken:

der Wütende (»Ich will dich beschützen.«)

der Ängstliche (» Ich will nicht mehr, dass du verletzt wirst.«)

der Weise (»Jeder hat eine Chance verdient.«)

der Zweifler (»Das war bisher immer erfolglos.«)

der Rebell (»Du brauchst keinen Lehrer. Mach das, was gut für dich ist.«)

In der nächsten Stunde werden die Anteile erneut auf dem Boden ausgelegt. Tobias berichtet, sich viel mit der Frage auseinandergesetzt zu haben, welche Anteile er besonders benötigt und welche etwas zurücktreten können. Als wichtigsten Anteil benennt er »den Weisen«, der gut überlege, welche Handlung er als Nächstes vollziehen solle. Im weiteren Verlauf der Stunde setzt er sich intensiv mit der Bedeutung der einzelnen Anteile für sein Ziel auseinander, bis er am Ende erwähnt, er werde jetzt seinen Vater anrufen und einen Termin verabreden – am liebsten einen gemeinsamen Gesprächstermin mit der Therapeutin. Der Vater willigt ein.

In diesem Gespräch gemeinsam mit dem Vater äußern beide den Wunsch, die Gestaltung ihrer zukünftigen Beziehung und die Verbesserung ihrer Kommunikation zum Thema zu machen. Die Therapeutin lädt daraufhin beide ein, eine »lebensgeschichtliche Sequenz von Familienbrettaufstellungen« durchzuführen, ein Vorschlag, den Vater und Sohn bereitwillig aufnehmen. Sie stellen zunächst ein Familienbild, das die Situation darstellt, bevor das Problem begonnen hat. Beide wählen die schwarze Figur für den damals sechs Jahre alten Tobias, der auf einem Podest steht, weil er verhaltensauffällig gewesen sei und zu Wutausbrüchen geneigt habe. Für seinen Vater wählt Tobias die rote Figur. Er berichtet dazu Erinnerungen daran, dass sein Vater zwar immer sehr spät nach Hause gekommen sei, dann aber viel mit ihm gespielt habe; das sei schön gewesen. Für die Mutter wird die weiße Figur gewählt. Sie sei trotz ihrer Alkoholabhängigkeit immer sehr fürsorglich gewesen und habe sich um ihn gekümmert.

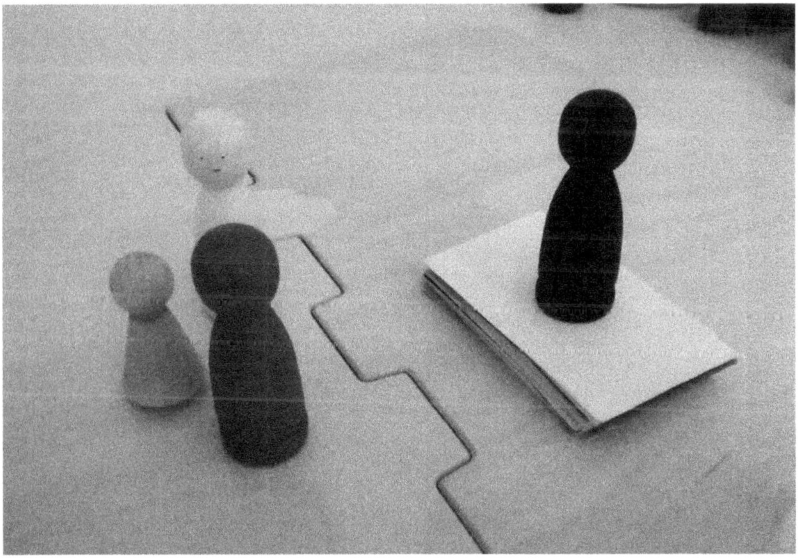

Abb. 10: Das Bild der Familie vor der Heimaufnahme

Vater und Sohn berichten zu Beginn der fünften Stunde, dass sie sich schon auf die heutige Sitzung gefreut hätten. Als nächstes Bild stellen sie die Situation nach dem Ende des Heimaufenthalts von Tobias. Dieser schildert, er habe sich gewünscht, zum Vater und zu dessen neuer Ehefrau ziehen zu können. Das habe der Vater damals aber nicht gewollt. Er, Tobias, habe damals nachvollziehen können, dass seine Mutter ihn nicht bei sich habe aufnehmen können. Die

Entscheidung des Vaters aber habe er nicht verstanden. Er charakterisiert dies als Bruch in der Mitte und zieht das Familienbrett auseinander. Der Vater ringt zu diesem Zeitpunkt mit seiner Fassung und berichtet, bereits die Entscheidung, Tobias im Heim unterzubringen, habe große Schuldgefühle bei ihm ausgelöst. Nach Ende des Heimaufenthaltes habe er die damalige Idee der Tante, Tobias bei sich aufzunehmen, für eine gute Lösung gehalten. Heute bereue er, damals keine Verantwortung übernommen zu haben.

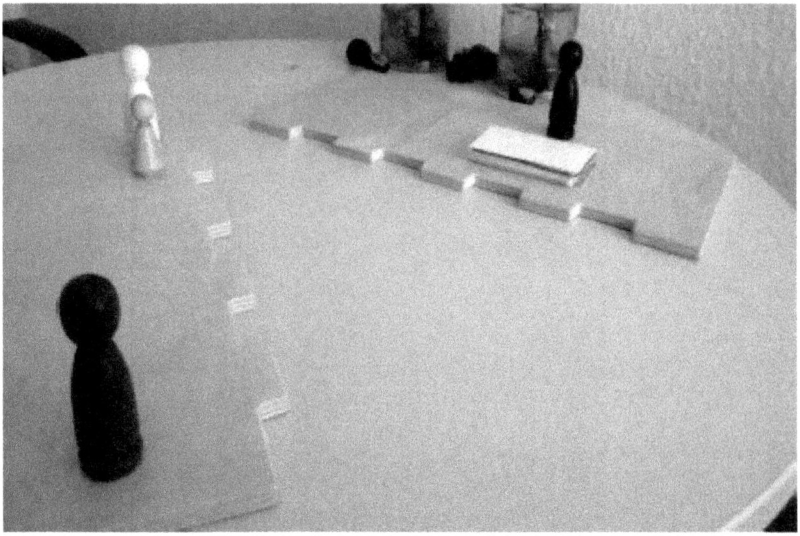

Abb. 11: Der Bruch zwischen Tobias und seinem Vater

Die sechste Beratungsstunde beginnt mit Berichten des Vaters und von Tobias darüber, dass sie sich in der Zwischenzeit viele Gedanken gemacht und viel miteinander telefoniert hätten. Trotz aller Fehler, die sie beide gemacht hätten, seien sie daran interessiert, an einer zukünftig guten Beziehung weiterzuarbeiten. Daraufhin lädt die Therapeutin beide ein, unter Zuhilfenahme der Wunderfrage ein Wunschbild einer Zeit zu stellen, in der eine bessere Kommunikation zwischen ihnen herrscht und die Beziehung tragfähig ist. Beide entscheiden, das Brett wieder zusammenzuschieben, sodass keine Spalte mehr sichtbar ist. Tobias steht nun im Zentrum des Brettes, beide Eltern sind um ihn herum positioniert. Tobias äußert den Wunsch, nun auch an der Beziehung zu seiner Mutter arbeiten zu wollen. Die Tante soll weiter in seiner Nähe stehen. Den Onkel fügt er als weitere Figur hinzu. Zwischen beiden stehen seine Nichten, für die er ein großer Bruder sein will. Neben der Figur des Vaters stehen dessen Partnerin und die Halbschwester Daniela. Tobias und sein Vater zeigen sich am Ende der Stunde zuversichtlich, dieses Wunschbild verwirklichen zu können.

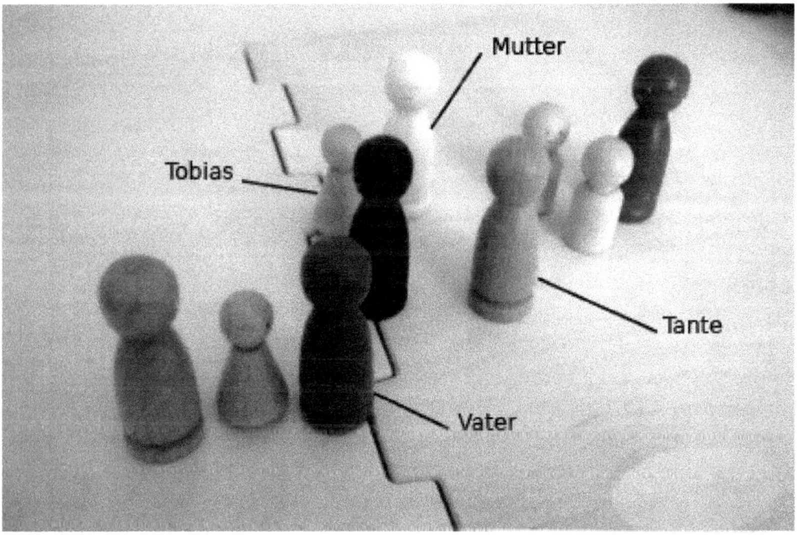

Abb. 12: Das Bild der guten Zukunft

10.16 Familiengeheimnisse

Bezüglich der Frage, warum es einem Jugendlichen so vollkommen aussichtslos erscheint, in seinem Nahumfeld – zumeist seiner Familie – irgendeine Veränderung zu erreichen, die ihm das Leben wieder lebenswert machen könnte, ist es häufig weiterführend, nach Geheimnissen und Tabus zu forschen, nach Themen, die für den Jugendlichen von hoher Wichtigkeit sind, die aber verschleiert werden und nicht angesprochen werden können (s. Abschnitt 8.3.2).

Im Fall von Johanna (Fallbeispiel in Kapitel 4.5.3) stellte sich diese Frage in besonderem Maße, da die Eltern sich um sie bemüht und ihr zugewandt zeigten, da Johanna zudem viele Außenkontakte zu Freundinnen hatte, die sie genießen konnte, ihre Stimmung außerhalb der Familie gut war und sie gute schulische Erfolge erbrachte. Sie hatte aber keinerlei nähere Informationen über die lebensgefährliche chronische Erkrankung der Mutter, die innerhalb der Familie verharmlost wurde und über die zu reden untersagt war. Die Eltern versuchten damit, ihre Tochter und sich selbst zu schützen. Das Gleiche galt für die Probleme des Vaters. Nachdem ihm von seinem Arbeitgeber aufgetragen worden war, sich eine andere Arbeitsstelle zu suchen, zeigte er sich in der Familie davon völlig unberührt und äußerte Zuversicht mit dem immer wiederholten Hinweis: »Kein Problem, ich behalte den Job, ich bekomme das schon geregelt!« Schließlich bagatellisierten die Eltern auch den Erbstreit nach dem Tod der Oma, der sie – wie sie später einräumten – außerordentlich stresste (zumal sie eine finanzielle Entlastung gut hätten gebrauchen können). Johanna stand dem allen hilflos gegenüber. In dieser Situation keimte in ihr die Idee, Abschiedsbriefe nach ihrem Suizid würden eine so hohe moralische Verbindlichkeit haben, dass sie Änderungen herbeiführen müssten (beispielsweise die Sicherung des Arbeitsplatzes ihres Vaters mithilfe eines Abschiedsbriefes an den Arbeitgeber). In der Arbeit mit der Familie lösten sich Johannas Suizidpläne vollständig auf, nachdem die Eltern sich – wenn auch nach langem Zögern und nur mit der Unterstützung der Therapeutin – entschlossen hatten, die tabuisierten Themen offen anzusprechen. Auf Empfehlung der Therapeutin ließ sich Johanna von der behandelnden Ärztin über die Erkrankung der Mutter und deren wahrscheinlich tödlichen Verlauf aufklären. Dem Vater gelang es, seine große Unsicherheit darüber zu äußern, ob er einen hinreichend gut bezahlten neuen Arbeitsplatz finden würde. Die Belastung durch den Erbstreit wurde offen besprochen. Die Therapeutin begleitete Johanna und ihre Eltern in ihren Trauer- und Bewältigungsprozessen über die nächsten Monate.

Geheimnisse und Tabus führen oft dazu, dass die Kommunikation innerhalb einer Familie erstirbt. Es existieren unausgesprochene Regeln, die bestimmte Fragen nicht gestatten. Aus Angst, das Geheimnis könnte auf irgendeine Weise bekannt werden, gehen die Familienmitglieder dem Gespräch aus dem Weg. Allein schon dadurch wird oft ein Empfinden für die Existenz von etwas Dumpfem, Unklarem und

Bedrohlichem bedingt, das zur Verunsicherung führt. Zugleich entsteht das Erleben, dass Bewegung und Weiterentwicklung im System nicht mehr möglich sind. Einsamkeit und das Gefühl, keine Einflussmöglichkeiten zu haben, können bei einem Familienmitglied ausgelöst werden.

Der Wunsch, andere zu schützen, ist das häufigste Motiv für Geheimhaltung. Eltern tabuisieren bestimmte Ereignisse in der Familiengeschichte, weil sie glauben, ihr Kind damit nicht belasten zu dürfen. Zugleich schützen sie sich selbst davor, bestimmten Tatsachen ins Auge zu sehen. Kinder aber spüren, dass irgendetwas in der Familie nicht stimmt, dass sie nicht ernst genommen und durch Verschweigen belogen werden. Manche Kinder werden durch kurze Bemerkungen in der Verwandtschaft auf ein mögliches Geheimnis aufmerksam, und andere finden Hinweise in Familienalben oder auf dem Dachboden. Am schlimmsten dürfte es für ein Kind sein, durch Nachbarn oder Kinder aus der Peergroup – oftmals nicht mit freundlicher Absicht – »aufgeklärt« zu werden. Die Botschaft der Eltern »Du kannst das nicht verkraften« kann dann zu einer selbsterfüllenden Prophezeiung werden, umso mehr, je später das Geheimnis gelüftet wird. Die Eröffnung des Tabus führt dann nicht selten zu heftigen aggressiven Reaktionen, und die Familie benötigt weitere Unterstützung. Aber diese Aggression richtet sich jetzt fast immer nach außen und nicht gegen sich selbst, sodass weitere Suizidhandlungen unwahrscheinlich werden.

Ben, 16 Jahre, kam nach mehreren Suiziddrohungen und einem Suizidversuch, bei dem er nur dank glücklicher Umstände gerettet wurde, zur Aufnahme. Er lebte zusammen mit seiner Mutter, die Ärztin war. Sein leiblicher Vater war gestorben, als Ben drei Jahre alt war; er hatte keine eigenen Erinnerungen an ihn. Die Mutter heiratete nach einigen Jahren erneut, und Ben entwickelte nach seinen Angaben eine gute Beziehung zu seinem Stiefvater. Ein Jahr vor Bens Suizidversuch war der Stiefvater plötzlich gestorben. Beide Ehemänner der Mutter waren Alkoholiker gewesen – eine Tatsache, die dem Jungen nach Überzeugung der Mutter nicht bekannt war. Sie hatte große Mühen auf sich genommen, um den Alkoholismus ihres zweiten Ehemanns vor dem Jungen zu verbergen. Sie hatte zwar immer gut für ihren Sohn gesorgt, gab aber selbst an, nicht in der Lage gewesen zu sein, eine nahe, herzliche und »warme« Beziehung zu ihrem Sohn aufzubauen. Der Jugendliche selbst beschrieb die Beziehung zu seiner Mutter als distanziert; er benutzte einmal die Formulierung, die Mutter sei ihm fremd. Er schilderte es als schwierig bis unmöglich, mit der Mutter in ein ernsthaftes Gespräch zu kommen – eine Darstellung innerhalb einer gemeinsamen Sitzung, die die Mutter vollkommen überraschte. Der Junge fühlte sich allein und isoliert und hatte sich in der letzten Zeit zunehmend in sein Zimmer zurückgezogen und den Kontakt zu Gleichaltrigen abgebrochen. Nach Lüftung des Geheimnisses war es für ihn sehr viel leichter als für seine Mutter, Schritte einer altersgemäßen Weiterentwicklung zu vollziehen.

Auch Orbach (1997, S. 222) beschreibt die Bedeutung von Familiengeheimnissen in Fällen von Suizidalität und betrachtet sie als häufige Bedingung für ein »unlösbares Problem«:

> »Zum Beispiel suchte ein Paar voller Panik Rat, nachdem der zehnjährige Sohn zum zweiten Mal gedroht hatte, sich umzubringen. Während des kurzen Therapieverlaufs wurde deutlich, dass die Eltern sich unlängst voneinander entfremdet hatten, und zwar aufgrund der Verdächtigungen des Ehemannes, seine Frau habe eine Affäre mit einem anderen Mann. Die Mutter beschloss, dass die ganze Familie sich mit aller Kraft um den Sohn und seine Suiziddrohung zu kümmern habe. Die fehlende Sicherheit darüber, ob der Junge tatsächlich mit Suizid gedroht hatte, lässt vermuten, dass die Mutter auf den Vorfall überreagiert oder ihn sogar bewerkstelligt haben könnte, um eine drohende Krise mit ihrem Ehemann abzuwenden. Ein Großteil der Therapie musste darauf verwandt werden, einfach die unausgesprochenen ›Geheimnisse‹, vor denen die Familienmitglieder Angst hatten, ans Tageslicht zu bringen.«

Wenn es Hinweise darauf gibt, dass suizidale Gedanken oder suizidale Handlungen eines Kindes oder Jugendlichen mit einem Familiengeheimnis in Zusammenhang stehen, wird eine Eröffnung des Geheimnisses unausweichlich sein. Allerdings sollte dies freiwillig geschehen sowie sorgfältig geplant und vorbereitet werden. Eine erzwungene Offenlegung kann mehr Unheil anrichten als das Geheimnis selbst.

Dennis, 15 Jahre, lebt zusammen mit seiner Mutter und seinem zehnjährigen Bruder in einem Haushalt. Zwei ältere Geschwister sind bereits ausgezogen und haben eigene Wohnungen. Dennis besucht die zehnte Klasse des Gymnasiums. Seit einiger Zeit äußert er suizidale Gedanken. Befragt nach Plänen, seine Gedanken in die Tat umzusetzen, erweisen diese sich als wenig konkret. In der Familie wird über die Beziehungen untereinander kaum geredet. Erst vor Kurzem hat Dennis erfahren, dass er einen anderen Vater hat als sein jüngerer Bruder. Sein darauf folgender Versuch, Kontakt mit seinem leiblichen Vater aufzunehmen, ist nach den Angaben des Jungen an dessen Desinteresse gescheitert. Dennis äußert im Gespräch mit der Therapeutin sehr vorsichtig und zurückhaltend Gefühle des Unverständnisses und des Ärgers, dass seine Mutter ihn erst jetzt darüber informiert hat, wer sein Vater ist. Er ist jedoch nicht gewillt bzw. nicht in der Lage, seinen Ärger und seine Wut gegenüber der Mutter zu äußern. Diese blockt jeden Gesprächsversuch von Dennis über seinen Vater ab. In der Therapiezeit eröffnet die Mutter ihrem Sohn, dass sie bereits vor mehreren Jahren wegen des merkwürdigen Verhaltens des jüngeren Bruders Patrick eine Fachstelle aufgesucht habe, wo ein Asperger-Syndrom diagnostiziert worden sei. Dennis ist durch diese Information erleichtert, weil er nun das merkwürdige Verhalten seines Bruders nicht mehr mit seinem Verhalten in Zusammenhang bringt. Aber auch darüber verweigert die Mutter jedes Gespräch mit ihm. Als die Therapeutin im Einzelkontakt mit der Mutter Fragen der Vaterschaft zum Thema macht, reagiert diese extrem verschämt. Es stellt sich heraus, dass auch die beiden älteren Geschwister von Dennis und Patrick, die nicht mehr in der Familie leben, jeweils von anderen Vätern stammen. In mehreren Einzelkontakten gewinnt die Mutter allmählich einen anderen Blick darauf, dass ihre Kinder kurzen, heftigen Liebesbegegnungen entstammen. Im weiteren Therapieverlauf arbeitet die Therapeutin mit der Mutter und den beiden Jungen mithilfe von Bildmaterial daran, ein Familiengespräch über Wünsche und Gefühle, die alle Familienmitglieder kaum formulieren können, in Gang zu bringen.

Die meisten Autoren, die sich mit dem therapeutischen Umgang mit Familiengeheimnissen auseinandergesetzt haben (Imber-Black 1999, Bradshaw 1999, Rober et al. 2012), vertreten die Auffassung, völlige Offenheit sei nicht immer angezeigt. Es könne durchaus geboten sein, nicht allen alles zu erzählen und genau zu überlegen, wer welche Informationen bekommen solle. Sie plädieren für eine »selektive Enthüllung«. Dabei werde der Kern der Wahrheit offenbart, aber es würden nicht unbedingt alle Details ausgetauscht und auch nicht unbedingt mit allen Familienmitgliedern. Dieses Vorgehen berücksichtige die vielschichtigen Prozesse, die beim Zwiespalt zwischen dem Teilen von Informationen einerseits und dem Geheimhalten andererseits entstünden. Auf diese Weise werde nicht nur auf die Destruktivität von Geheimnissen fokussiert, sondern auch die Vorsicht wertgeschätzt, die Familien walten lassen, wenn es um sensible familiäre Themen gehe. Vor allem aber werde dadurch am ehesten ein Raum für Gespräche über all die Dinge eröffnet, die dem Kind oder Jugendlichen im Zusammenhang mit dem eröffneten Geheimnis wichtig seien (z. B. die Art und Weise des Suizids des Vaters, die Erklärungen, die die verschiedenen Familienmitglieder für dieses Verhalten haben, das Erleben der Mutter nach dem Suizid des Vaters etc.).

Auch Imber-Black (a. a. O., S. 187 f.) spricht sich für ein umsichtiges Vorgehen bei der Aufdeckung eines Geheimnisses aus. Dies könnte die Therapeutin beispielsweise durch folgende Fragen anregen:

- Welche Vor- und Nachteile hat die Bekanntgabe des Geheimnisses für jeden Einzelnen im engsten Familien- und Freundeskreis?
- Welche Vor- und Nachteile hat das Eröffnen des Geheimnisses für jede einzelne Beziehung im engsten Familien- und Freundeskreis, beispielsweise für die Beziehung der Mutter zu ihrem Sohn, für die Beziehung der Mutter zu ihren anderen Kindern, für die Beziehung des Vaters zu dem Sohn und zu den anderen Kindern, für die Beziehung zwischen dem Ehepaar, für die Beziehung der Mutter zu ihren Schwiegereltern etc.?
- Welche Vor- und Nachteile hat die Mitteilung eines Geheimnisses für die ganze Familie?

Auf die Weise können der oder die Geheimnisträger beispielsweise im Falle der Eröffnung eines Geheimnisses über die Vaterschaft eines Kindes zu der Überzeugung kommen, dass es sinnvoll ist, zunächst die weitere Verwandtschaft über die Entscheidung zu informieren, um ein tolerantes Klima familiärer Unterstützung nach Aufklärung des Kindes zu ermöglichen.

Hat eine Therapeutin im Falle der Suizidalität eines Kindes oder Jugendlichen die Hypothese, ein Familiengeheimnis könnte im aktuellen Fall eine wichtige Rolle spielen, eröffnen sich ihr unterschiedliche Möglichkeiten, ihre Hypothese zu überprüfen. Eine der wichtigsten ist die Wahl unterschiedlicher Settings, beispielsweise Einzeltermine mit einem Elternteil, Termine mit beiden Eltern, Geschwistertermine oder der Einbezug von Mitgliedern der weiteren Verwandtschaft. In der Regel mit allen Mitgliedern der Kernfamilie kann ein Genogramm durchgeführt werden, bei dem auf besondere Todesfälle oder wiederholte Trennungen, generell auf den Umgang mit Tod und Sterben, auf verleugnete Familienmitglieder, auf besonders enge oder besonders distanzierte Beziehungen und eine Ähnlichkeit des Kindes mit Verwandten aus früheren Generationen geachtet wird. Suizidversuche eines Kindes oder Jugendlichen an dem Jahrestag des Suizids eines wichtigen Familienmitglieds oder im selben Alter wie dieses Familienmitglied sind nicht selten. Gegebenenfalls kann diese Arbeit ergänzt werden durch den Vorschlag, sich in einer nächsten Stunde Fotoalben der Familie anzuschauen. Eine andere Möglichkeit besteht darin, eine »lebensgeschichtliche Sequenz von Familienbrettskulpturen« anzuregen, bei der das erste Bild die Situation der Familie zu dem Zeitpunkt erfasst, zu dem es dem Kind oder Jugendlichen noch gut ging, um in der Folge in mehreren Skulpturen die Änderungen zu erfassen, die zu der aktuellen Situation geführt haben, und schließlich eine Zukunftsskulptur aufstellen zu lassen, in der sich die Lebensbedingungen des Kindes oder Jugendlichen so geändert haben, dass das Leben von ihm wieder als lebenswert angesehen werden kann.

10.17 Diffusität von Zuständigkeit und Verantwortung

In der systemischen Therapie bleibt der Blick nicht beschränkt auf Therapie im engeren Sinne. Vielmehr wird den Rahmenbedingungen, unter denen Therapie erfolgt, große Aufmerksamkeit geschenkt. Das betrifft beispielsweise die Frage, welche Personen in einem konkreten Fall mit dem vorgestellten Problem befasst sind oder – in anderen

Worten – welche Personen zum Problemsystem zu zählen sind (Eltern, Geschwister, Lehrerinnen, Jugendamtsmitarbeiterinnen, Überweiserinnen, sonstige niedergelassene Therapeutinnen u. a.). Sorgfältig wird versucht, den Anlass für die Vorstellung des Problemkindes zu erfassen und das aus dem Anlass resultierende Anliegen (oder sein Fehlen) zu erfragen. Ein zentraler Punkt ist sodann die Auftragsklärung: Welche Aufträge werden von den verschiedenen Personen des Problemsystems erteilt, und welche Aufträge kommen aus der eigenen Institution und ggf. von der Therapeutin selber? Welche Aufträge resultieren aus dem Wunsch der Gesellschaft nach »öffentlicher Ordnung«? Wie lassen sich die unterschiedlichen Aufträge vereinbaren, oder welche Möglichkeiten gibt es für die Therapeutin, unerfüllbare Aufträge zurückzuweisen? Darüber hinaus wird sorgfältig darauf geachtet, die Zuständigkeiten und Verantwortungsbereiche der jeweils an den Therapieprozessen Beteiligten zu klären. Gerade in schwierigen Fällen ist die Gefahr groß, dass Therapeutinnen sowohl die Verantwortung für die Therapie als auch die Verantwortung für die Kontrolle übernehmen, wie es beispielsweise durch die Unterbringungsgesetze der Länder – PsychKG – nahegelegt wird, woraus eine therapeutisch unheilvolle Verquickung unterschiedlicher Ebenen und eine Überlastung der jeweiligen Therapeutin resultiert (Rotthaus 1996).

Vor allem wenn Jugendliche über Jahre ein sehr auffälliges Verhalten gezeigt haben, ist nicht selten das Phänomen zu beobachten, wie sich immer mehr Helfer um das Problem scharen – wie Blütenblätter um den Blütenstand. Sie übernehmen für eine kurze Zeit Verantwortung, resignieren nach einiger Zeit und ziehen sich in die zweite Reihe zurück. Es kommt zu einer Verstricktheit, Uneinigkeit und Widersprüchlichkeit der unterschiedlichen an dem Fall beteiligten Personen. Der Jugendliche findet in diesem Feld keinerlei Halt und Orientierung, sondern nur noch Unklarheit und Diffusität. All sein Handeln führt ins Leere und bleibt letztlich wirkungslos. In solchen Fällen kann eine Therapie nur gelingen, wenn zuvor eine sorgfältige *therapeutische Rahmung* erfolgt. Es muss dabei geklärt werden, wer die elterliche Verantwortung für den Jugendlichen hat und tatsächlich übernimmt, wer die Zuständigkeit und Verantwortung für Erziehung und Therapie übernimmt und – ganz wichtig – wer sich aus der Sache heraushält.

Eine solche therapeutische Rahmung kann oftmals in den ersten Tagen nach einem Suizidversuch relativ leicht gelingen, wenn sich die Therapeutin in dieser Zeit auf diese Aufgabe konzentriert. Zumeist reagieren die Beteiligten auf die Suizidhandlung betroffen und zeigen sich zu einem raschen Gespräch bereit. Die Notwendigkeit, eine Klärung der Zuständigkeiten und Verantwortlichkeiten vorzunehmen, leuchtet ihnen ein, die Bereitschaft, alte Rivalitäten und Vorwurfshaltungen zurückzustellen, ist erfahrungsgemäß relativ hoch, wenn die Therapeutin dies angesichts der dramatischen Situation einfordert.

Julian, 16 Jahre, kam nach einem Suizidversuch mit Tranquilizern notfallmäßig zur Aufnahme. Er hatte sich nach der Einnahme der Tabletten im Keller des Wohnhauses, in dem die Mutter wohnt, versteckt und war nur zufällig von anderen Hausbewohnern dort entdeckt worden, sodass er noch rechtzeitig auf die Intensivstation eines benachbarten Krankenhauses gebracht werden konnte. Nach der Verlegung wirkte er noch sehr traurig und depressiv; er distanzierte sich kaum von seinen Suizidabsichten.

In den Folgetagen zeigte sich eine recht typische Konstellation seines Bezugsfeldes, wie sie nicht selten bei Suizidhandlungen Jugendlicher zu beobachten ist. Die Eltern hatten sich vor fünf Jahren getrennt. Julian blieb zunächst bei der Mutter, die ein Jahr nach der Trennung ihren Freund bei sich aufnahm. Nach anfänglich gutem Kontakt zum Stiefvater verschlechterte sich das Verhältnis zwischen dem Stiefvater und Julian zunehmend. Die Mutter zeigte sich ambivalent unsicher zwischen beiden, machte aber vor allem Julian heftige Vorwürfe wegen seines aufsässigen Verhaltens. Dann verabredete sie mit ihren Eltern, dass diese Julian bei sich aufnähmen. Die zu diesem Zeitpunkt schon relativ alten Großeltern, die beide gesundheitlich belastet waren, waren mit der Erziehung des Jungen völlig überfordert. Schuleschwänzen, kleinere Diebstähle, aggressive Auseinandersetzungen in der Peergroup und zunehmende Auseinandersetzungen mit den Großeltern führten schließlich dazu, dass das Jugendamt eingeschaltet wurde. Es kam zu einer Heimaufnahme, mit der jedoch insbesondere der leibliche Vater überhaupt nicht einverstanden war. Er begann nun, sich um seinen Sohn zu kümmern, und vermittelte ihm deutlich sein Nicht-Einverständnis mit dem Heimaufenthalt.

Der Junge war in einer Triangulation gefangen, aus der heraus er keine Chance hatte, es allen Beteiligten recht zu machen. Dementsprechend entwickelte er sehr bald im Heim ein sehr auffälliges Verhalten mit Impulskontrollstörungen, sodass das Heim schon nach wenigen Monaten signalisierte, den Aufenthalt bald beenden zu wollen. Julian wechselte in den Haushalt des alleine lebenden Vaters, der aber seine Berufstätigkeit und auch seine diversen Freizeitaktivitäten in verschiedenen Vereinen in keiner Weise zugunsten von Julian einschränken wollte, sodass dieser im Wesentlichen unbeaufsichtigt in der Wohnung seines Vaters lebte. Die vom Vater gesetzten Regeln hielt er nicht ein, die Schule besuchte er schließlich kaum noch, Diebstähle wurden häufiger, und es kam offensichtlich zu erheblichen handgreiflichen Auseinandersetzungen zwischen ihm und dem Vater. Julian hatte das Selbstbild eines Versagers entwickelt, den keiner mag und keiner bei sich haben will.

Das Erstgespräch fand am Tag nach der Aufnahme von Julian mit den leiblichen Eltern und der zuständigen Mitarbeiterin des Jugendamtes statt. Angesichts der Tatsache, dass es jetzt um das Leben ihres Kindes ging, gelang es den leiblichen Eltern, ihre nachehelichen Auseinandersetzungen und Kränkungen zurückzustellen, um eine von allen getragene Lebensperspektive mit klaren Zuständigkeiten für Julian zu entwickeln. Beide Eltern beauftragten das Jugendamt, eine hinreichend betreute Heimgruppe zu suchen, die vor allem die Voraussetzung bot, die Eltern regelmäßig in die Arbeit mit einzubeziehen, um auf der Basis einer guten Kooperation von Heim, Mutter und Vater dem Jungen ein sicheres Zuhause anbieten zu können. Die Großeltern konnten in einer weiteren Sitzung aus der Sorge um ihren Enkel entlassen werden.

10.18 Die tödliche Botschaft

Im Kontakt mit einer Familie, deren innerfamiliäre Kommunikation feindselig aggressiv geprägt ist, liegt in besonderem Maße die entscheidende Aufgabe der Therapeutin darin, überhaupt einen Zugang zu allen Beteiligten zu finden. Ihr wird das am ehesten gelingen, wenn sie die prinzipiell wertschätzende systemische Grundhaltung gegenüber den Eltern einhält – auch wenn dies gerade im Gespräch mit den Mitgliedern dieser Familie, die nicht selten eigenes Schulderleben mehr oder weniger offen durch Vorwürfe und Angriffe abwehren, oft schwerfällt. Diese systemische Grundhaltung basiert auf der Überzeugung, dass alle Eltern gute Eltern sein wollen. Vielen gelingt das nicht oder nur begrenzt. Wenn die Therapeutin jedoch auch mit Blick auf Eltern, die ihre Kinder beispielsweise vernachlässigen, ihre Überzeugung beibehält, dass auch diese Eltern eigentlich gute Eltern sein möchten, dann setzt sie sich in die Lage, die oft von den Betroffenen selbst nicht wahrgenommene und gegebenenfalls verdrängte Tragik hinter diesem Verhalten zu erkennen. Diese Überzeugung, dass alle Eltern gute Eltern sein wollen, lässt sich dahingehend präzisieren und ergänzen, dass sie Gutes über ihre Kinder hören möchten und stolz auf ihr Kind sein wollen. Sie möchten einen positiven Einfluss auf ihr Kind und damit ein Erleben von Elternwirksamkeit haben. Und sie wünschen sich, dass ihr Kind sich gut und erfolgreich entwickelt.

In ganz entsprechender Weise ist die systemische Therapeutin der Überzeugung, dass Kinder gute Kinder sein wollen. Sie wünschen sich, dass ihre Eltern sie schätzen und stolz auf sie sind. Das gilt auch dann, wenn Kinder sich gegenüber ihren Eltern wütend, ablehnend oder widersetzlich zeigen. Ähnlich wie Eltern im Hinblick auf ihr misslingendes Erzieherverhalten ist kein Kind über solche Verhaltensweisen, die es zeigt, glücklich; denn es wünscht sich zutiefst, die Eltern zufriedenzustellen.

Das offensichtliche und dramatische Scheitern solcher Wünsche und Absichten auf beiden Seiten ist im Fall einer suizidalen Krise Problem und Chance zugleich. Eltern nehmen in dieser Situation hochsensibel jede auch nur implizite Andeutung einer Schuldzuschreibung seitens der Therapeutin wahr. Sie hören aber ebenfalls sehr aufmerksam, wenn die Therapeutin ihnen positive Motive für ihr Handeln unterstellt. Erleben sie das als eine stabile Haltung aufseiten der Therapeutin, werden sie sich mit hoher Wahrscheinlichkeit nach einiger Zeit öffnen und zu Gesprächen bereit sein, die auch schwierige Sachverhalte thematisieren.

Ganz entsprechend nehmen Kinder und Jugendliche sensibel jede Bagatellisierung ihrer suizidalen Gedanken und Handlungen und jedes

Nicht-Ernstnehmen ihren Todeswünsche wahr. Sie hören aber ebenfalls aufmerksam, wenn ihr Wunsch, durch eigenes Tun aus dem Leben zu scheiden, gewürdigt und anerkannt wird in der Art, wie das vielfach in diesem Buch beschrieben ist. Erleben sie diese Positionierung als ehrliche Haltung der Therapeutin, öffnet sich ihnen ein zunehmend größerer Raum für solche Gedanken, die ein Leben und eine gelingende Zukunft vielleicht doch möglich erscheinen lassen.

Der 11-jährige Jonas wird von seiner Mutter bei einer Kinder- und Jugendlichen-Therapeutin vorgestellt. Frau S. berichtet, dass es zwischen ihr und Jonas immer wieder zu Konflikten komme. Er rebelliere gegen Strafen und Verbote und habe zu Hause Schwierigkeiten mit der Regelakzeptanz, während seitens der Schule keinerlei Auffälligkeiten geschildert würden. Vor allem aber sei er sehr eifersüchtig auf seinen zwei Jahre alten Bruder, demgegenüber er sich häufig auch körperlich aggressiv zeige. Wegen dieses Verhaltens von Jonas könne sie kaum ihre alltäglichen Aufgaben erledigen, da sie beide Kinder ständig im Blick haben müsse. Akuter Anlass, eine Therapie mit Jonas in die Wege zu leiten, sei gewesen, dass er in den letzten Monaten zunehmend suizidale Gedanken geäußert habe (»Dann bringe ich mich eben um!« – »Das hat ja doch alles keinen Zweck mehr!« – »Ich finde das Leben blöd.«).

Jonas selbst zeigte sich in den ersten Therapiegesprächen nach einer verhaltenen Anfangsphase sehr aufgeschlossen. Er berichtete, dass es ständig Streit zwischen ihm und seiner Mutter gebe. Er könne sich noch so sehr anstrengen, seine Mutter sei nie mit ihm zufrieden. Seine Mutter nehme ihn auch nie in den Arm und habe nie Zeit für ihn, während sie sich ständig um seinen Bruder kümmere und von ihm, Jonas, verlange, dass er »dem Kleinen« alles durchgehen lasse.

Die Therapeutin entschied sich nach einem gemeinsamen Gespräch mit Mutter und Sohn und einem Einzelgespräch mit Jonas, als Nächstes vor allem Einzelgespräche mit der Mutter durchzuführen. Es war nicht leicht, sie in ihren Vorwürfen gegen Jonas und die Art, wie er ihr ganzes Leben zerstöre, einzugrenzen. Angesprochen auf ihre Lebensgeschichte berichtete sie, sie habe ihren Ex-Ehemann in einer Kurklinik kennengelernt, in der sie wegen Anorexie in Behandlung gewesen sei. Die Schwangerschaft sei nicht geplant gewesen und erst sehr spät von ihr bemerkt worden. Kurz nach der Geburt sei es zu einer ersten Trennung von ihrem Ex gekommen. Daraufhin habe sie sich in ihrer Rolle als alleinerziehende Mutter eines Säuglings völlig überfordert gefühlt und sei dekompensiert. Es sei ein dreimonatiger Klinikaufenthalt in einer Mutter-Kind-Klinik gefolgt. In den Folgejahren habe sie mehrere Versuche gemacht, wieder mit ihrem Ex zusammenzuleben. Wegen seiner Beziehung zu anderen Frauen und seines übermäßigen Alkoholkonsums habe es aber immer wieder heftige Streitereien und dann erneute Trennungen gegeben. Mehrfach habe sie Jonas zu seinem Schutz zu ihren Eltern bringen müssen. Etwa um die Zeit, als der Junge eingeschult worden sei, habe ihr Ex sie gezwungen, einen Schwangerschaftsabbruch vornehmen zu lassen. Als sie jedoch zwei Monate später erneut schwanger geworden sei, habe sie sich entschieden, sich endgültig von ihrem Mann zu trennen und das Kind zu bekommen. Sie sei in die Nähe ihrer Eltern gezogen, um besser von ihnen unterstützt werden zu können. Ein Kontakt zum Vater der Kinder bestehe seitdem nicht mehr.

In den weiteren Gesprächen wurde Frau S. immer offener. Sie berichtete, bei Jonas nur sehen zu können, was er alles falsch mache und wie sehr er ihr Leben zerstöre. Sie schimpfe von morgens bis abends mit ihm und mache ihm ständig Vorhaltungen. In allem, was er tue, erinnere er sie an seinen Vater. Demgegenüber sei ihr Sohn Tim für sie der reine Engel, der die Sonne in ihr Leben bringe. Doch zunehmend entstand bei Frau S. der Wunsch, ihr Verhalten gegenüber Jonas zu ändern. So entwickelte sie selbst die Idee eines »Positiv-Tagebuchs«, in dem sie begann, jeden Abend irgendetwas zu notieren, was Jonas an dem Tag gut gemacht hatte. Auf Anregung der Therapeutin kaufte sie ein Buch mit Kurzgeschichten, die sie Jonas vorlas. Daraus entwickelte sich ein täglicher Ritus, auf dessen Einhaltung Jonas großen Wert legte. Der Junge selbst berichtete über die Veränderungen in der Beziehung zu seiner Mutter in den Einzelstunden, die die Therapeutin mit ihm von Zeit zu Zeit durchführte, sehr lebhaft und mit großer emotionaler Beteiligung. Schließlich entschieden beide gemeinsam, dass sie die Unterstützung der Therapeutin von nun an nicht mehr brauchen würden.

10.19 Umgang mit Tod und Suizid in der Familiengeschichte

Der Suizid eines nahen Angehörigen löst eine Vielzahl intensiver emotionaler Reaktionen aus. Im Anfang steht das Erschrecken und Entsetzen über die zumeist unbegreifliche Tat, sodass zunächst für Trauer kaum Platz bleibt. Ganz schnell aber stellen sich die Fragen nach dem

Wieso und Warum. Weil der Suizid eine Beziehungstat ist, lautet diese Frage beispielsweise: »Warum hat er sich nicht vertrauensvoll an mich gewandt?« – »Wieso hatte er kein Vertrauen zu mir?« – »War unsere Beziehung so schlecht, dass er mich gar nicht angesprochen hat?« – »Wieso habe ich nicht bemerkt, was in ihm vorgegangen ist?« – »Was habe ich falsch gemacht?« – »Trage ich Schuld an dem Tod?« Da es keine klaren Antworten auf diese Fragen gibt, kehren sie immer wieder und bestimmen das Denken eines nahen Angehörigen zumeist über lange Zeit. Immer wieder stellt sich auch die Frage nach der Botschaft an die Angehörigen, die in der Tat enthalten ist und oft eine aggressive Komponente trägt. Lautet sie beispielsweise: »Ich will, dass du dein ganzes Leben lang ein schlechtes Gewissen hast!«? Die immer wiederkehrende Frage nach der eigenen Schuld ist allein schon belastend genug. Hinzu treten Vorwürfe aus der Außenwelt, die oft mit Schuldvorwürfen schnell bei der Hand ist. Zuweilen wird das selbst erlebte Versagen aber auch als ein Urteil seitens Außenstehender unterstellt, wodurch die eigene Belastung nochmals erhöht wird.

Insofern ist es durchaus verständlich, wenn die Tatsache eines Suizids in der Familie nicht selten verleugnet und verheimlicht wird. In den Familiengeschichten findet oft der Angehörige, der sich das Leben nahm, nach einiger Zeit keine Erwähnung mehr, kommt sozusagen nicht mehr vor. In akuten Fällen kann sich das Verleugnen und Verheimlichen darin äußern, dass der Suizid als Unfall dargestellt wird. Dies geschieht nach allem, was man weiß, besonders häufig bei Suiziden von Kindern, teils als bewusste Täuschung, teils aber auch, weil der Suizid eines Kindes für die meisten Menschen nahezu unvorstellbar und das Geschehen deshalb noch unerträglicher ist. Verleugnung und Verheimlichung aber haben Konsequenzen. Sie prägen die innerfamiliäre Kommunikation und die innerfamiliäre Atmosphäre, die gerade von Kindern und Jugendlichen sehr sensibel wahrgenommen wird. Es liegt etwas in der Luft, was schwer zu fassen ist. Es gibt etwas, das nicht angesprochen werden kann, weil es eigentlich gar nicht existiert. Dadurch wird es zu einer Belastung. Diese besondere Belastung von Kindern nach dem Suizid eines Elternteils fand sich in einem Review über neun quantitative, größtenteils kontrollierte Studien von Kuramoto, Brent und Wilcox (2009) bestätigt.

> »In der Mehrheit der Studien wurden bei den Kindern von Suizidierten häufiger als bei Kindern anders verstorbener Eltern Depression, Angstsymptome und Traumafolgestörungen festgestellt. Die Symptome waren umso stärker ausgeprägt, je mehr Partnerschaftsprobleme bzw. Trennungen der Eltern vor dem Suizid zu verzeichnen waren und je mehr Schulwechsel die Kinder nach dem Suizid zu bewältigen hatten. [...] Im Verlauf scheint die emotionale Reaktion von Angst (kurz nach dem Suizid), Ärger (im Mittel etwa ein halbes Jahr später), Scham (circa ein Jahr später) zu Depression (anderthalb Jahre später) zu reichen« (Borst u. Hepp 2012, S. 39).

Auch alters- oder krankheitsbedingte Todesfälle naher Angehöriger wie der Großeltern oder gar eines Elternteils können besonders dann zu einer hohen Belastung von Kindern und Jugendlichen führen, wenn die Gespräche darüber und damit das Trauern vermieden und nicht »erlaubt« werden. In manchen Fällen sind die Mutter oder der Vater durch einen solchen Todesfall selbst so belastet, dass sie dem Kind keine Unterstützung in dessen Trauerprozess geben können. Sie weichen Gesprächen darüber aus, sodass das Kind mit seiner Trauer alleine bleibt.

Orbach (1997, S. 220 f.) verweist auf die Bedeutung solcher Faktoren für das Auftreten suizidaler Handlungen von Kindern und Jugendlichen.

> »Ein Typus unlösbarer Probleme entsteht aus Todesfällen und Trauer. Suizidversuche von Kindern finden oft nach dem Tod eines Familienmitglieds statt, den die Familie noch nicht verarbeitet hat. Hier ist aktives Nachfragen des Therapeuten erforderlich, da es Familien geben kann, die über solche Verluste nicht von sich aus sprechen. Es sollte den Therapeuten nicht erstaunen, wenn die Eltern beiläufig erwähnen, dass ein halbes Jahr vor dem Suizidversuch eine Großmutter oder ein Großvater gestorben ist. Auch wenn die Eltern erklären, sie hätten den Verlust gut verarbeitet und wenig darunter gelitten, kann es sein, dass sie sehr detailliert beschreiben, welche Schwierigkeiten das Kind hat, seine Trauer zu bewältigen.

> In solchen Fällen ist es notwendig, die eigenen Verlusterlebnisse der Eltern herauszuarbeiten und sich mit dem unterdrückten Prozess der Trauer zu beschäftigen. In der Therapie können, je nach Art des Verlustes, verschiedene Zugangswege beschritten werden. Trauerfälle, die lange zurückliegen oder die nur ein Familienmitglied betreffen, lassen eine Einzeltherapie mit diesem ratsam erscheinen. Wenn jedoch der Verlust Auswirkungen auf das Alltagsleben der ganzen Familie hat, kann die Therapie sinnvoller sein, wenn sie auch andere Familienmitglieder einbezieht. Eine besondere Form von Verlust, die nicht übersehen werden darf, ist ein früherer Selbstmord in der Familie. Dieser kann subtil in das Entstehen von Selbstzerstörung in der Gegenwart verwoben sein, oft ohne bewusste Wahrnehmung derjenigen, die dies betrifft.«

Die systemische Therapeutin wird in der Beratung und Therapie mit Familien nach einem Suizid die vier Aufgaben thematisieren, die Menschen in solchen Lebensfragen zu leisten haben: die Tatsache des Todes zu begreifen, die Vielfalt der Gefühle wahrzunehmen und zu äußern, die Veränderung wahrzunehmen, die der Tod mit sich gebracht hat, und der oder dem Verstorbenen einen neuen Platz im eigenen Leben zu geben. Wie war meine Beziehung zu dem Verstorbenen zu seinen Lebzeiten, und was hat er für mein Leben bedeutet? Wie hat sich diese Beziehung durch den selbst gewählten Tod verändert, und welchen Einfluss hat das auf mein Leben genommen? Welchen Platz will ich dem Verstorbenen in meinem zukünftigen Leben geben? Wichtig ist, dass jedes Familienmitglied seine persönliche Position erforscht und akzeptiert, dass andere Familienmitglieder diese Fragen möglicherweise ganz anders beantworten.

Besonders im Hinblick auf Kinder ist wichtig, dass das Reden über den Suizid oder den Tod eines nahen Angehörigen nicht mit ein oder zwei Aufklärungs- bzw. Trauergesprächen erledigt sein kann. Im Verlauf der Entwicklung eines Kindes muss das Thema immer wieder neu aufgegriffen werden, damit das Kind oder der Jugendliche auf einem neuen kognitiven und gefühlsmäßigen Niveau Gelegenheit hat, sich damit auseinanderzusetzen.

> »Mit jedem Stadium sprachlicher und kognitiver Entwicklung braucht das Kind neue bzw. wieder aufs Neue den Tod bestätigende Informationen und neue Gelegenheiten, seine Gefühle gegenüber dem Verlust auszudrücken. Nicht nur diesen Kindern zuliebe muss dafür gesorgt werden, sondern auch um deren Kinder willen. Denn wie Cain (2006) aufzeigt, kann ein Suizid nicht nur auf die davon direkt betroffenen Angehörigen, sondern bis in die dritte Generation hineinwirken. Scham, Schweigen, Geheimnisse, Ängstlichkeit, Fatalismus und andere Hindernisse offener Kommunikation tun ihre Wirkung. Wenn es überhaupt eine dritte Generation gibt - denn oft verhindert die Angst, selbst Kinder zu bekommen, die dritte Generation nach dem Suizid« (Borst u. Hepp 2012, S. 40).

In der systemischen Therapie hat sich für Gespräche mit einer Familie nach innerfamiliären Suizid der Einsatz des Familienbretts (Ludewig et al. 1983) bewährt, und zwar in Form einer »lebensgeschichtlichen Sequenz von Familienbrettskulpturen« (Rotthaus 2015, S. 206f; siehe auch das Fallbeispiel in Abschnitt 10.15). Dieses Vorgehen erweist sich als besonders hilfreich, wenn es im Kreis aller Familienmitglieder durchgeführt wird. Alle Beteiligten werden angeregt, wichtige Unterscheidungen zu treffen und sich in der Rückschau auf unterschiedliche Zeiten der familiären Entwicklung zu fragen, wie zum damaligen Zeitpunkt die Beziehung zu der inzwischen verstorbenen Person gewesen ist, wie die familiäre Beziehungsstruktur damals war und welches emotionale Erleben die Beziehung bestimmt hat. Ziel ist es, den Prozess des emotionalen Erlebens jedes Einzelnen zur Sprache und für die anderen zu Gehör zu bringen und die Bedeutungen und Erlebensweisen der jeweils anderen zu akzeptieren.

Je nach den Besonderheiten des Einzelfalles wird die Therapeutin die Familie anregen, für unterschiedliche Zeitpunkte der familiären Entwicklung eine Familienbrettskulptur aufzustellen, um allen Beteiligten Gelegenheit zu geben, ihr damaliges Erleben zu schildern. Zumeist beginnt man damit, dass einer der Beteiligten die von ihm erlebte Beziehungsstruktur vor dem Tod des Angehörigen und sein persönliches Erleben zu diesem Zeitpunkt darstellt. (Die Therapeutin macht einen Foto davon.) Nacheinander kann jeder der Beteiligten seine möglicherweise andersartige Sicht durch eine Veränderung der Klötzchenskulptur verdeutlichen (was auch jeweils von der Therapeutin fotografisch festgehalten wird). Vor allem aber schildert jeder sein persönliches Erleben der damaligen Situation. Im nächsten Schritt folgt die Darstellung, wie sich die Situation nach dem Tod des nahen Angehörigen verändert hat. Wiederum wird nicht nur der Wandel der familiären Struktur durch dieses Ereignis mittels einer Veränderung der Beziehungsskulptur symbolisiert, sondern intensiv danach gefragt, wie jeder Einzelne sich damals mit dem Geschehen auseinandergesetzt hat, welche Gefühle dominierten, mit welchen Gedanken er sich immer wieder befasst hat und wie sein Leben sich verändert hat. Auch hier geht es darum, dass jeder erfährt, welche unterschiedlichen Bedeutungen das Geschehen für jeden Einzelnen hatte und wen er glaubte, ansprechen zu können, und wen nicht, um sein inneres Erleben mit ihm zu teilen. Als weitere Zeitpunkte lassen sich sodann die aktuelle Situation und schließlich eine realistische Zukunftsvision wählen.

> »Die große Chance der Arbeit mit einer ›Lebensgeschichtlichen Sequenz von Familienbrettskulpturen‹ liegt darin, dass sich zwischen den Familienmitgliedern ein neues, emotional getragenes Verständnis für den jeweils anderen entwickelt, das zur Grundlage von Einstellungsänderungen werden kann. Der Rückgriff auf die gute Zeit … vor dem Schicksalsschlag der Familie eröffnet zudem die Möglichkeit, die positiven, hoffnungsvollen und zuversichtlichen Gefühle von damals in das heutige (Nach-)Erleben zu holen, wo sie dann Ressource und Motivation für die Arbeit an einer positiven Zukunft sein können« (Rotthaus 2015, S. 207).

10.20 Teilearbeit

Die Gedankenwelt von Kindern und Jugendlichen in einer suizidalen Krise wird bestimmt von beständig kreisenden Ideen der Selbstentwertung und der Ablehnung durch andere, der Sinnlosigkeit aller Versuche, an der Situation etwas zu ändern, und der Hoffnungs- und Ausweglosigkeit. Trotzdem wird die Therapeutin davon ausgehen können, dass der Jugendliche neben der inneren Stimme, die die Argumente für den Suizid auflistet, auch noch eine, vielleicht leise innere Stimme in sich trägt, die das Leben bejaht. Andernfalls hätte er den Suizid bereits begangen. Diese Überzeugung, dass es neben der dominierenden Stimme, die für den Tod plädiert, doch auch noch eine Stimme gibt, die für das Leben spricht, ermöglicht es der Therapeutin im Gespräch mit dem Jugendlichen, in vorsichtiger Weise das Bild eines »inneren Parlaments der Seele« (z. B. Shneidman 1980, 1985) zu entwickeln. Die Vorsicht ist deshalb notwendig, da der Jugendliche sich erst dann auf die Vorstellung einlassen wird, es gebe vielleicht neben der Stimme des Todes auch noch eine schwache Stimme des Lebens, wenn die Therapeutin die Argumente für den selbst herbeigeführten Tod nach seinem Erleben hinreichend gewürdigt und anerkannt hat. Omer und Elitzur (2003, S. 355) fassen das in die Worte:

> »Erst muss der Helfer sich an die Seite des Selbstmörders begeben und dadurch das Gefühl von Einsamkeit erleichtern, und sei es auch nur wenig.«

Gelingt die Einführung dieses Bildes eines »inneren Parlaments der Seele«, eröffnen sich die vielfältigen Möglichkeiten der Teilearbeit, wobei sich die Therapeutin immer der Gefahr bewusst sein sollte, dass die Stimme, die gegen das Leben plädiert, schnell wieder ganz in den Vordergrund drängen wird, wenn die Therapeutin allzu forsch vorgeht und einseitig für das Leben Partei ergreift. Im weiteren Verlauf ihrer Zusammenarbeit kann sie jedoch das Kind oder den Jugendlichen anregen, genauer auf die Stimme des Lebens und ihre Argumente zu hören. Zudem kann sie den Jugendlichen dazu animieren, andere innere Stimmen oder Persönlichkeitsanteile zu entdecken und auch diese Stimmen zu Gehör kommen zu lassen.

Orbach (1997, S. 229) verweist ebenfalls auf die Chancen, die darin bestehen, die innere Ambivalenz des Jugendlichen in einer suizidalen Krise als widerstreitende innere Stimmen zu externalisieren.

> »Ein anderes Prinzip, dem in Fällen von Suizidgefährdung besondere Bedeutung zukommt, ist das Differenzieren und Fördern positiver Identitätsanteile. Kinder, die sich in direkter Gefahr befinden, sehen sich in einem völlig negativen Licht – wie es ein Jugendlicher ausdrückte: ›Alles Gute, was ich

> über mich höre, vergifte ich in meinem Kopf.‹ Eine Methode, diese Dynamik zu unterbinden, besteht darin, die positiven und negativen Selbsteinschätzungen – und den Wunsch zu leben oder zu sterben – zu differenzieren. Der Therapeut kann diese Differenzierung langsam entwickeln, und zwar durch Bemerkungen wie: ›Du musst bedenken, Du hast zwei Seiten.‹ – ›Auch wenn Du sterben willst, gibt es doch immer noch einen Teil von Dir, der leben will.‹ – ›Das ist nur Dein Selbsthassgerede.‹ Auf diese Weise kann der Therapeut dem Patienten helfen zu erkennen, dass seine negativen Anteile nicht seine ganze Identität ausmachen. So kann er den negativen Energien ohne direkten Konflikt Einhalt gebieten. Gleichzeitig leitet der Therapeut, wenn auch im begrenzten Umfang, die Aufmerksamkeit des Patienten auf dessen positive Seiten.«

Allerdings ist es nach eigener Erfahrung von großem Vorteil, die inneren Stimmen nicht nach positiven und negativen zu unterscheiden, sondern grundsätzlich davon auszugehen, dass jeder innere Anteil – jede innere Stimme – das Beste für die Seele, das heißt für den Jugendlichen selbst, erreichen möchte. Die Stimme, die den Jugendlichen auffordert, sich selbst das Leben zu nehmen, möchte den Jugendlichen vor noch mehr Selbstquälerei und noch mehr Leiden bewahren. Sie argumentiert, dass seine Lebenssituation hoffnungslos ist, dass sich die Umstände nie ändern werden und dass der Suizid für den Jugendlichen die beste Lösung darstellt. Aber irgendwo gibt es noch die leise Stimme der Hoffnung und der Zuversicht, die – wenn auch inzwischen ganz verschüchtert – dafür plädiert, dass die Umstände sich wandeln können und dass das Leben sich doch noch als lebenswert erweisen könnte. Und in einem Parlament muss jeder das Recht haben, seine Stimme zu Gehör zu bringen. Der Jugendliche als Träger seiner Seele ist dafür verantwortlich, auf diese Grundregel zu achten. Er muss dafür sorgen, dass beide inneren Anteile zu Wort kommen und dass sie gegebenenfalls ihre Argumente wechselseitig austauschen. Dabei wissen auch die inneren Anteile, dass der jeweils andere es gut mit dem Jugendlichen meint, auch wenn die Stimme, die für den Tod plädiert, sich allzu einseitig, laut und energisch in den Vordergrund drängt.

Meist ist es hilfreich, zunächst auf diese beiden Persönlichkeitsanteile zu fokussieren und ihren Charakter zu identifizieren. Ist es »die Resignation«, die für den Tod plädiert, ist es die »Hoffnungslosigkeit«, die »Depression«, vielleicht auch die »Wut« oder die »Aggression«? Und welchen Persönlichkeitsanteil genau lässt die leise Stimme, die für das Leben spricht, hören? Ist es die »Zuversicht«, der »Lebenswille«, die »Kämpfernatur«, die »Ausdauer«? Diese Persönlichkeitsanteile genau zu identifizieren, legt eine wichtige Grundlage für die weitere Arbeit. Das Gespräch darüber schafft zudem für den Jugendlichen Distanz zu der für den Tod argumentierenden Stimme und ist zum großen Teil Ressourcenarbeit.

Dadurch, dass der Jugendliche als Entscheider installiert wird, gewinnt er an Kontrollüberzeugung. Schließlich wird in dem Parlament um das Wohlergehen seiner Seele gerungen, und da ist er selbstverständlich der Parlamentspräsident. Hält eine Stimme sich für allzu wichtig und drängt sie allzu sehr in den Vordergrund, muss er sie zur Ordnung rufen, um anderen Persönlichkeitsanteilen die Gelegenheit zu geben, ihre Stimmen auch in angemessenem Umfang zu Gehör zu bringen. Schließlich wird es der Seele am besten ergehen, wenn alle Persönlichkeitsanteile gut kooperieren. Und Kooperation heißt, den anderen gut aussehen zu lassen! Diese Arbeit des Parlamentspräsidenten kann die Therapeutin symbolisieren, indem sie den Jugendlichen auffordert, die erarbeiteten Namen der Stimmen jeweils auf eine Moderationskarte zu schreiben, die Moderationskarten auf Stühle zu legen und ihn dann entscheiden zu lassen, wie nah oder wie fern die Stühle zu ihm, dem Parlamentspräsidenten, stehen, und ob er daran etwas verändern will.

In einem späteren Schritt kann die Therapeutin den Jugendlichen anregen, weitere Stimmen, weitere Persönlichkeitsanteile, zu identifizieren, ihre Argumente, die sie in den parlamentarischen Diskurs einbringen, zu formulieren und wiederum zu entscheiden, welcher Raum diesen Stimmen gegeben werden soll. Dabei kann es sich beispielsweise um die »Lebensfreude« handeln, die in den letzten Jahren überhaupt nicht mehr zu Wort gekommen ist; das kann auch das »innere

Kind« sein, das sich nach Liebe, Zuwendung und Geborgenheit sehnt. Gibt es vielleicht auch einen Anteil, der diesem inneren Kind helfen kann, seine Bedürfnisse erfüllt zu sehen?

Erfahrungsgemäß sprechen Jugendliche auf Teilearbeit sehr gut an und lernen auch relativ schnell, diese Arbeit eigenständig fortzuführen (siehe auch Rotthaus 2015, S. 188 ff.).

10.21 Reflecting Team

Besonders in der Arbeit mit Familien, in denen das Gespräch weitgehend erstorben ist, erweist sich der Einsatz eines Reflecting Teams als wirkungsvoll. Ein Beispiel dafür bietet die Fallgeschichte »Selina« in Abschnitt 10.15. Aber auch in Familien, die sich im Gespräch sehr abweisend und aggressiv zeigen, hat sich dieses Vorgehen bewährt. Das hat offensichtlich damit zu tun, dass ein Reflecting Team eine Enthierarchisierung der Therapeutin-Klienten-Beziehung zugunsten einer partnerschaftlichen, kundenorientierten Kooperation fördert. Die Therapeutin verzichtet auf Macht, die ihre Rolle ihr bietet, und spricht eine Einladung zur Kooperation aus, wodurch ein Großteil der aggressiven Reaktionen ins Leere läuft.

Generell lässt sich formulieren, dass ein systemisches Therapiegespräch in weiten Teilen aus »angemessen ungewöhnlichen«, offenen Fragen bestehen sollte, aus Fragen, wie andere Gesprächspartner sie üblicherweise nicht stellen. Sie ermöglichen viele Antworten, die wiederum weitere Fragen hervorbringen. So entstehen hilfreiche, öffnende Konversationen. Im Reflecting Team geht es in besonderem Maße um einen solchen Austausch angemessen ungewöhnlicher Beschreibungen, Erklärungen, Definitionen und Bedeutungen. Dieser Austausch wird höchstwahrscheinlich zur Neubewertung älterer Beschreibungen und Erklärungen und sogar zum Auftauchen neuer Beschreibungen und Erklärungen führen. Diese kann eine Person dann nutzen, um mit festgefahrenen Situationen anders umzugehen oder um neuen Ereignissen zu begegnen.

Der äußere Ablauf des Reflecting Teams gestaltet sich wie folgt: Die Therapeutin führt ein Gespräch mit der Familie oder auch einem Klienten im Einzelkontakt. Zwei oder drei Ko-Therapeutinnen sitzen einander zugewandt etwas abseits und hören dem Gespräch zu. Nach einiger Zeit bittet die Therapeutin die Mitglieder des Reflecting Teams, ihre Ideen zu dem Gehörten und Gesehenen zu äußern. Diese sprechen nur miteinander, blicken oder reden die Klienten nicht an. Danach wendet sich die Therapeutin wieder den Familienmitgliedern (bzw. ihrem Klienten) zu und erkundigt sich nach deren Gedanken über die Reflexionen des Teams, was davon sie angesprochen hat, was gar nicht passte und was vielleicht noch einmal überdacht werden sollte. Dieser Vorgang wird maximal zwei- bis dreimal wiederholt.

Die Teilnehmerinnen an dem Reflecting Team müssen nicht ausgebildete Therapeutinnen sein, sie müssen sich nur an einige grundlegende Regeln halten: Sie führen einen Dialog über das zuvor im Gespräch Gehörte und Gesehene. Die Reflexionen beziehen sich also auf das vorausgegangene Gespräch und nicht auf andere Informationen. Sie geben keine Ratschläge, verkünden keine »Wahrheiten« und sprechen nicht festlegend und diagnostisch, sondern vorsichtig, »unsicher«, suchend, denn es gibt ja viele mögliche Erklärungen und Lösungen. Sie wählen Formulierungen im Konjunktiv (»Man könnte auch denken, dass ...«, »Vielleicht ...«, »Möglicherweise ...«, »Ich bin nicht sicher, aber ...«) oder Formulierungen in Frageform (»Könnte es nicht auch sein, dass ...?«). Die Mitglieder des Teams bringen Respekt und Wertschätzung zum Ausdruck; sie nehmen möglichst positive Interpretationen (in guter Absicht ...) vor und konnotieren positiv. Sie achten auf Ambivalenzen (»einerseits ..., andererseits ...«), regen die Vielfältigkeit der Möglichkeiten an und fördern sie. Abweichende Meinungen werden als Anregung begrüßt, weiter nachzudenken, um neue Perspektiven zu finden. Sie bestärken nicht ihre wechselseitigen Äußerungen und diskutieren nicht! Sie beziehen eine allparteiliche Position. Sie wählen ein eher langsames Tempo und sprechen nicht zu lange. Die Reflexionen insgesamt sollen nicht zu viel Zeit in Anspruch nehmen (ca. 5–6 Min.) und nicht durch zu viele Ideen verwirren. Eigene Gefühle als affektive Resonanzen der Beratungs- oder Therapiebeziehung (Übertragung) können eingebracht werden, müssen aber problem- und systembezogen sein. Auch ein Reflektieren aus der Position der eigenen Betroffenheit im Sinne eines Identifikationsfeedbacks (»Ich als ... würde ...«) ist möglich, wenn Themen zur Sprache kommen, zu denen ein Mitglied des Reflecting Teams sehr persönliche eigene Erfahrungen hat.

10.22 Genogrammarbeit

Das Erstellen eines Genogramms ist in der Therapie mit Menschen in einer suizidalen Krise ein bewährtes Vorgehen. Es ermöglicht meist einen relativ einfachen Einstieg, um mit den Klienten ins Gespräch zu kommen und in strukturierter Form Anteil an ihrem Leben zu nehmen. Zu einem späteren Zeitpunkt sind dann viele spezifische Schwerpunktsetzungen möglich. Zunächst einmal dient das Genogramm dem Sammeln und Veranschaulichen verwandtschaftlicher Beziehungen. Die Therapeutin tritt an eine Tafel oder ein zumindest flipchartgroßes Blatt – sie braucht Platz, um alle später anfallenden Informationen eintragen zu können – und zeichnet beginnend mit dem Kind oder Jugendlichen einen Stammbaum. Dafür nutzt sie die für diese Arbeit üblichen Symbole, ohne sich jedoch in der Kreativität ihrer Darstellung einengen zu lassen. Manchen Jugendlichen kann sie schon bald auffordern, selbst das Genogramm dem Gespräch folgend fortzusetzen. Das aktiviert ihn und gibt ihm Kontrolle. Das Genogramm sollte am besten auch die Großeltern der Eltern mit einbeziehen.

Schon während des ersten Zeichnens des Genogramms oder aber nach Abschluss des groben Gerüstes erfragt die Therapeutin Stärken, besondere Fähigkeiten und spezielle Ressourcen der einzelnen Personen und lässt sie in das Genogramm einzeichnen. Dabei bringt sie zur Sprache, wie die einzelnen Personen Lebenskrisen bewältigt haben und welche Stärken sie dabei nutzten bzw. entwickelten. Wenn die Therapeutin kleine Aufkleber mit Tiergrafiken auf dem Tisch bereitliegen hat, kann sie das Kind für jede Person ein Tier wählen und in das Genogramm kleben lassen, das die Stärken der besprochenen Menschen besonders gut charakterisiert. Diese Ressourcensuche wirkt gerade auf die in der suizidalen Krise verunsicherten Familienmitglieder wertschätzend und bestätigend. Es entsteht das Bild einer großen Familie mit vielen Fähigkeiten, das die Beteiligten in der Regel beeindruckt, ein Unterstützerfeld symbolisiert und erste Anstöße geben kann, die Handlungsoptionen der Familienmitglieder zu erweitern.

Die Therapeutin wird sich von den Familienmitgliedern leiten lassen oder selbst darüber entscheiden, welches spezielle Thema sie in der weiteren Arbeit anschneiden will. Sie kann ein Gespräch über Nähe und Distanz in den Familienbeziehungen führen und engere Beziehungen sowie distanziertere Beziehungen mit besonderen Symbolen oder Farben kennzeichnen. Oft lässt sich daran erkennen, wie bestimmte familiäre Muster über Generationen weitergegeben werden. So entsteht ein Bild, das die Therapeutin zu neuen Hypothesen anregt. In suizidalen Krisen ist es zudem naheliegend, besonders darauf zu achten, wer beim Erstellen des Genogramms nicht oder nur kurz erwähnt wird. Gibt es auffällig frühe Todesfälle, und wie werden sie erklärt? Sind Suizide und Suizidversuche in der Familie aufgetreten, und welche Geschichten werden dazu berichtet? Welche Bedeutungen haben Trennungen? Sind sie in dieser Familie bekannte Konfliktlösungsmuster? Wie gehen die Familienmitglieder überhaupt mit Konflikten um?

Selbstverständlich spiegeln auch Genogramme die augenblickliche Sichtweise der Familienmitglieder und nicht irgendwelche Wahrheiten über Vergangenes, Gegenwärtiges und Zukünftiges. Genogramme dienen ja gerade wie alle anderen therapeutischen Konversationen dazu, einen etwas veränderten Blick auf die eigene Familie und das Handeln einzelner Familienmitglieder anzuregen mit dem Ziel einer Familiengeschichte, die sich in eine weniger leidvolle Lebensgeschichte integrieren lässt.

10.23 Narrative Therapie: Das Entwickeln einer neuen, heilsamen Geschichte

In der narrativen Therapie (White u. Epston 1990; White 2010) geht man davon aus, dass Menschen gemeinsam mit ihren wichtigen Bezugspersonen »Geschichten« über sich und die anderen erzählen – darüber, was sie sind, was sie können, was sie erlebt haben etc. Diese Erzählungen organisieren die Informationen über das Leben einer Person und bestimmen dann darüber, wie sich Menschen verhalten, wie sie fühlen und welchen Sinn sie neuen Erfahrungen geben. Denn Menschen versuchen, diese »Geschichten« in sich stimmig zu halten. Sie erinnern möglichst nur das, was zu ihrer Erzählung über sich selbst passt, und sie nehmen auch nur das wahr, was zu dieser Erzählung passt. Aber Menschen ändern sich im Verlauf ihres Lebens. Und entsprechend passen sie auch ihre Erinnerungen an, wieder mit dem Ziel, ihre Geschichte stimmig mit der aktuellen Erzählung über sich selbst zu halten.

Zuweilen werden in Familien und anderen Bezugssystemen Geschichten über eine Person oder über deren Beziehungen erzählt, die diese in irgendeiner Weise als defizitär beschreiben. Solche Erzählungen stehen oft in Zusammenhang mit Erzählmotiven des Versagens oder von Schuld. Sie geben negative Darstellungen über den Charakter oder den Wert dieser Person oder ihre Beziehung zu einer oder mehreren anderen Personen. Auch die Person selbst erzählt diese Defizit- oder Leid-Geschichte und erlebt sich als defizitär, hilflos und in der Geschichte gefangen. Ihre Erinnerungen werden dann wahrscheinlich auch geprägt sein durch negativ bewertete Erlebnisse, während sie Erinnerungen an positiv bewertete Erlebnisse ausblendet. Efran, Lukens und Lukens haben diesen Sachverhalt sehr treffend zusammengefasst (1992, S. 127):

> »Menschen sind unverbesserliche und geschickte Geschichtenerzähler, und sie haben die Angewohnheit, zu den Geschichten zu werden, die sie erzählen. Durch Wiederholung verfestigen sich Geschichten zu Wirklichkeiten, und manchmal halten sie die Geschichtenerzähler innerhalb der Grenzen gefangen, die sie selbst erzeugen halfen.«

Narrative Therapie beschäftigt sich deshalb mit der Art und Weise, wie Geschichten »geschrieben« werden und wie sie »neu geschrieben« werden können, sodass sie nicht mehr Leid erzeugen. Ziel ist es, die Leid-Geschichte zu dekonstruieren und gemeinsam mit dem Klienten eine neue, weniger oder nicht mehr leidvolle Geschichte zu entwickeln. Krank machende Geschichten erzählen zu lassen und anzuhören kann allein schon heilende oder lindernde Wirkung haben. In der narrativen Beratung und Therapie geht es aber darum, durch »doppeltes Zuhören« nicht nur die Leid-Erzählung zu hören, sondern auch solche Erfahrungen, die zu der Leid-Erzählung nicht passen und deshalb von dem Klienten übersehen werden. Diese übersehenen Erfahrungen – »Ausnahmen«, die im Widerspruch zu der dominanten Leid-Erzählung stehen – sollen dann zum Kern der neuen Erzählung werden.

Anna, 14 Jahre, kam nach einer selbst herbeigeführten Tablettenintoxikation zur stationären Aufnahme. Es war ihr vierter Suizidversuch. Anna berichtete als Hintergrund für ihre Versuche, sich das Leben zu nehmen, sie todunglücklich, weil ihre Mutter sie nicht liebe. Bereits im ersten orientierenden Gespräch bestätigte die Mutter, dass sie ihre Tochter nicht lieben könne. Beide erzählten dieselbe Geschichte und schilderten ihre Verzweiflung darüber. Annas Therapeutin organisierte daraufhin eine Supervision mit allen an diesem Fall Beteiligten, in der die Idee entwickelt wurde, Mutter und Tochter anzuregen, diese Geschichte neu und anders zu erzählen. Die Therapeutin lud zu den nächsten Gesprächen Anna, ihre Mutter sowie Annas drei ältere Schwestern ein. Dabei wurde berichtet, dass der Vater der vier Kinder die Familie am Tag nach Annas Geburt verlassen und seitdem keinerlei Kontakt mehr zu den Familienmitgliedern aufgenommen hat. Zu keinem Zeitpunkt hat er finanziell zum Unterhalt beigetragen. Die Mutter nahm deshalb bald nach Annas Geburt eine Vollzeitstelle als Bürokauffrau an und ernährte seitdem mit ihrem Gehalt die Familie. Nach der Arbeit erledigte sie die anfallenden Tätigkeiten im Haushalt vom Einkaufen über das Kochen, das Putzen bis zum Wäschewaschen und -bügeln. Trotzdem berichteten alle vier Kinder – auch Anna –, die Mutter sei zu ihnen immer freundlich und zugewandt gewesen, habe Zeit für jeden von ihnen gehabt, habe sie immer unterstützt und Interesse für ihre Fragen und Probleme gezeigt – also das getan, was liebende Eltern für ihre Kinder tun. In den zunehmend lebhaften und lebendigen Gesprächen tauschten die Kinder immer häufiger schöne gemeinsame Erinnerungen untereinander aus und bezogen die zunächst in diesen Gesprächen sehr verhaltene Mutter mehr und mehr ein. Die Therapeutin regte in der Folgezeit Überlegungen dazu an, an welchen Verhaltensweisen man elterliche Liebe erkennen könne und was notwendig sei, um das subjektive Gefühl Liebe empfinden zu können. Diese Gespräche führten schließlich zu einer Sitzung mit Anna und ihrer Mutter, in der beiden klar wurde, dass die Mutter aufgrund ihrer außerordentlichen Belastung schmerzlicherweise nicht mehr in der Lage gewesen war, Liebe besonders zu Anna, deren Geburt mit der Trennung zusammenfiel, zu empfinden, dass sie aber alles geleistet hatte, was liebende Eltern für ihre Kinder tun. Diesen Prozess erlebten nur die unmittelbar beteiligten Mitarbeiterinnen der Station intensiv mit. Den anderen fiel es schwer, sich von der sehr berührenden Erzählung »Meine Mutter liebt mich nicht« zu verabschieden. (Auch Helfersysteme neigen dazu, an alten Geschichten festzuhalten.) Da die Therapeutin fürchtete, dadurch könne die Verankerung der neuen Geschichte erschwert werden, entschloss sie sich, den Aufenthalt von Anna auf der Station frühzeitig zu beenden und eine ehemalige Kollegin aus der Klinik, die sich gerade niedergelassen hatte, zu bitten, die Therapie in dem geschilderten Sinne fortzuführen. Nach deren Berichten hat Anna in den folgenden Jahren keine Suizidgedanken mehr geäußert, geschweige denn einen Suizidversuch unternommen.

10.24 Dramatisierungen

Angeregt durch das Psychodrama einerseits und das Enactment nach Minuchin andererseits spielt das Nachspielen charakteristischer familiärer Problemsituationen durch die Familienmitglieder selber in der therapeutischen Sitzung innerhalb der systemischen Therapie mit Kindern oder Jugendlichen und ihren Eltern eine nicht geringe Rolle. Gammer (2007, S. 24 ff.) spricht von Dramatisierungen und unterscheidet drei unterschiedliche Arten. Erstens: die Wiederholungsdramatisierung, die eine Reproduktion eines häufig wiederkehrenden familiären Verhaltensschemas darstellt, gegebenenfalls aber auch ein problematisches Ereignis betreffen kann, das schon vor vielen Jahren stattgefunden hat. Zweitens: die positive Zukunftsdramatisierung, in der ein anderes Verhalten erprobt wird, durch das es gelingt, diese problematische Situation besser zu bewältigen. Drittens: die negative Zukunftsdramatisierung, in der die Familie szenisch darstellt, was wahrscheinlich geschehen wird, wenn das Problem sich nicht verändert (beispielsweise dadurch, dass ein Elternteil seinen Alkoholmissbrauch weiter fortführt).

Die am häufigsten angewandte Form ist die Wiederholungsdramatisierung, die sich im Falle einer suizidalen Krise eines Kindes oder Jugendlichen besonders dann anbietet, wenn es im Gespräch mit der Familie kaum gelingt, das innere Empfinden der Familienmitglieder in kritischen Interaktionssituationen zur Sprache zu bringen und ein wechselseitiges Verständnis für die jeweiligen Reaktionen anzuregen. Durch das Nachspielen der Situation wird für alle Beteiligten der Zugang zu ihrem inneren Erleben erleichtert. Können dabei gewisse Blockaden noch nicht überwunden werden, bieten sich der Therapeutin Ansätze für Unterstützungsmaßnahmen an (beispielsweise durch die unten beschriebene Technik des »Doppelns«). Für die meisten Familien ist das Vorgehen – gegebenenfalls nach einem gewissen Zögern – gut umsetzbar; Kinder sind meist leicht dafür zu begeistern, Jugendliche erscheinen zuweilen zunächst zurückhaltender.

Wesentlich ist es, für die Wiederholungsdramatisierungen eine wiederkehrende Situation herauszuarbeiten, die ein typisches Interaktionsmuster repräsentiert. In Fällen mit einem Kind oder Jugendlichen in einer suizidalen Krise könnte das zum Beispiel eine Situation sein, in der sich sowohl das Kind oder der Jugendliche als auch die Mutter oder der Vater immer wieder missverstanden erleben und dann mit Abweisung, Vorwürfen und Rückzug reagieren. Nicht selten stehen im Hintergrund gut gemeinte Beschönigungen familiärer Krisen und Belastungen (z. B. Arbeitslosigkeit des Vaters, Krebserkrankung der Mutter), die eine verwirrende Diskrepanz zwischen der Schwere der Familienatmosphäre und den heiter unbesorgten Inhalten der Kommunikation mit den Kindern bewirken.

Gammer (a. a. O.) empfiehlt, der Vorbereitung der »Bühne« viel Aufmerksamkeit zu schenken, weil in den Gesprächen dazu häufig bereits viele neue Details zur Sprache kommen. Sodann spielen die

Familienmitglieder jeweils ihre eigene Rolle. Falls einer der Beteiligten im Verlauf der Darstellung zögert, hilft die Therapeutin mit Klärungsfragen wie: »Und was passiert jetzt?« oder »Und was machst du, nachdem D. das gesagt hat?«. Unterbrechungen und Neuanfänge sind keineswegs problematisch, können auch von der Therapeutin ausgelöst werden, um das innere Empfinden der Beteiligten in einer bestimmten Interaktion genauer zu erfragen. Falls die Therapeutin den Eindruck hat, dass es einem Familienmitglied schwerfällt, wichtige Gefühle oder Gedanken zum Ausdruck zu bringen, kann sie die Technik des »Doppelns« anwenden, indem sie neben das Familienmitglied tritt und um die Erlaubnis bittet, stellvertretend zu formulieren, was der- oder diejenige mutmaßlich fühlt oder denkt (»Ich fühle mich dann ...«). Natürlich muss sie sofort überprüfen, ob das Familienmitglied ihre Formulierung bestätigt, und gegebenenfalls eine Korrektur der Aussage anregen.

Um das gegenseitige Verständnis zu fördern, kann die Therapeutin in einem nächsten Schritt einen Rollentausch anregen. Sie fordert zwei Beteiligte auf, sich in die Position des jeweils anderen zu begeben und dann einen bestimmten Teil der Wiederholungsdramatisierung in der Rolle des anderen erneut durchzuspielen. Leichte Übertreibungen im Rollenspiel sind dabei oft nützlich und entspannen nicht selten die gesamte Situation durch ein selbstkritisches Lachen. Allerdings muss die Therapeutin sorgsam darauf achten – und gegebenenfalls unterbrechen –, wenn ein Familienmitglied einen anderen durch eine übertreibende Darstellung karikiert und beschämt.

Orbach (1997, S. 213 f.) hält Dramatisierungen für besonders hilfreich, wenn die Therapeutin die Vermutung hat, dass elterliche Konflikte durch Verleugnung und Idealisierung übertüncht werden.

> »Obwohl ein offener Konflikt zwischen den Eltern eine schwerwiegende Belastung sein kann, führt er mit geringerer Wahrscheinlichkeit zum Entstehen selbstzerstörerischer Tendenzen als versteckte Feindseligkeit, bei der das Bedürfnis der Eltern, eine idealisierte, aber oberflächliche Fassade der Harmonie aufrechtzuerhalten, oft auf Kosten eines Kindes befriedigt wird, das den Sündenbock abgeben muss. Indem ein Kind als problematisch auf-

gebaut wird, ist es den Eltern möglich, ein sonst harmonisches Bild der Familie aufrechtzuerhalten. Aus demselben Grund werden sie sich jedem Versuch einer Veränderung widersetzen, die ihre Fassade bedrohen würde. Der einzige Ausweg des Kindes kann in suizidalem Verhalten liegen. Elterliche Konflikte, die zu Selbstmordtendenzen führen, sind nicht notwendigerweise auf bestimmte Bereiche von Unstimmigkeiten beschränkt. Eine häufige Konfliktursache ist jedoch der unterschwellige Wunsch eines Elternteils, die Familie zu verlassen. In solchen Fällen wird dieser Elternteil, zur Vermeidung des eigentlichen Konfliktes, seine Unzufriedenheit auf ein Kind richten, oft mit der passiven Zustimmung des Partners. Viele Eltern, die eigentlich schwere Konflikte haben, idealisieren ihre Beziehung. ›Wir haben uns seit 28 Jahren nicht gestritten‹ – das schildert eine idyllische Situation, die der Realität nicht standhalten kann. Eine Schlüsselmethode, solche Dynamik ans Tageslicht zu bringen, ist, die Familienmitglieder aufzufordern, eine krisenhafte Situation zu spielen und dann die Rollen zu tauschen. Wenn die Kinder die Rolle der Eltern übernehmen, legen sie oft latente Dynamiken bloß, die in der Beziehung wirken.«

10.25 Gewaltloser Widerstand angesichts der Suiziddrohung

Omer und Dolberger (2015) veranschaulichen, wie das Konzept des gewaltlosen Widerstandes in der Arbeit mit Eltern genutzt werden kann, deren Kind sie mit Suiziddrohungen unter Druck setzt, damit sie bestimmten Forderungen nachgeben. Die Eltern werden angeleitet, die Drohungen ihres Kindes weder als »demonstrativ« abzutun, noch sich ihnen zu unterwerfen. Die Autoren weisen darauf hin, dass angesichts von Suiziddrohungen eines Kindes – gerade Eltern erleben, dass es offensichtlich um Durchsetzung und Macht geht – drei typische Reaktionsmuster zu beobachten seien:

Die Eltern fühlen sich zu aggressiven Reaktionen herausgefordert, die die Beziehungssituation eskalieren lassen und die Suizidgefahr tendenziell erhöhen.

Die Eltern reagieren mit Passivität oder Verharmlosung auf die Drohung des Kindes und lassen es allein und ohne Unterstützung.

Die Eltern reagieren mit Panik und verlieren dadurch den Kontakt zu ihrem Kind.

Diesen Reaktionsformen stellen die Autoren die Botschaft der elterlichen Präsenz entgegen, die beispielsweise lautet: »Wir sind deine Eltern, und wir werden deine Eltern bleiben. Wir werden dich nicht alleinlassen! Aber wir werden uns auch nicht erpressen lassen.«

Am Anfang steht die Ankündigung der Eltern, dass sie im Leben des Kindes oder Jugendlichen präsent bleiben, gleichzeitig aber den Androhungen so gut wie möglich widerstehen werden. Diese Ankündigung wird feierlich präsentiert, und zwar sowohl mündlich als auch schriftlich. Die Autoren schildern als ein Beispiel für eine typische Ankündigung:

> »Liebe Tochter, wir haben uns entschieden, alles, was in unserer Macht steht, zu tun, um dem Suizid zu widerstehen und Dich in Deinen Sorgen zu unterstützen. Wir wissen, dass Du leidest, und wir werden unser Bestes tun, um an Deiner Seite zu stehen. Wir werden Dir so nah sein, wie wir können. Wir werden dieses Geheimnis nicht mehr für uns behalten, und wir werden uns Hilfe von jedem holen, der bereit ist, uns zu helfen. Wir wissen, dass wir durch eine sehr schwierige Zeit gehen werden. Wir werden dies zusammen mit Dir durchstehen. Deine Dich liebenden Eltern« (a. a. O., S. 234).

Wenn das Kind eher abweisend reagiert, kann dies mit dem Satz ergänzt werden:

»Wir erwarten nicht, dass Du zustimmst. Wir tun dies, weil es unsere Pflicht als Eltern ist!«

Entscheidet sich die Therapeutin, Eltern zu einem gewaltlosen Widerstand anzuleiten, muss sie sich darauf vorbereiten, die Eltern intensiv zu begleiten. Für den Fall, dass der Jugendliche versucht, seine Eltern zu provozieren, wird sie ihnen zeigen müssen, wie sie widerstehen und die Situation deeskalieren können nach dem Motto: »Schmiede das Eisen, wenn es kalt ist!« Sie sollte die Eltern auch rechtzeitig auf die Möglichkeit vorbereiten, dass das Kind wegläuft, und sie auffordern, für einen solchen Fall Telefonnummern von Freunden und deren Eltern bereitliegen zu haben. Im Falle einer akuten Suiziddrohung muss sie die Eltern anleiten, eine Suizidwache einzurichten, nicht nur, um das Kind an einer Suizidhandlung zu hindern (was sicher nicht zuverlässig möglich ist), sondern vor allem als Botschaft: *»Wir sind hier und werden alles tun, was in unserer Macht steht.«* Wenn dabei auch Verwandte und Freunde einbezogen werden, wird dadurch die Botschaft von Sorge und Bezogenheit weiter unterstützt.

Viele Eltern versuchen, die häusliche Situation mit den Suiziddrohungen des Kindes nach außen nicht bekannt werden zu lassen. Sie schämen sich und möchten auch ihr Kind schützen. Heimlichkeit ist aber ein typisches Kennzeichen innerfamiliärer Gewalt – als solche müssen derartige Suiziddrohungen verstanden werden. Heimlichkeit schützt die Gewalt und hält sie aufrecht. Demgegenüber stoppt Öffentlichkeit derartige Verhaltensweisen auf oft beeindruckende Art und Weise. Die Eltern werden deshalb angeleitet, Verwandte, Freunde und Bekannte über das, was in der Familie geschieht, zu informieren und sie um Unterstützung zu bitten. Dies kann beispielsweise mit der folgenden Information geschehen:

Liebe Regina, lieber Klaus,

unsere Tochter Julia droht seit einiger Zeit damit, sich umzubringen, falls wir weiterhin darauf bestehen, dass sie zur Schule geht. Wir sind sehr besorgt und haben uns entschlossen, nicht nur professionelle Hilfe zu suchen, sondern auch in unserer Familie und bei Freunden um Unterstützung nachzusuchen. Wir möchten euch bitten, in den nächsten Tagen einmal zu uns zu kommen und Julia – wenn sie denn bereit ist zuzuhören – zu berichten, dass ihr an unserer Seite stehen werdet, sie vor einer Suizidhandlung zu bewahren. Sollte sie sich verweigern, werden wir euch bitten, ihr eine kurze Nachricht zu hinterlassen. Wir sind sehr dankbar für eure Hilfe!

Sabine und Peter

Die Kinder und Jugendlichen reagieren häufig mit Ärger und heftigen Vorwürfen, wenn Eltern Öffentlichkeit herstellen. Eltern müssen deshalb darin unterstützt werden, dem Ärger des Kindes standzuhalten. Das kann auch damit geschehen, dass die Unterstützer deutlich machen, dass Sterben und Tod keine Privatangelegenheit ist und alle Familienangehörigen und Freunde von solchen Handlungen betroffen sind. Das Ansprechen von Verwandten und Freunden durch die Eltern sei für sie ein Zeichen dafür, dass diese nicht bereit sind, ihr Kind aufzugeben.

Im weiteren Verlauf kann sich die Therapeutin an dem üblichen Vorgehen orientieren, das in dem Konzept des gewaltlosen Widerstandes beschrieben wird (Omer und von Schlippe 2008). Aber allein schon diese ersten beiden Schritte führen häufig zu einer wesentlichen Änderung des zuvor starren innerfamiliären Interaktionsmusters. Das bringt der Therapeutin die Chance, andere Arten der Beziehungsgestaltung zwischen allen Familienmitgliedern anzuregen mit der Folge, dass ein Beziehungsrahmen entstehen kann, der dem Kind oder Jugendlichen wieder Lebenszuversicht eröffnet.

10.26 Bindungsorientierte Familientherapie als ambulante Nachsorge für Jugendliche nach Suizidversuch

Diamond und Kollegen (Diamond et al. 2010; Diamond u. Levy 2012) berichten über den in RCT-Studien nachgewiesenen, erfolgreichen Einsatz der bindungsorientierten Familientherapie (Attachment Based Family Therapy - ABFT) in der ambulanten Nachsorge für Jugendliche nach Suizidversuch. Bei der ABFT handelt sich um ein kurztherapeutisches (12-16 Wochen), familienorientiertes Therapiekonzept, das das Ziel verfolgt, depressive und suizidale Gedanken, Familienkonflikte, Elternkritik sowie jugendliche Isolation und Hoffnungslosigkeit abzubauen und stattdessen die elterliche Wärme, die Kommunikationsfähigkeiten und eine angemessene Kontrolle zu stärken. Die Jugendlichen werden dazu angeregt, ihr interpersonelles Problemlöseverhalten, die emotionale Steuerung und die (Wieder-)Beteiligung an positiven sozialen Aktivitäten zu verbessern. Die Eltern werden darin unterstützt, ihren Status als sichere Basis für die Entwicklung der Jugendlichen zurückzugewinnen.

Die Behandlung erfolgt in fünf Schritten. Sie beginnt mit der *Umdeutung der Beziehung*, durch die eine Stärkung der Beziehung als primäres anfängliches Behandlungsziel erreicht werden soll. Es folgt in ein bis zwei Einzelterminen die *Formung eines Bündnisses mit dem Jugendlichen*. Probleme der Familie werden identifiziert und der Jugendliche darauf vorbereitet, über diese mit seinen Eltern zu sprechen. In weiteren ein bis drei Sitzungen wird sodann die *Formung eines Bündnisses mit den Eltern* angestrebt. Emotional fokussierte elterliche Fähigkeiten sollen verstärkt und die elterliche Liebe und Empathie vertieft werden. Die nächsten 3–4 Sitzungen dienen der *Wiederherstellung der familiären Bindung*. Die Familien sprechen über ihre Probleme und üben neue Kommunikations-, Problemlösungs- und Affektregulationsfähigkeiten. Der fünfte Schritt fokussiert auf die *Kompetenzen des Jugendlichen*. Unter Beibehaltung der Verbindung zur Familie soll seine Autonomie gefördert werden; dazu gehören die Verbesserung des schulischen Verhaltens und eine zunehmende Beschäftigung mit angenehmen Dingen.

Großer Wert wird auf den Übergang von der zumeist kurzen stationären jugendpsychiatrischen Behandlung nach dem Suizidversuch zur ambulanten therapeutischen Nachsorge gelegt. Dies geschieht in Berücksichtigung der Tatsache, dass seitens der Jugendpsychiatrie in den meisten Fällen nach einem Suizidversuch zwar eine anschließende ambulante Behandlung empfohlen wird, diese aber eher selten tatsächlich stattfindet. Um dem vorzubeugen, nehmen die Therapeutinnen noch während der stationären Behandlung Kontakt sowohl zu dem Jugendlichen als auch zu den Eltern auf und beginnen die ambulante Behandlung bereits während des stationären Aufenthaltes. Durch die Kontakte zu den Behandlern in der Klinik wird versucht, gut an die in der Klinik begonnene Therapie anzuschließen. Sodann wird mit dem Jugendlichen und seiner Familie ein Notfallplan entwickelt, ähnlich wie in Abschnitt 9.3 dargestellt. Sobald der Jugendliche für stabil genug gehalten wird, um nach Hause zurückzukehren, wird zeitnah eine Sitzung mit der Familie durchgeführt, um die Therapie wieder aufzunehmen und den Sicherheitsplan zu überarbeiten.

Diamond und Levy (2012, S. 44 f.) schildern folgende Fallvignette, um ihr Vorgehen zu veranschaulichen: »Der sechzehnjährige Allen hatte sich seit einiger Zeit stark von Gleichaltrigen und auch von den Familienmitgliedern zurückgezogen. Nachdem er sich mit seiner Freundin gestritten hatte, nahm er eines Abends in suizidaler Absicht Tabletten. Nach einem Aufenthalt auf einer Intensivstation wurde er zwei Wochen in einer jugendpsychiatrischen Klinik medikamentös und gruppentherapeutisch behandelt. Während dieser Zeit fand ein Treffen mit der Mutter und dem Vater in der Klinik statt. Die Mutter, Leiterin einer Kindertagesstätte, zeigte sich im Hinblick auf Allen sehr emotional, der Vater zeigte sich eher konfrontativ und unduldsam bei den von Streitsucht und Starrköpfigkeit geprägten Stimmungsschwankungen seines Sohnes. Wenn der Vater nach Hause kam und eine unerledigte Aufgabe vorfand, geriet er in Wut. Allen lehnte sich gegen ihn auf, und die Feindseligkeit dauerte dann einen ganzen Abend an, während sich die Mutter vergeblich bemühte, eine Schlichtung auszuhandeln.

In der ersten Sitzung (Umdeutung der Beziehung) äußerte die Mutter, dass zu viel Zeit mit dem Streit über alltägliche Verhaltensprobleme verbracht wurde, ohne wirklich die depressiven und suizidalen Gedanken des Sohnes zu verstehen. Der Vater zeigte sich eher ablehnend und gab dem Sohn die Schuld für sein unverantwortliches, egoistisches und unreifes Verhalten. Er sah allerdings ebenfalls, dass seine Versuche, diese Probleme zu lösen, gescheitert waren. Auch räumte er ein, dass seine Art, den Sohn zu motivieren, möglicherweise zu dessen fast tödlichem Suizidversuch beigetragen hatte. Der Vater erklärte sich bereit, etwas Neues zu probieren.

Im Einzelgespräch (Formung eines Bündnisses mit dem Jugendlichen) äußerte Allen keine Hoffnung mehr, dass seine Eltern jemals Verständnis für ihn aufbringen würden. Er berichtete über seinen Zorn auf seinen Vater. Er beschrieb ihn als streng und emotional distanziert. Überraschenderweise zeigte Allen auch eine weiche Seite, die sich nach Liebe und Respekt seitens des Vaters sehnte, und er ließ einen Wunsch erkennen, seinen Eltern, besonders dem Vater, wieder näher zu sein. Er räumte ein, dass er sich ebenso emotional verschlossen verhielt wie sein Vater. Statt seine Gefühle mitzuteilen, habe er sich immer mehr zurückgezogen und sei reizbar geworden. Er akzeptierte schließlich den Vorschlag, dass es ihm vielleicht gelingen könnte, sein Verhalten gegenüber anderen zu verändern, wenn er lernen würde, sich gegenüber seinem Vater anders zu verhalten.

In den nun folgenden Gesprächen mit den Eltern (Formung eines Bündnisses mit den Eltern) stand der Vater im Mittelpunkt, der heftig mit den verpassten Chancen in seinem Leben haderte: ein wegen Drogenmissbrauchs in der Schule nicht erhaltenes Fußballstipendium, die Notwendigkeit, zwei beruflichen Tätigkeiten nachzugehen, um so viel Geld wie die Mutter zu verdienen, und das Gefühl, sich durch die Erziehung von vier Jungen (Allen hatte noch drei Brüder) weiterer Möglichkeiten in seinem Leben beraubt zu sehen. Viel von seinen Kindern zu fordern war seiner Meinung nach die Gewähr dafür, dass sie in ihrem Leben das bekommen könnten, was er nie erreicht habe. Sein eigener Vater war gestorben, als er zwölf Jahre alt war. Danach wurde sein Leben schwer und einsam. Erst im späteren Jugendalter fand er einen Ansprechpartner in seinem Friseur. In dieser Beziehung fand er bis heute Trost und Unterstützung. Im Laufe des Gesprächs wandte sich die Therapeutin an ihn und sagte: »Die Tragik ist, dass Ihr Sohn keinen Friseur hat. Denken Sie, Sie könnten etwas in sich finden, um für Ihren Sohn der Friseur zu sein?« Der Vater fühlte sich durch dieses Bild sehr angesprochen und sagte zu, daran zu arbeiten.

In der gemeinsam Sitzung (Wiederherstellung der Bindung) begann Allen, sich für seinen Suizidversuch zu entschuldigen und ebenso für sein Verhalten in der Zeit davor. Der Vater fühlte sich dadurch angeregt, über seinen Anteil an einigen der Konflikte zu sprechen, und räumte ein, zu hart, zu strafend und zu distanziert gewesen zu sein. Der Vater sprach von seinen Schwierigkeiten, über seine Gefühle zu reden, und der Sohn meinte, er habe dasselbe Problem. Gegen Ende der Sitzung zeigten alle drei ein erleichtertes Lachen, und es gab sogar ein paar Umarmungen. Zum Schluss sagte die Therapeutin dem Vater, dass er im Grunde ein guter Friseur sei. Der Vater lächelte und meinte: ›Ja, geht so.‹

Die Therapie war damit keineswegs beendet. Als die Schule wieder anfing, kamen einige der alten Probleme erneut auf und die Spannung im Haus wuchs. Alle drei zeigten sich aber bereit, neue Lösungsmuster zu erproben. Eine Zeit lang stand noch die Beziehung der Eltern im Vordergrund, die durch eine Affäre seitens der Mutter während einer vorübergehenden Trennung der Eltern belastet war. Allen lernte, auf seine Eltern zuzugehen, wenn er bei Problemen in der Schule oder mit Gleichaltrigen Unterstützung brauchte. Er wurde emotional stabiler und zeigte sich in der Lage, seine Gefühle besser auszudrücken, sich zu beruhigen und sich emotional schneller wieder zu fangen. In einem Gespräch sechs Monate nach Ende der Therapie berichtete er, keine suizidalen Gedanken mehr zu haben.

10.27 Parents-CARE - ein (Präventions-)Programm für Eltern von Jugendlichen in einer suizidalen Krise

Parents-CARE ist ein kurzzeittherapeutisches Programm für Eltern von Jugendlichen in einer suizidalen Krise. In der referierten vergleichenden Studie (Hooven 2013) waren 319 Jugendliche an 20 Schulen durch Testverfahren als suizidal identifiziert worden. Die sowohl kurzfristige als auch lang anhaltende Wirksamkeit des Vorgehens konnte nach Angaben der Autoren nachgewiesen werden. Das Programm war angestoßen worden durch Eltern von Jugendlichen in Einzeltherapie, die um Hinweise und Anregungen gebeten hatten, wie sie ihre Kinder und Jugendlichen in einer suizidalen Krise am besten unterstützen könnten. Zusätzlichen Anlass zur Entwicklung dieses Programms hatten Untersuchungsbefunde gegeben, die darauf hinweisen, dass die Beziehung zu den Eltern - auch im Vergleich zur Beziehung zu Peers und Mitschülern - der beständigste Schutzfaktor vor Suiziden von Kindern und Jugendlichen ist (Kidd et al. 2006).

Das Programm zielt auf die Förderung der innerfamiliären Kommunikation. Die Schutzfunktion der Eltern soll durch eine Verbesserung ihres Verständnisses, ihrer Unterstützung und ihrer Fähigkeit zuzuhören verstärkt werden. Das Vertrauen der Eltern in die eigene Fähigkeit, ihrem Kind zur Seite zu stehen, sein Verhalten zu beobachten, Warnhinweise zu erkennen und im Gespräch mit ihm zu thematisieren, soll aufgebaut bzw. ausgebaut werden. In der Arbeit mit den Eltern soll an deren Fähigkeit gearbeitet werden, innerfamiliäre Konflikte zu reduzieren und den Jugendlichen in seinen Problemlösemöglichkeiten zu fördern. Unterstützung wird als ein reziproker Prozess verstanden: Um die Bereitschaft des Jugendlichen zu erhöhen, auf seine Eltern zu vertrauen und ihre Hilfen zu akzeptieren, müssen die Eltern ihre Unterstützungsangebote in einer Art und Weise ausbauen, die zum einen ihre Akzeptanz und ihr Mitgefühl und zum anderen ihre Fähigkeit, dem Jugendlichen zur Seite zu stehen, deutlich macht.

Die Eltern werden in einem Telefongespräch zur Teilnahme an Parents-CARE eingeladen. Sie können den Ort der Durchführung selbst bestimmen; typischerweise finden die zwei anderthalbstündigen Sitzungen in der Wohnung der Eltern statt. Parallel erfolgt mit dem Jugendlichen eine therapeutische Sitzung zur Einschätzung der Suizidalität und besonderer Konstellationen im Einzelkontakt. In der *ersten Sitzung* haben die Eltern Gelegenheit, ihre Sorgen über das Verhalten ihres Kindes anzusprechen. Bereits zu einem frühen Zeitpunkt wird die Rolle der Eltern bei der Prävention eines Suizids bzw. eines weiteren Suizidversuchs angesprochen. Es wird herausgearbeitet, wie die Eltern sich als »Schrankenwärter« (gatekeeper) angesichts des Suizidrisikos ihres Kindes erleben. Die Rolle der Eltern als Schrankenwärter wird konkretisiert, indem den Eltern deutlich gemacht wird, dass sie es sind, die den besten Einblick in das Verhalten ihres Kindes haben und die fähig sind, mit ihrem Kind gemeinsam das aktuelle Risiko einzuschätzen. Eltern, die sich gegenüber frühen Warnhinweisen allzu sorglos zeigen, werden angeregt, ihre Aufmerksamkeit zu steigern. Eltern, die allzu beunruhigt reagieren, werden darin unterstützt, in Zukunft Warnhinweise etwas gelassener wahrzunehmen. Aktives Zuhören wird als eine Strategie eingeführt, um einerseits Unterstützung zu leisten und andererseits das Kind zu ermutigen, über die eigene Verzweiflung zu reden.

Die *zweite Sitzung* findet zwei Wochen später statt. Im Mittelpunkt stehen der Umgang mit Gefühlen und die Reduzierung innerfamiliärer Konflikte. Es wird die Kommunikationsstrategie von »Ich-Botschaften« eingeführt. Eltern werden angeregt, in höherem Maße ihre Sorge in den Vordergrund zu stellen als ihren Ärger und ihre Frustration. Schließlich werden die Eltern befähigt, ihrem Kind Problemlösefähigkeiten zu vermitteln, wobei der jeweils individuelle Problembereich des Kindes beim Umgang mit seinen Gefühlen fokussiert wird. In jeder Sitzung werden den Eltern »Hausaufgaben« aufgegeben, beispielsweise eine genaue Beobachtung der eigenen Stimmungen und der Stimmung des Kindes sowie der Auswirkungen ihrer Unterstützungsbemühungen auf ihr Kind.

Zweieinhalb Monate nach der zweiten Sitzung erfolgt ein Telefonanruf bei den Eltern. Dieses Gespräch dient dazu, den Eltern die erworbenen Fähigkeiten nochmals vor Augen zu führen und sie dazu anzuhalten, die Unterstützung ihres Kindes weiterhin aufrechtzuerhalten. Dieses Telefongespräch wird als Gelegenheit benutzt, die Bemühungen der Eltern bei der aufmerksamen Beobachtung der Gefühle und des Verhaltens ihres Kindes sowie bei der Unterstützung ihres Kindes anzuerkennen und wertzuschätzen.

Um Eltern für die Mitarbeit zu gewinnen und eine Verhaltensänderung bei ihnen zu erreichen, sind nach Ansicht der Autoren die folgenden vier Aspekte bei der Durchführung des Programms von Bedeutung: 1. Zusammenarbeit. Sie ist durch Respekt und Gleichwertigkeit gekennzeichnet. Die Eltern werden als die Experten für ihre Familie anerkannt. Ihre Ideen werden wertgeschätzt. Seitens der Fachleute werden ihnen Angebote gemacht; es wird ihnen aber nicht vorgeschrieben, was sie zu tun haben. 2. Individualisierung. Das Programm wird in jedem Einzelfall auf die Besonderheiten des Jugendlichen und die speziellen Anliegen und Sorgen der Eltern zugeschnitten, wodurch die Relevanz des Programms verdeutlicht und die Motivation für eine Mitarbeit der Eltern gesteigert wird. 3. Unterstützung der Eltern. Die Sichtweisen der Eltern werden wertgeschätzt, ihre Stärken und Ressourcen herausgearbeitet. Ziel ist, ihre Stressbelastung zu reduzieren und sie dazu anzuregen, selbst zu untersuchen, welche Verhaltensänderungen ihnen möglich sind. 4. Training spezieller Fähigkeiten. In jeder Sitzung werden spezielle Fähigkeiten beschrieben, demonstriert und geübt.

11 Stationäre Therapie

In der Payne-Whitney-Klinik für Psychotherapie in New York wird ein 5 Stufen-Programm in der stationären Arbeit mit suizidalen Patienten und ihren Familien verfolgt (siehe Roche Report 1982). Im *ersten Schritt* wird eingeschätzt, wie hoch die unmittelbare Suizidgefahr bei dem Jugendlichen ist. Diese Einschätzung stützt sich auf zwei Vorhersagefaktoren: zum einen, ob bereits vorangegangene Suizidhandlungen bei dem Jugendlichen aufgetreten seien, zum anderen, ob es eine Geschichte von Suizidhandlungen in der Familie gebe. Falls ein Patient als suizidal eingeschätzt wird, wird eine Rund-um-die-Uhr-Überwachung angeordnet und eventuell auch eine Medikation angesetzt.

Im *zweiten Schritt* wird eine genauere Untersuchung der Bedeutung des Suizidverhaltens im Kontext der Familienstruktur und der Familiendynamik eingeleitet. Im *dritten Schritt* wird die Familie in die therapeutische Arbeit einbezogen. Dies erfordere ein sorgfältiges Vorgehen angesichts des ambivalenten Wunsches der Familie nach Hilfe und ihres Bedürfnisses, den Patienten gestorben oder auf andere Weise ausgestoßen zu sehen. Diese Ambivalenz entstehe aus Liebe der Familie für den Patienten einerseits und andererseits aus dem Ärger und der Erschöpfung angesichts der bisherigen Beeinflussungsversuche des Verhaltens des Patienten. Weil viele Familien sich nur widerstrebend in die Behandlung einbeziehen ließen, habe man die Strategie entwickelt, von der Familie eine Mitarbeit in der Behandlung zu fordern, bevor der Patient aufgenommen werde. Durch einen solchen Kontrakt vor der Aufnahme würde die Ambivalenz der Familie reduziert und eine therapeutische Allianz befördert. Wenn die Familie sich entscheide, die Mitarbeit zu verweigern, und der Zustand des Patienten es erlaube, werde der Patient in die Obhut der Familie entlassen, selbst wenn die Familie dagegen protestiere. Auf diese Weise könnten nutzlose Zeiten stationärer Behandlung vermieden werden. Sodann versuche man, der Familie zu zeigen, dass man auf ihrer Seite sei. Es werde versucht, für jedes Familienmitglied ein sinnvolles Ziel für die Familienarbeit zu erarbeiten. Eine Faustregel sei es, eher mehr als weniger Personen in die Therapie einzubeziehen.

Der *vierte Schritt* besteht in dem Therapieprozess als solchem. Es wird auf die familiäre Konstellation fokussiert und nicht auf den identifizierten Patienten als Individuum. Erfahrungsgemäß würden die Suizidgedanken des Patienten schrittweise zurückgehen, je mehr die Themen der Familie besprochen und Strategien der Familientherapie eingesetzt würden.

Im *fünften und abschließenden Schritt* wird der Patient in eine anschließende ambulante Familienbehandlung entlassen. Zu dieser Zeit sei – wenn man erfolgreich gearbeitet habe – das Suizidverhalten des Patienten nicht als einfaches, individuelles Problem des Patienten definiert, sondern als Krisenfall für jedes Familienmitglied. Angesichts der Tatsache, dass das Suizidverhalten eines Familienmitglieds ein guter Prädiktor für ein Suizidverhalten eines anderen in der Familie sei, sehe man diese Neudefinition als gute präventive Maßnahme.

Aus eigener Erfahrung ist zu sagen, dass das dargestellte Vorgehen die wichtigen Merkmale eines stationären Behandlungsprogramms für Kinder und Jugendliche in einer suizidalen Krise beschreibt. Zwei Aspekte seien ergänzend hervorgehoben: 1. Für den Behandlungserfolg entscheidend ist es, wie weit es den Mitarbeiterinnen und Mitarbeitern auf der Station gelingt, den Kindern und Jugendlichen und ihren Eltern mit Respekt und Wertschätzung zu begegnen und die suizidalen Gedanken oder Handlungen des Kindes oder Jugendlichen wirklich ernst zu nehmen. Das gilt auch in solchen Fällen, in denen ein Appellcharakter des suizidalen Verhaltens deutlich in Erscheinung tritt. 2. Die Überleitung von der stationären Behandlung in eine ambulante Therapie muss gut vorbereitet werden, möglichst durch einen Besuch der späteren Psychotherapeutin auf der Station und eine Begegnung mit den Angehörigen vor der Entlassung des Kindes oder Jugendlichen (siehe auch Abschnitt 10.26). Denn die ersten vier Wochen nach Entlassung aus der Klinik, so Brent und Kollegen (2013) in ihrer Metastudie über die Behandlung von Jugendlichen mit Suizidgedanken und Suizidversuchen, sind die Zeit des höchsten Risikos einer Wiederholung eines Suizidversuches. Als wichtige Schutzfaktoren, so die Autoren, hätten sich eine verbesserte Koordination der

Hilfsmaßnahmen und eine höhere Intensität der Behandlung in dieser Hochrisikozeit erwiesen.

12 Amok

Zwischen Suizidhandlungen und Amoktaten gibt es eine Reihe von Übereinstimmungen (z. B. Risikofaktoren, Alarmsignale, die Bedeutung von Vorbildern, Tatvorbereitung), wobei das bei Amoktätern dominante Motiv von Wut, Hass und Rache als relevantes Unterscheidungskriterium imponiert. Amoktaten lösen besonders nach sensationsdominierter medialer Berichterstattung in hohem Maße Drohungen von Nachahmungstaten und ebenso eine korrespondierende Erwartungsangst besonders in Schulen aus. Vor allem deshalb wird hier kurz auf das Thema Amok eingegangen und eine Studie referiert, die durch eine Bildung von Fallgruppen dabei helfen soll, die Gefahr der Umsetzung einer Amokdrohung in eine Tat einzuschätzen.

Der Begriff »Amok« stammt aus dem malaiischen Kulturraum, bezeichnete ursprünglich einen Krieger, der ohne Rücksicht auf Gefahr den Feind blindwütig attackiert, und wurde zu Beginn des 20. Jahrhunderts für Menschen benutzt, die im Vollrausch sich mit einer Waffe auf die Straße stürzen und jeden, dem sie begegnen, verwunden oder töten, bis sie selbst getötet oder überwältigt werden. Diese historischen Beschreibungen wecken ein völlig falsches Bild von dem, was heute über sogenannte »Amokläufer« bekannt ist (Bründel 2011; Bannenberg 2011; Bannenberg, Bauer u. Kirste 2014). Vor allem die jungen Täter handeln keineswegs impulsiv und stehen bei der Tat nicht unter dem Einfluss von Alkohol oder Drogen. Bründel (a. a. O., S. 25) bezeichnet Amokläufe – ebenso wie Suizide – als Beziehungstaten. Denn es handelt sich um meist lang geplante, beabsichtigte Mehrfachtötungen eines Einzelgängers, in dessen Vorgeschichte es eine Vielfalt von empfundenen Herabsetzungen, Gefühlen des Versagens, des Misserfolgs, der Kränkung und der Schmach gibt. Bei der Tat werden aus Wut, Hass und Rache bestimmte oder auch willkürlich ausgewählte Opfer attackiert. Der Täter bezweckt Ruhm und begeht häufig im Anschluss an die Tat Suizid. Amoktäter drücken ihre Wut und ihren Hass auf die Welt sehr oft zuvor in Tagebüchern oder im Internet aus und drohen, dass bald etwas Schreckliches geschehen werde. Zuweilen wird die Tat kurz vorher konkret angekündigt. Diese vielfältigen Hinweise auf die bevorstehende Tat (mündliche oder schriftliche Äußerungen, Drohungen, Zeichnungen, Videos etc.) bezeichnet man als »Leaking«.

Viele Amoktäter galten zuvor als stille, scheue, ängstliche, eher zurückgezogen wirkende Kinder und Jugendliche. In der Pubertät verstärkte sich häufig dieser Rückzug. Auch die Eltern merkten zumeist, dass mit dem Jungen etwas nicht stimmt. Manche fallen allerdings auch durch ein hohes Maß an dissozialen und aggressiven Verhaltensweisen auf. Bei nahezu allen besteht ein hohes Interesse an Waffen und militärischen Symbolen, das sich teilweise auch im Kleidungsstil niederschlägt. Die späteren Täter fühlen sich unverstanden, gedemütigt und gemobbt, werten die Mitschüler ab und weisen Kontaktangebote zurück. Ihr Zimmer ist mit gewaltverherrlichenden Postern, Waffensymbolen, Waffennachbildungen und militärischen Symbolen ausgestattet. Die meisten befassen sich intensiv mit gewalthaltigen Computerspielen sowie entsprechender Musik und Musikvideos als virtuellen Gewaltverstärkern.

Im Anschluss an eine Amoktat gibt es Nachahmungseffekte sowohl durch Personen, die eine solche Drohung nicht ernsthaft umsetzen wollen (»Trittbrettfahrer«), als auch durch tatgeneigte Personen, bei denen die Medienberichterstattung latente Amokideen aktualisiert oder sogar den letzten Anstoß zur eigenen Tat gibt, wobei eine sensationsdominierte Berichterstattung eine große Rolle spielt (entsprechend wie beim Suizid – siehe Abschnitt 5.5.2). Schulen, Polizei und Jugendpsychiatrie werden dann mit der Aufgabe konfrontiert, bei einer Amokdrohung die tatsächliche Gefahr einzuschätzen, um durch angemessenes Handeln reagieren zu können. Bannenberg (2011) hat deshalb in einer umfangreichen Studie versucht, die untersuchten Amokdrohungen in fünf Fallgruppen zu kategorisieren.

Fallgruppe 1: Es besteht keine Gefahr einer Amoktat. Die Amokdrohung stellt sich als falsch verstandener »Scherz«, als unüberlegte Äußerung oder Äußerung aus Wut und Verärgerung dar. Die meisten dieser Drohungen werden von Lehrern und auch Polizeibeamten schnell als harmlose Drohungen in dem Sinne identifiziert, dass keine Gefahr einer Umsetzung angenommen wird. Dieser Gruppe wurden die meisten Amokdrohungen zugeordnet.

Fallgruppe 2: Es besteht keine Gefahr einer Amoktat. Die Drohung geht von einem impulsiven und aggressiven Jungen aus, der bereits aggressiv verhaltensauffällig war und in der Schule mit diesem Verhalten bereits Probleme verursacht hat. Die Drohungen werden ganz überwiegend mündlich, aggressiv und direkt gegenüber den Lehrkräften in die Klasse gerufen (z. B. »Sie werden sehen, was passiert, ich knall Sie ab!« oder »Es gibt bald mal an dieser Schule ein Massaker!«).

Fallgruppe 3: Die Amokdrohung stellt einen »Hilferuf« dar. Die Drohung geht von einem verhaltensauffälligen Jungen aus, der im gesamten sozialen Umfeld zahlreiche Probleme zeigt. Die Amokdrohung wird ausgestoßen, um Aufmerksamkeit auf gravierende Entwicklungsprobleme zu lenken. Es besteht keine Gefahr der Umsetzung der Drohung in eine Amoktat.

Fallgruppe 4: Die Amokdrohung ist schwer einschätzbar, und die Amokgefahr kann nicht abschließend beurteilt werden. Es handelt sich um Schüler mit Verhaltensauffälligkeiten in allen sozialen Bereichen. Die meisten von ihnen sind bereits wegen psychischer Probleme, die Selbst- oder Fremdgefährdung verursachten, oder wegen massiver Entwicklungsstörungen psychotherapeutisch/psychiatrisch behandelt worden. Die Eltern sind schwer einschätzbar; es herrscht häufig der Eindruck des Gewährenlassens und fehlender Bindung zu den Kindern. Bei den meisten gibt es exzessiven Medienkonsum. Die Zimmer der Jugendlichen spiegeln häufig ein dominantes Interesse an Gewalt, Waffen und Horror wider. Der Zugang zu Schusswaffen und anderen Waffen muss gegebenenfalls durch Hausdurchsuchungen kontrolliert werden.

Fallgruppe 5: Es besteht eine hohe Gefahr der Umsetzung der Drohung in eine Tat. Bei allen ist es zuvor zu mehreren Schulwechseln und auch zu psychiatrischen/psychotherapeutischen Behandlungen gekommen. Die Ankündigung der Taten erfolgte mehrfach und teilweise drastisch. Alle hatten auch mündliche Drohungen ausgestoßen. In den polizeilichen Vernehmungen wurden die Absichten nur anfangs bestritten. Während ein Jugendlicher Zugriff auf die Schusswaffen des Vaters hatte, fand sich in den Zimmern der beiden anderen dieser Gruppe zugeordneten Jugendlichen ein Arsenal von Hieb- und Stichwaffen. In einem Fall fanden sich geeignete Materialien für den Bau einer Bombe.

13 Medikamentöse Therapie

Seit dem Jahr 2004 ist eine große Kontroverse über die Frage einer pharmakologischen Behandlung von Kindern und Jugendlichen, die sich in einer suizidalen Krise befinden, entstanden. Zum damaligen Zeitpunkt wurde eine Altersabhängigkeit zwischen einer antidepressiven Behandlung sowie Suizidgedanken und Suizidhandlungen festgestellt. Für Kinder und Jugendliche fand sich in mehreren Studien unter antidepressiver Behandlung ein erhöhtes Suizidrisiko. Seitdem wurde eine Fülle von Studien mit teils widersprüchlichen Ergebnissen publiziert. Insgesamt kann man zum aktuellen Zeitpunkt zusammenfassen, dass im Fall einer suizidalen Krise in erster Linie ein psychotherapeutischer Zugang zu dem Kind bzw. dem Jugendlichen und seinen Eltern gesucht werden muss. Erst bei Nicht-Ansprechen der Psychotherapie sollte eine pharmakologische antidepressive Behandlung erfolgen. Dabei muss dann allerdings eine engmaschige Überwachung sichergestellt werden.

Ein ergänzender medikamentöser Behandlungsversuch hängt selbstverständlich in hohem Maße von der Bereitschaft des Jugendlichen ab, sich auf eine Medikamenteneinnahme einzulassen. Diese Bereitschaft steigt nach eigener Erfahrung, wenn die Medikamentengabe nicht wegen einer Erkrankung erfolgt, sondern deutlich gemacht wird, dass sie den Jugendlichen lediglich beispielsweise dabei unterstützen soll, sich selbst zumindest für kurze Zeit anderen Gedanken zu öffnen und die selbstzerstörerischen in den Hintergrund treten zu lassen.

In der Wahl der Medikamente sollte auf Trizyklika und Benzodiazepine verzichtet werden. Es existiert keine Studie, die deren Wirksamkeit bei Kindern und Jugendlichen nachgewiesen hat. Unter den Selektiven Serotoninaufnahmehemmern (SSRI) wird noch am ehesten Fluoxetin eine Wirksamkeit zugeschrieben, gefolgt von Citalopram und Sertalin. Allerdings fanden Gibbons et al. (2012) unter Fluoxetin zwar eine Wirksamkeit in der Reduktion depressiver Symptome, jedoch keine Abnahme, allerdings auch keine Zunahme des Suizidrisikos (entsprechende Ergebnisse bei Hetrick et al. 2012). In der Klinik kommt nach Klier (2016)

> »die medikamentöse Behandlung mit Fluoxetin unter großer Vorsicht in Kombination mit psychologischen und sozialtherapeutischen Maßnahmen zum Einsatz«.

Für sehr wichtig hält sie, dass diese Kinder und Jugendlichen in spezialisierten Zentren mit ausreichender Erfahrung betreut werden.

14 Schulbasierte Suizidprävention

Die hohe Zahl von Suiziden im Jugendalter und jungen Erwachsenenalter legt nahe, Versuche zu unternehmen, diesem Geschehen präventiv zu begegnen. Allerdings sind die Ergebnisse bislang noch wenig zufriedenstellend. Präventionsprogramme können sogar schädlich sein. Favorisiert werden heute generelle Lebenskompetenzprogramme, deren Ziel es ist, die Persönlichkeit von Schülern zu stärken und ihre psychischen Ressourcen zu aktivieren.

In angloamerikanischen Ländern gibt es seit mehr als 30 Jahren schulbasierte Suizidpräventionsprogramme, in Europa existieren nur einige wenige. Die meisten schulbasierten Präventionsprogramme richten sich an die Schüler selbst als Adressaten. Nur wenige Programme wie das in Abschnitt 10.27 dargestellte Parents-CARE wenden sich an die Eltern. Bründel (2015) unterscheidet in einem Übersichtsartikel vier unterschiedliche Typen von Suizidpräventionsprogrammen:

1. Psychoedukative Programme (Unterrichtseinheiten zur Prävention)
2. Screeningverfahren (Tests und Fragebögen zur Abschätzung des Suizidrisikos von Schülern)
3. Gatekeeper-Programme (Schulung des Lehrerkollegiums und der Eltern)
4. Postvention und Krisenintervention in Form von begleitender Trauerarbeit nach einem Suizid

Die *psychoedukativen Programme* bestehen aus Unterrichtseinheiten, in denen den Schülern Informationen über das Suizidgeschehen vermittelt werden. Es werden Warnsignale besprochen, die auf eine suizidale Befindlichkeit hinweisen, sowie Möglichkeiten für Hilfe und Unterstützung aufgezeigt. Bründel (a. a. O.) beurteilt das amerikanische »SOS Signs of Suicide Prevention Program« als das derzeit beste und effektivste Präventionsprogramm. Es vermittelt erfolgreich ein größeres Wissen über Hintergründe des Suizidgeschehens und fördert angemessenere Einstellungen gegenüber Suizidhandlungen. Nach der

Durchführung war die Zahl selbst berichteter Suizidversuche gesunken. Es konnte aber keine Zunahme der Bereitschaft erreicht werden, sich helfen zu lassen.

Screeningverfahren werden als durchaus erfolgreich dargestellt. Sie erfordern jedoch einen sehr hohen Aufwand und kommen zu einigen falsch positiven Ergebnissen, die dann bei Eltern und Schülern Widerstand auslösen. Vor allem aber müssen sie relativ häufig wiederholt werden, um suizidale Entwicklungen rechtzeitig zu erfassen.

Gatekeeper-Programme wenden sich an Lehrkräfte, Eltern, Schulsozialarbeiter, Busfahrer sowie Krisendienste in der Gemeinde. In Fortbildungsveranstaltungen werden diese Personen mit einem Basiswissen über Suizid bei Kindern und Jugendlichen vertraut gemacht und darin geschult, Warnsignale zu erkennen und die betreffenden Schüler auf Hilfe- und Unterstützungseinrichtungen aufmerksam zu machen. Ein zuverlässiges und stabiles Netzwerk zwischen Schule und Krisendiensten wird als sehr wichtig angesehen. Gatekeeper-Programme werden von den Schulen wesentlich besser akzeptiert als Screenings. Es wird berichtet, dass sie bei den Lehrkräften zu einer größeren Sicherheit im Umgang mit Jugendlichen in einer suizidalen Krise führen. Wirksamkeitsstudien stehen allerdings noch aus.

Programme zur *Krisenintervention in Form von begleitender Trauerarbeit nach einem Suizid* geben ein Ablaufschema für die Trauerarbeit von Schülern und Lehrkräften vor. Sie haben zum Ziel, allen Beteiligten zu helfen, mit ihren Gefühlen von Betroffenheit, Ratlosigkeit und Schuld fertigzuwerden. Es werden Informationen über die Hintergründe von Suizid im Jugendalter gegeben. Jegliche Glorifizierung des Geschehens soll vermieden werden, um Nachahmungstaten zu verhindern. Darüber hinaus ist es das Ziel, eventuell gefährdete Schülerinnen und Schüler zu erkennen, um sie dazu zu motivieren, professionelle Hilfe in Anspruch zu nehmen. Auch zu diesen Programmen stehen Wirksamkeitsstudien noch aus.

SEYLE (Saving and Empowering Young Lives in Europe) ist ein in elf EU-Staaten durchgeführtes Projekt zur »Gesundheitsförderung durch Prävention von riskanten und selbstschädigenden Verhaltensweisen« von Jugendlichen im Alter zwischen 14 und 16 Jahren. Durchgeführt werden eine Lehrerschulung zur Identifikation gefährdeter Schüler (QPR-Training), ein Schülertraining zur Stärkung der Selbstachtsamkeit (Awareness), ein professionelles Screening gefährdeter Schüler durch einen Arzt oder Psychologen und eine Aufklärung der Schüler durch Poster und Visitenkarten (Minimalintervention).

Laut Abschlussbericht des deutschen Teils des Projektes (Fischer, Göbelbecker u. Schneider 2011)

> »zeigten nach einem Jahr vor allem die Mädchen in den Bereichen Depression, Suizidalität und psychische Probleme im Allgemeinen deutlich niedrigere Werte. Nach einem Jahr wiesen rund 25 % der Jugendlichen eine geringere Suizidalität auf als ein Jahr davor, was nicht dem typischen Verlauf der Suizidalität im Jugendalter entspricht. Andere epidemiologische Untersuchungen konnten zeigen, dass die Suizidalität im Jugendalter zunimmt und erst im Erwachsenenalter wieder abnimmt. Was den Bereich der Risikoverhaltensweisen (Internetnutzung mehr als 3 Std. pro Tag, Substanzmissbrauch – Erg. W. R.) angeht, fand hingegen eher eine für das Jugendalter ganz typische Verschlechterung statt.«

Bründel (2015) fasst ihre Übersichtsarbeit über schulbasierte Suizidpräventionsprogramme mit folgenden Worten zusammen:

> »Die Schlussfolgerung für die Entwicklung zukünftiger deutschsprachiger Programme lautet: Weg von einseitigen Programmen, die die Themen Suizid und Suizidgefährdung in den Mittelpunkt stellen, und hin zu Programmen, die die Gesundheitsförderung und Gesunderhaltung der Schüler in den Blick nehmen. Wirksamkeitsstudien sind dringend geboten. Richtungsweisend sind heute Lebenskompetenzprogramme, deren Ziel es ist, die Persönlichkeit von Schülern zu stärken und ihre psychischen Ressourcen zu aktivieren.«

Online-Material

Zu diesem Buch stehen folgende Therapiekarten als ergänzende Materialien im Internet bereit:

- Warnhinweise auf Suizidalität eines Kindes oder Jugendlichen
- Merkmale akuter Suizidalität
- Risikoeinschätzung
- Notfallplan
- Non-Suizid-Vereinbarung
- Auftragsklärung mit dem Kind oder Jugendlichen
- Exploration der familiären Situation und des erweiterten Kontextes
- Erfragen der Ambivalenz
- Auftragsklärung mit den Eltern
- Formulieren systemischer Hypothesen

Link

http://www.carl-auer.de/machbar/suizidhandlungen_von_kindern_und_jugendlichen

Literatur

Aldridge, D. a. J. Rossiter (1984): A strategic assessment of deliberate self-harm. *Journal of Family Therapy* 6: 113–129.

Bandler, R. u. J. Grinder (1981): Metasprache und Psychotherapie. Paderborn (Junfermann).

Bannenberg, B. (2011): Umgang mit Amokdrohungen an Schulen. *Zeitschrift für Internationale Strafrechtsdogmatik (ZIS)* 6, 300–317. Verfügbar unter: http://www.zis-online.com/dat/ausgabe/2011_5_ ger.pdf [14.07.16].

Bannenberg, B., P. Bauer u. A. Kirste (2014): Erscheinungsformen und Ursachen von Amokdaten aus kriminologischer, forensisch-psychiatrischer und forensisch-psychologischer Sicht. *Forensische Psychiatrie, Psychologie, Kriminologie* 8: 229–236.

Beautrais, A. L., P. R. Joyce a. R. T. Mulder (1999): Personality traits and cognitive styles as risk factors for serious suicide attempts among young people. *Suicide and Life Threatening Behavior* 20 (1): 37–47.

Bender, D. u. F. Lösel (1998): Protektive Faktoren der psychisch gesunden Entwicklung junger Menschen. Ein Beitrag zur Kontroverse und saluto- und pathogenetische Ansätze. In: J. Margraf, J. Siegerist u. S. Neumer (Hrsg.): Gesundheits- oder Krankheitstheorie? Saluto- vs. pathogenetische Ansätze im Gesundheitswesen. Berlin (Springer), S. 117-145.

Biechele, U., G. Reisbeck u. H. Keupp (2001): Schwule Jugendliche. Hannover (Niedersächsisches Ministerium für Frauen, Arbeit und Soziales).

Biener, K. u. C. Burger (1975): Selbstmordversuche und Abschiedsbriefe Jugendlicher. *Sozial- und Präventivmedizin* 20: 229.

Borst, U. u. U. Hepp (2012): Die Leiden der Angehörigen. Suizidalität und Suizid in der systemischen Therapie. *Psychotherapie im Dialog* 13: 36–40.

Boxbücher, M. u. K. Egidi (2003): Systemische Krisenintervention. *Psychotherapie im Dialog* 4: 340–346.

Bourquelot, F. (1842): Recherches sur les opinions et la législation en matière de mort volontaire pendant le Moyen Age. *Bibliothèque des l'Écoles des Chartes* 3: 539–560.

Bradshaw, J. (1999): Familiengeheimnisse. München (Goldmann). [am. Orig. (1995): Family Secrets. What You Don't Know Can Hurt You. New York (Bantam).]

Brakemeier, E. L., E. Schramm u. M. Hautzinger (2012): Chronische Depression. Göttingen (Hogrefe).

Brausch, A. M. a. P. M. Gutierrez (2010): Differences in Non-Suicidal Self-Injury and Suicide Attempts in Adolescents. *Journal Youth Adolescents* 39: 233–242.

Brecht, B. (1957): Schriften zum Theater. Frankfurt/M. (Suhrkamp).

Brent, D. A., D. L. McMakin, B. D. Kennard, T. R. Goldstein, T. L. Mayes a. A. B. Douaihy (2013): Protecting adolescents from self-harm. A critical review of intervention studies. *Journal of the American Academy of Child and Adolescent Psychiatry* 52 (12): 1260–1271.

Bronfenbrenner, U. (1979): The ecology of human development. Experiment by nature and design. Cambridge (Harvard University).

Bründel, H. (2004): Jugendsuizidalität und Salutogenese. Stuttgart (Kohlhammer).

Bründel, H. (2011): Amok und Suizid. Eine unheilvolle Allianz. Frankfurt (Verlag für Polizeiwissenschaft).

Bründel, H. (2015): Schulbasierte Suizidpräventionsprogramme auf dem Prüfstand. *Report Psychologie* 40: 8–18.

Bucay, J. (2007): Komm, ich erzähl dir eine Geschichte. Frankfurt (Fischer TB).

Bundeszentrale für politische Bildung (2014): Todesursachen. Verfügbar unter: www.bpb.de/wissen/68BSAD,0, Todesursachen.html [01.07.2015].

Butollo, W. (1992): Das dialogische Prinzip und die Suizidprävention. In: T. Giernalczyk u. E. Frick (Hrsg.): Suizidalität. Deutungsmuster und Praxisansätze. Regensburg (Roderer), S. 11–25.

Cade, B. W. (1983): Die Potenz der Impotenz. *Zeitschrift für systemische Therapie* 1 (3): 21–26.

Cheng, Y., M. Tao, L. Riley, L. Kann, L. Ye, X. Tian, B. Tian, J. Hu a. D. Chen (2009): Protective factors relating to decreased risks of adolescent suicidal behaviour. *Child: Care, Health and Development* 35 (3): 313–322.

D'Atillo, J. P., B. M. Campbell, P. Lubold, T. Jacobsen a. J. A. Richard (1992): Social support and suicide potential: Preliminary findings for adolescent populations. *Psychological Reports* 70: 76–78.

D'Augelli, A. R., A. H. Grossman, N. P. Salter, J. J. Vasey, M. T. Starks a. K. O. Sinclair (2005): Predicting the Suicide Attempts of Lesbian, Gay, and Bisexual Youth. *Suicide and Life-Threatening Behavior* 35: 646–660.

Diamond, G. S., M. B. Wintersteen, G. K. Brown, G. M. Diamond, R. Gallop, K. Shelef a. S. A. Levy (2010): Attachment-based family therapy for adolescents with suicidal ideation. A randomized controlled trial. *Journal of the American Academy of Child & Adolescent Psychiatry* 49: 122–131.

Diamond, G. S. u. S. Levy (2012): Bindungsorientierte Familientherapie als ambulante Nachsorge für Jugendliche nach Suizidversuch. *Psychotherapie im Dialog* 13 (2): 41–45.

Donath, D., E. Gräßel, D. Baier, S. Bleich a. T. Hillemacher (2014): Is parenting style a predictor of suicide attempts in a representative sample of adolescents? *BMC Pediatrics* 14: 113–125.

Dörner, K. (1992): Suizid - Schnittpunkt des Rechts zu leben und des Rechts zu sterben. In: T. Giernalczyk u. E. Frick (Hrsg.): Suizidalität. Deutungsmuster und Praxisansätze. Regensburg (Roderer), S. 1-10.

Dorrmann, W. (1998): Suizid. Therapeutische Interventionen bei Selbsttötungsabsichten. München (Pfeiffer), 3. Aufl.

Durkheim, E. (1973): Der Selbstmord. Frankfurt (Suhrkamp). [fr. Orig. (1897): Le suicide. Etude de Sociologie. Paris (Les Presses universitaires de France).]

Dworschak, W. (2008): Selbstmord durch Ansteckung. *Der Spiegel* 18: 148-150.

Efran J., M. Lukens u. R. Lukens (1992): Sprache, Struktur und Wandel. Dortmund (modernes lernen).

Eink, M. u. H. Haltenhof (2006): Umgang mit suizidgefährdeten Menschen. Bonn (Psychiatrie).

Etzersdorfer, E. (2012): Der therapeutische Umgang mit Suizidalität. *Psychotherapie im Dialog* 13 (2): 31-35.

Etzersdorfer, E. u. G. Sonneck (1989): Preventing suicide by influencing mass-media reporting. The Viennese experience 1980-1996. *Archives of Suicide Research* 4: 67-74.

Etzersdorfer, E. u. G. Sonneck (1992): Welche Bedeutung haben Medien in der Suizidprophylaxe? In: T. Giernalzczyk u. E. Frick (Hrsg.): Suizidalität. Deutungsmuster und Praxisansätze. Regensburg (Roderer), S. 65-78.

Evans, E., K. Hawton, K. Rodham a. J. Deeks (2005): The prevalence of suicidal phenomena in adolescents. A systematic review of population based studies. *Suicide and Life-Threatening Behavior* 35: 239-249.

Evans, E., P. Owens a. S. C. Marsh (2005): Environmental Factors, Locus of Control, and Adolescent Suicide Risk. *Child and Adolescent Social Work Journal* 22 (3-4): 301-319.

Federn, E. (1929): Die Diskussion über Selbstmord. *Zeitschrift für psychoanalytische Pädagogik* 3: 333-344.

Fekete, S. u. P. Osvath (2001): The Internet. Data on Suicide, Depression and Anxiety. In: O. Grad (ed.): Suicide Risk and Protective Factors in the new Millenium. Ljubljana (Cankarjev dom), S. 147-153.

Fiedler, G. (2003): Suizidalität und neue Medien. Gefahren und Möglichkeiten. In: E. Etzersdorfer, G. Fiedler u. M. Witte (Hrsg.): Neue Medien und Suizidalität. Gefahren und Interventionsmöglichkeiten. Göttingen (Vandenhoeck & Ruprecht), S. 19-55.

Fischer, G., L. Göbelbecker u. S. Schneider (2011): SEYLE - Gesundheitsförderung durch Prävention von riskanten und selbstschädigenden Verhaltensweisen. Ergebnisbericht. Verfügbar unter: https://www.uni-heidelberg.de/md/journal/2011/07/110401_seyle.pdf [14.07.16].

Freud, S. (1949): Trauer und Melancholie. In: Freud, S. (1949): Gesammelte Werke, Band X. Werke aus den Jahren 1913–1917. London (Imago), S. 427–446.

Friedell, E. (1927): Kulturgeschichte der Neuzeit. Band 1. München (Beck).

Gammer, C. (2007): Die Stimme des Kindes in der Familientherapie. Heidelberg (Carl-Auer).

Gebser, J. (1949): Ursprung und Gegenwart. Band 1. Die Fundamente der aperspektivischen Welt. Stuttgart (Deutsche Verlagsanstalt).

Gibbons, R. D., C. H. Brown, K. Hur, J. M. Davids a. J. J. Mann (2012): Suicidal thoughts and behavior with antidepressant treatment. Reanalysis of the randomized placebo-controlled studies of fluoxetine and venlafaxine. *Archives of General Psychiatry* 69 (6): 580–587.

Goetz, W. (1937): Die Entwicklung des Wirklichkeitssinns vom 12.–14. Jahrhundert. *Archiv der Kulturgeschichte* 27: 33–73.

Goldney, R. D., A. H. Winefield, M. Tiggeman, H. R. Winefield a. S. Smith (1989): Suicidal ideation in a young adult population. *Acta Psychiatrica Scandinavica* 79: 481–489.

Goldney, R. D., S. Smith, A. H. Winefield, M. Tiggeman a. H. R. Winefield (1991): Suicidal ideation: it's enduring nature and associated morbidity. *Acta Psychiatrica Scandinavica* 83: 115–120.

Haenel, T. (1989): Suizidhandlungen. Berlin (Springer).

Heer, F. (1949): Aufgang Europas. Wien (Europa).

Henseler, H. (1981): Probleme der Behandlung suizidaler Patienten. In: H. Henseler u. C. Reimer (Hrsg.): Selbstmordgefährdung. Zur Psychodynamik und Psychotherapie. Stuttgart (Frommann-Holzboog), S. 157–160.

Hetrick, S. E., J. E. McKenzie, G. R. Cox, M. B. Simmons a. S. N Merry (2012): Newer generation antidepressants for depressive disorders in children and adolescents. *Cochrane Database of Systematic Reviews* 11, CD004851.

Hoffman, R. M. a. V. E. Kress (2010): Adolescent Nonsuicidal Self-Injury: Minimizing Client and Counselor Risk and Enhancing Client Care. *Journal of Mental Health Counseling* 32: 342–347.

Holthaus, S. (2006): Selbsterfahrung und Selbstbestimmung. Historische Streiflichter zur Geschichte des Individualismus. Verfügbar unter: www.ethikinstitut.de/fileadmin/ethikinstitut/redaktionell/Texte_fuer_Unterseiten/Individualismus_APS.pdf [14.07.16].

Hooven, C. (2013): Parents-CARE. A suicide prevention program for parents of at-risk youth. *Journal of Child and Adolescent Psychiatric Nursing* 26: 85–95.

Huizinga, J. (1952): Herbst des Mittelalters. Stuttgart (Kröner). [nl. Orig. (1919): Herfsttij der middeleeuwen. Amsterdam (Amsterdam University).]

Imber-Black, E. (1999): Die Macht des Schweigens. Stuttgart (Klett-Cotta). [am. Orig. (1998): The Secret Life of Families. New York (Bantam).]

Jäckel, K. (1979): Furcht vor dem Leben. Wenn Jugendliche den Tod als den einzigen Ausweg sehen. Bergisch Gladbach (Bastei).

Jacobs, J. (1974): Selbstmord bei Jugendlichen. Kösel (München).

Kienhorst, W., E. De Wilde, J. Van den Bout, R. Diekstra a. W. Wolters (1990): Characteristics of suicide attempters in a population-based sample of Dutch adolescents. *British Journal of Psychiatry* 196: 243–248.

Kidd, S., C. C. Heinrich, K. A. Rookeyer, L. Davidson, R. A. King a. G. Shahar (2006): The social context of adolescent suicide attempts. Interactive effects of parent, peer and school social relations. *Suicide and Life-Threatening Behavior* 36 (4): 386–395.

Kind, J. (2000): Zur Bedeutung präödipaler Störungsanteile für das Verständnis und den Umgang mit suizidalen Krisen. In: P. Götze u. M. Richter (Hrsg.): Aber mein Innerstes überlasst mir selbst. Verstehen von suizidalem Verhalten und Erleben. Göttingen (Vandenhoeck & Ruprecht), S. 116–128.

Klier, C. (2016): Depression und Suizid in jungen Jahren. Verfügbar unter: http://neurologie-psychiatrie.universimed.com/artikel/depression-und-suizid-jungen-jahren [14.07.2016].

Kohut, H. (1971): The analysis of the self. A systematic approach to the psychoanalytic treatment of narcissitic personality disorders. New York (International University). [dt. (1976): Narzissmus. Eine Theorie der psychoanalytischen Behandlung narzisstischer Persönlichkeitsstörungen. Frankfurt/M. (Suhrkamp).]

Kokkevi, A., V. Rotsika, A. Arapaki a. C. Richardson (2012): Adolescents' self-reported suicide attempts, self-harm thoughts and their correlates across 17 European countries. *Journal of Child Psychology and Psychiatry* 53 (4): 381–389.

Kuramoto, S. J., D. A. Brent a. H. C. Wilcox (2009): The impact of Parental Suicide on Child and Adolescent Offspring. *Suicide and Life-Threatening Behavior* 39: 137–151.

Lähnemann, Lela (1999): Sie liebt sie. Er liebt ihn. Eine Studie zur psychosozialen Situation junger Lesben, Schwuler und Bisexueller in Berlin. Berlin (Senatsverwaltung für Schule, Jugend und Sport).

Längle, A. (2016): Wozu das Ganze? Hat das, was ich tue, eigentlich einen Sinn? *Psychologie heute* 43 (1): 65–68.

Lauer, S., A. F. de Man, S. Marquez a. J. Ades (2008): External locus of control, problem-focused coping and attempted suicide. *North American Journal of Psychology* 10. Verfügbar unter: http://www.freepatentsonline.com/article/North-American-Journal-Psychology/191856974.html [13.07.16].

Lauterbach, M. (1996): Systemische Aspekte von selbsttötendem Verhalten. In: K. Egidi u. M. Boxbücher (Hrsg.): Systemische Krisenintervention. Tübingen (DGVT).

Lenz, A. (2016): Editorial. Familienresilienz und Familientherapie. *Praxis der Kinderpsychologie und Kinderpsychiatrie* 65: 2–4.

Lind, V. (1999): Selbstmord in der Frühneuzeit. Göttingen (Vandenhoeck & Ruprecht).

Löchel, M. (1983): Die präsuizidale Symptomatik bei Kindern und Jugendlichen. Ein Beitrag zur Früherkennung der Selbstmordgefährdung. In: I. Jochmus u. E. Förster (Hrsg.): Suizid bei Kindern und Jugendlichen. Stuttgart (Enke), S. 61–65.

Ludewig, K., K. Pflieger, U. Willken u. G. Jakobskötter (1983): Entwicklung eines Verfahrens zur Darstellung von Familienbeziehungen. Das Familienbrett. *Familiendynamik* 8: 235–251.

Malchau, J. F. (1987): Drogen und Suizid als Überlebensoption. Untersuchung von direkt und indirekt selbstdestruktiven Handlungen Jugendlicher. Weinheim (Deutscher Studien Verlag).

McGoldrick, M. u. R. Gerson (1990): Genogramme in der Familienberatung. Bern (Huber). [am. Orig. (1985): Genograms in Family Assessment. New York (Norton).]

Miller, K. E., C. A. King, B. N. Shain a. M. W. Naylor (1992): Suicidal adolescent's perceptions of their family environment. *Suicide and Life-Threatening Behavior* 22: 226–239.

Minois, G. (1996): Geschichte des Selbstmords. Düsseldorf (Artemis & Winkler).

Nelson, P. A. a. S. Singg (1998): Locus of control, sex, and attitudes toward suicide. *Psychological Reports* 83: 353–354.

Omer, H. u. A. Elitzur (2003): Wie spricht man mit dem »Menschen auf dem Dach«? Krisenintervention angesichts akuter Suizidgefahr. *Psychotherapie im Dialog* 4 (4): 354–359.

Omer, H. u. D. Dolberger (2015): »Dann bringe ich mich eben um ...«. Gewaltloser Widerstand mit Eltern angesichts der Suizidandrohung eines Kindes. *Familiendynamik* 40 (3): 232–245.

Omer, H. u. A. von Schlippe (2008): Autorität durch Beziehung. Göttingen (Vandenhoeck & Ruprecht).

Orbach, I. (1997): Kinder, die nicht leben wollen. Göttingen (Vandenhoeck & Ruprecht). [am. Orig. (1988): Children who don't want to live. San Francisco (Josey Bass).]

Parsons, T. a. V. M. Lidz (1967): Death in American society. In: E. S. Shneidman (ed.): Essays in self-destruction. New York (Science House), S. 133–170.

Pearce, C. M. a. G. Martin (1993): Locus of control as an indicator of risk for suicidal behaviour among adolescents. *Acta Psychiatrica Scandinavica* 88: 409–414.

Perkins, D. F. a. G. Hartless (2002): An ecological risk factor examination of suicide ideation and behavior of adolescents. *Journal of Adolescents Research* 17: 3–26.

Phillips, D. F. (1974): The influence of suggestion on suicide. Substantive and theoretical implications of the Werther effect. *American Sociological Review* 39: 340–354.

Pöldinger, W. (1968): Zur Abschätzung der Suizidalität. Bern (Huber).

Quinnett, P. G. (1990): Warum mit dem Leben Schluss machen? Ein Ratgeber für Gefährdete und für die, die sie verstehen und lieben. Freiburg (Herder).

Rachor, C. (1996): Der Suizidversuch von Frauen. Zur Geschlechtsspezifität suizidalen Verhaltens. *Psychosozial* 19 (4): 99–112.

Rachor, C. (2001): Der »weibliche« Suizidversuch. Geschlechterstereotypen und suizidales Verhalten von Mann und Frau. In: R. Freytag u. T. Giernalczyk (Hrsg.): Geschlecht und Suizidalität. Göttingen (Vandenhoeck & Ruprecht), S. 45–67.

Razum, O. a. H. Zeeb (2004): Suicide mortality among Turks in Germany. *Nervenarzt 75* (11): 1092–1098.

Reil, J. C. (1803): Rhapsodien über die Anwendung der psychischen Curmethode auf Geisteszerrüttungen. Halle (Curt'sche Buchhandlung).

Reimer, C. (1981): Zur Problematik der Helfer-Suizidant-Beziehung. Empirische Befunde und ihre Deutung unter Übertragungs- und Gegenübertragungsaspekten. In: H. Henseler u. C. Reimer (Hrsg.): Selbstmordgefährdung. Zur Psychodynamik und Psychotherapie. Stuttgart (Frommann-Holzboog).

Richman, J. (1978): Symbiosis, Empathy, Suicidal Behavior and the Family. *Suicide and Life-Threatening Behavior* 8 (3): 139–149.

Richman, J. a. M. Rosenbaum (1970): A Clinical Study of the Role of Hostility and Death Wishes by the Family and Society in Suicidal Attempts. *The Israel Annals of Psychiatry and Related Disciplines* 8 (3): 213–231.

Ringel, E. (1953): Der Selbstmord. Abschluss einer krankhaften psychischen Entwicklung: eine Untersuchung an 745 geretteten Selbstmördern. Wien (Maudrich).

Ringel, E. (1981): Über die Selbstmordtendenz bei Jugendlichen. Möglichkeiten zu ihrer Verhütung. Hamm (Berges-Druck).

Rober, P., G. Walravens a. L. Versteynen (2012): In search of a tale they can live with. About loss, family secrets and selective disclosure. *Journal of Marital and Family Therapy* 38 (3): 529–541.

Roche Report: Frontiers of Psychiatry (1982): Suicide attempts. Is family therapy most effective? October 82: 4–5.

Rotthaus, W. (1996): Allmacht der TherapeutIn oder Trennung der Verantwortungsbereiche im therapeutischen System. In: T. Keller u. N. Greve (Hrsg.): Systemische Praxis in der Psychiatrie. Bonn (Psychiatrie), 2. Aufl. (2002): Heidelberg (Carl-Auer), S. 214–225.

Rotthaus, W. (2005): Psychiatrie und Familie. Ihre Koexistenz in der Entwicklung der systemischen Perspektive. *Kontext* 36: 238–248.

Rotthaus, W. (2010): Wozu erziehen? Entwurf einer systemischen Erziehung. Heidelberg (Carl-Auer), 7. Aufl.

Rotthaus, W. (2015): Ängste von Kindern und Jugendlichen. Störungen Systemisch Behandeln. Bd. 3. Heidelberg (Carl-Auer).

Rüping, U. u. U. Lembke (2008): Leben oder sterben lassen. Zur Suizidpaktentscheidung des Oberlandesgerichts Braunschweig. *Psychotherapeutenjournal* 2: 369–363.

Rutter, M. (2000): Resilience considered. Conceptual considerations, empirical findings, and policy implications. In: J. P. Shonkoff a. S. J. Meisels (ed.): Handbook of early childhood interventions. Cambridge (University), S. 651–682.

Sabbath, J. C. (1969): The suicidal adolescent – the expendable child. *Journal of the American Academy of Child Psychiatry* 8 (2): 272–289.

Safranski, R. (2013): Goethe. Kunstwerk des Lebens. München (Hanser).

Scherr, A. (2012): Individuum. In: J. V. Wirth u. H. Kleve (Hrsg.): Lexikon des systemischen Arbeitens. Heidelberg (Carl-Auer).

Schleiffer, R. (1995): Selbsttötung als Versuch der Selbstrettung. Zur Funktion suizidaler Handlungen bei Jugendlichen. *System Familie* 8: 243–254.

Schmidt, G. (1992): Systemische und hypnotherapeutische Konzepte für die Arbeit mit psychotisch definierten Klienten. In: B. Peter u. G. Schmidt (Hrsg.): Erickson in Europa. Heidelberg (Carl-Auer).

Schmidtke, A. u. H. Häfner (1986): Die Vermittlung von Selbstmordmotivation und Selbstmordhandlung durch fiktive Modelle. Die Folgen der Fernsehserie »Tod eines Schülers«. *Nervenarzt* 57: 502–510.

Schmidtke, A., B. Weinacker u. S. Fricke (1998): Epidemiologie von Suiziden und Suizidversuchen in Deutschland. *Suizidprophylaxe*, Sonderheft: 37–49.

Schmitt, J.-C. (1976): Le suicide au Moyen Age. *Annales Economies sociétés civilisations* 31: 3–28.

Schnell, M. (2005): Suizidale Krisen im Kindes- und Jugendalter. *Praxis der Kinderpsychologie und Kinderpsychiatrie* 54: 457–472.
Schopenhauer, A. (1912): Die Welt als Wille und Vorstellung. Erster Band. München (Georg Müller).
Schröer, S. (1995): Jugendliche Suizidalität als Entwicklungschance. München (MMV Medizin).
Schröer, S. (1999): Das Anregen der Selbstorganisation komplexer Systeme. Ressourcenstärkung bei jugendlicher Suizidalität. In: R. Oerter, G. von Hagen, G. Röper u. G. Noam (Hrsg.): Klinische Entwicklungspsychologie. Weinheim (Beltz), S. 437–458.
Shneidman, E. (1980): Voices of Death. New York (Harper & Row).
Shneidman, E. (1985): Definition of Suicide. Northvale NJ (Jason Aronson).
Sperling, E. (1980): Suizid und Familie. *Gruppenpsychotherapie und Gruppendynamik* 16: 24–34.
Sperling, E. (1988): Familienselbstbilder. *Praxis der Kinderpsychologie und Kinderpsychiatrie* 37: 226–331.
Stapelfeldt, G. (2014): Aufstieg und Fall des Individuums. Kritik der bürgerlichen Anthropologie. Freiburg (ça ira).
Statistisches Bundesamt (2014): Suizide nach Altersgruppen. Verfügbar unter: http://www.destatis.de/DE/ZahlenFakten/GesellschaftStaat/Gesundheit/Todesursachen.pdf [20.1.2015].
Stengel, E. (1967): Selbstmord und Selbstmordversuch. Frankfurt/M. (Fischer).
Stober, B. (1978): Familien von suizidalen Jugendlichen. Ein Überblick. *Familiendynamik* 3 (4): 299–316.
Sydow, K. v., S. Beher, R. Retzlaff u. J. Schweitzer (2007): Die Wirksamkeit der Systemischen Therapie/Familientherapie. Göttingen (Hogrefe).
Teicher, J. D. a. J. Jacobs (1966): Adolescents Who Attempt Suicide. *American Journal of Psychiatry* 122 (11): 1248–1257.
Truntz, E. (1951): Goethes Werke. Hamburger Ausgabe. Band VI. Quellen und Daten. Hamburg (Christian Wegner).
Twain, M. (1900): Tom Sawyer. Köln (Atlas).
Van Ours, J. C., J. Williams, D. Fergusson a. L. J. Horwood (2013): Cannabis use and suicidal ideation. *Journal of Health Economics* 32 (3): 524–537.
Volkhamer, C. (2000): Suizidalität bei Kindern und Jugendlichen. *Kinderheilkunde* 148: 41–44.
Walsh, F. (2003): Family resilience. A framework for clinical practice. *Family Process* 42: 1–18.

Watzlawick, P. (1994): Berufskrankheiten systemisch-konstruktivistischer Therapeuten. In: J. Schweitzer, A. Retzer u. H. J. Fischer (Hrsg.): Systemische Praxis und Postmoderne. Frankfurt (Suhrkamp), S. 91–92.

Werner, E. E. a. R. S. Smith (1982): Vulnerable but Invincible. A Study of Resilient Children. New York (McGraw-Hill).

White, M. (2010): Landkarten der narrativen Therapie. Heidelberg (Carl-Auer).

White, M. u. D. Epston (1990): Die Zähmung der Monster. Heidelberg (Carl-Auer), 7. Aufl. 2013.

Wichstrom, L. (2009): Predictors of Non-Suicidal Self-Injury Versus Attempted Suicide. Similar or Different? *Archive of Suicide Research* 13: 105–122.

Wolfersdorf, M. (1989): Krisenintervention und Psychotherapie. In: A. S. Finzen: Suizidprophylaxe bei psychischen Störungen. Bonn (Psychiatrie), S. 74–94.

Zweig, S. (1928): Erstes Erlebnis – vier Geschichten aus Kinderland. Leipzig (Insel).

Über den Autor

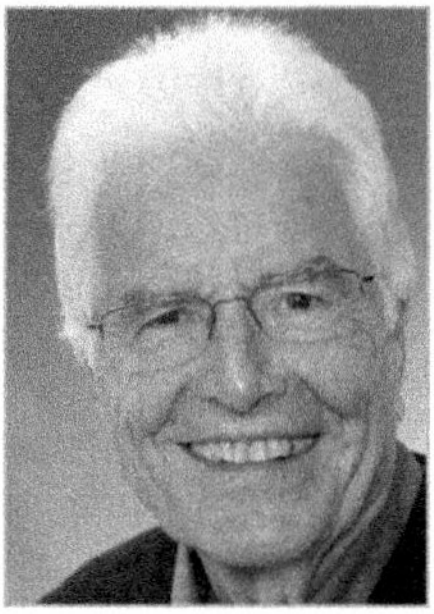

© Foto Heers, Bergheim

Wilhelm Rotthaus, Dr. med., hat neben dem Studium der Medizin in Freiburg, Paris und Bonn und dem der Musik in Köln Aus- und Weiterbildungen in Verhaltenstherapie, klientenzentrierter Gesprächstherapie, klientenzentrierter Spieltherapie und Systemtherapie absolviert. Von 1981 bis 2004 war er Ärztlicher Leiter des Fachbereichs Psychiatrie und Psychotherapie des Kindes- und Jugendalters der Rheinischen Kliniken Viersen. Buchveröffentlichungen u. a.: *Wozu erziehen?* (8. Aufl. 2017), *Systemische Kinder- und Jugendlichenpsychotherapie* (5. Aufl. 2021), *Fallbuch der Systemischen Therapie mit Kindern und Jugendlichen* (2020), *Ängste von Kindern und Jugendlichen* (2. Aufl. 2021) *Ängste von Kindern und Jugendlichen. Erkennen, verstehen, lösen. Das Elternbuch* (2. Aufl. 2022), *Suizidhandlungen von Kindern und Jugendlichen. Erkennen, verstehen, vorbeugen. Das Elternbuch* (2020), *Schulprobleme und Schulabsentismus* (2. Aufl. 2022). *Nicht suizidales selbstverletzendes Verhalten (NSSV) von Jugendlichen und jungen Erwachsenen* (2023).